云南健康扶贫研究：
做法、成就与经验

昆明医科大学
组织编写

科学出版社

北　京

内 容 简 介

2020年,云南省与全国同步取得了脱贫攻坚的全面胜利,健康扶贫在脱贫攻坚的冲刺阶段发挥了关键作用,特别是在全国贫困人口最多的多民族边疆省份,云南健康扶贫减贫成效显著,并累积了丰富经验。本书概述了中国脱贫攻坚与健康扶贫的主要做法和成效,以评估研究和抽样调查的方法采集云南全省和8个抽样县2015~2020年健康扶贫相关数据资料,从医疗保障制度与贫困人口医疗保障、贫困县卫生服务体系建设与贫困人口医疗卫生服务、贫困人口健康素养提升与贫困地区健康环境建设、贫困地区特殊人群健康扶贫与健康改善等方面介绍了云南健康扶贫的做法、成效、经验与启示,并提出实施乡村振兴战略的建议。

本书适合各级各类卫生健康、医疗保障、乡村振兴等领域的相关人员参考、阅读。

图书在版编目(CIP)数据

云南健康扶贫研究:做法、成就与经验／昆明医科大学组编. —北京:科学出版社,2022.12
ISBN 978-7-03-073218-7

Ⅰ. ①云… Ⅱ. ①昆… Ⅲ. ①医疗保健事业—扶贫—研究—云南 Ⅳ. ①R197.1

中国版本图书馆 CIP 数据核字(2022)第 173584 号

责任编辑:闵 捷／责任校对:谭宏宇
责任印制:黄晓鸣／封面设计:殷 靓

科学出版社 出版
北京东黄城根北街 16 号
邮政编码:100717
http://www.sciencep.com

南京展望文化发展有限公司排版
苏州市越洋印刷有限公司印刷
科学出版社发行 各地新华书店经销

*

2022 年 12 月第 一 版 开本:B5(720×1000)
2022 年 12 月第一次印刷 印张:14 1/2
字数:300 000
定价:130.00 元
(如有印装质量问题,我社负责调换)

《云南健康扶贫研究：做法、成就与经验》
编写指导委员会

《云南健康扶贫研究： 做法、成就与经验》
编写组

组 长
李 燕

副组长
沙 勇

组 员
（按姓氏笔画排序）

万 英　方 菁　邓 睿　田丽春　付 晶
朱 晓　庄仕文　刘 垚　肖 霞　沈 凌
陈 莹　郑佳瑞　孟 琼　赵科颖　敖丽娟
郭光萍　黄 源　焦 锋　舒星宇　蔡 乐

序

貧困是人类社会的顽疾。千百年来,贫困的梦魇始终困扰着中国人民,摆脱贫困成为历代仁人志士孜孜以求的梦想。中国共产党从成立之日起,就把为中国人民谋幸福、为中华民族谋复兴作为初心使命,团结带领中国人民为实现共同富裕的社会主义社会、创造自己的美好生活而不懈奋斗。中共十八大以来,习近平总书记亲自统领指挥,带领全党和全国各族人民,将脱贫攻坚作为全面建成小康社会的底线任务和标志性指标,全面打响脱贫攻坚战。经过不懈努力,到2020年脱贫攻坚战取得全面胜利,现行标准下9899万农村贫困人口全部脱贫,832个贫困县全部摘帽,12.8万个贫困村全部出列,区域性整体贫困得到历史性解决,完成了消除绝对贫困的艰巨任务,创造了彪炳史册的人间奇迹。其中,作为脱贫攻坚关键战役的健康扶贫,也取得显著成效,全面实现农村贫困人口基本医疗有保障目标,累计帮助近1000万个因病致贫、因病返贫家庭摆脱贫困,为接下来推进乡村振兴、实现共同富裕奠定了坚实基础。

在波澜壮阔的脱贫攻坚征程中,中共中央高度重视发挥中国共产党领导的多党合作和政治协商这一我国基本政治制度的优势与作用,作出各民主党派中央开展脱贫攻坚民主监督的重大决策,这本身也是一次各民主党派充分认识中国国情、凝聚共同奋斗目标共识的过程。2016年6月,中共中央统战部、国务院扶贫办印发《关于支持各民主党派中央开展脱贫攻坚民主监督工作的实施方案》,明确八个民主党派中央对口八个脱贫任务较重的省份开展脱贫攻坚民主监督工作,其中,农工党中央承担对口云南省民主监督任务。

云南省集边疆、民族、山区、交通困难于一体,因自然条件和历史原因,导致贫困面广、贫困程度深、脱贫难度大,是全国脱贫攻坚的主战场之一,并且因病致贫、因病返贫问题十分突出。承担对口云南省脱贫攻坚民主监督任务后,农工党以高度的政治自觉和强烈的责任意识,充分发挥医药卫生界别特色优势,全党动员、有力有效、用心用情开展工作。农工党中央加强组织领导,协调16个省(市)组织与云南16个州(市)结对开展工作。围绕"两不愁三保障"脱贫标准落实,聚焦健康扶贫工作实际,深入调研、发现问题、研提建议、助推工作。农工党中央领导率先垂范,主要领导赴滇调研每年至少一次,分管副主席每季度至少一次,16个省(市)农工党组织赴对口州(市)每年至少一次。我在五年时间里,走遍云南省内属于"三区三州"的怒江、迪庆和4个国家集中连片特困地区。组建南京邮电大学专家团队,科学抽选10个县20个村1 000户农户,连续五年入户跟踪访谈,形成独立调查数据。五年间累计组织各类调研113批次,覆盖云南省88个县360个村,平均深入各贫困县一次以上、深入各深度贫困县两次以上,累计入户访谈6 600多次,努力掌握基层实情。坚持用数据说话、用事实说话,与地方党委、政府会商127次,提出意见建议600余条。坚持寓帮于监,立足自身特色,勇于自加压力,支持属于深度贫困县的会泽县健康扶贫工作,协调四川大学华西医院在贫困人口最多的镇雄县设立区域联盟中心医院和农工党专家医疗服务站,协调各省(市)农工党组织、中国初级卫生保健基金会、梅里埃基金会等开展以医疗卫生为主的帮扶活动。五年间累计组织各类帮扶80多次,帮扶款物价值1.3亿多元。农工党同志有幸见证云南省933万农村贫困人口全部脱贫、88个贫困县全部摘帽、8 502个贫困村全部出列的历史性跨越,也在云岭大地书写了赤诚监督、真诚帮扶的时代华章。

我国脱贫攻坚取得举世瞩目的减贫成效,为全球反贫困事业贡献了中国智慧、提供了中国方案。为贯彻落实习近平总书记关于总结脱贫攻坚经验的重要指示,农工党中央和中共云南省委一致认为,应依托脱贫攻坚民主监督工作实践,以农工党持续关注的健康扶贫工作为切入点,总结梳理云南省脱贫攻坚的成效与经验,按照严谨规范的学术要求,以文献、数据、资料为支撑,撰写系列中英文科学研究论著,系统讲述中国脱贫攻坚故事、展示中国制度强大优势。为此,农工党中央与云南省政府成立专门工作组,由农工党中央副主席杨震同志和云南省副省长李玛琳同志任组长,中共云南省委统战部、省卫生健康委、省乡村振兴局(原扶贫办)、省医疗保障局、农工党云南省委会等部门负责同志参与支持,昆明医科大学、南京邮电大学、云南省妇幼保健院的专家团队承担执笔撰写任务,昆明医科大学副校长李燕同志和农工党中央人口资源工作委员会主任、南京邮电大学社会与人口学院院长沙勇同志牵头负责撰写工作。经过各方近两年的协同配合与不懈努力,中文论著《云南健康扶贫研究:做法、成就与经验》即将由科学出版社付梓出版,多份从不同角度论述健康扶贫的专业论文也即将在国内外权威刊物公开发表,充分展示云南人民在中国共产党领导下持续奋斗的光辉业绩。

本书共分六个章节,系统呈现在伟大脱贫攻坚进程中健康扶贫的工作举措、减贫成效和经验认识。其中,第一章介绍中国脱贫攻坚与健康扶贫的整体情况,第二章介绍云南省脱贫攻坚与健康扶贫的整体情况,第三章至第六章分别从需方保障、供方建设、健康促进、特殊人群等角度介绍云南省健康扶贫工作的具体情况。通过此书,读者可以对我国健康扶贫工作有一个整体认识和系统把握。同时,本书的相关研究也启发我们进一步深化对健康扶贫的认识与思考。

其一,疾病与贫困伴生关联,必须将健康扶贫作为减贫的重要举措。国际上大量实践和研究显示,在缺乏足够社会支持和医疗保障的情况下,贫困和重大疾病必将交替出现、相互转化。一方面,重大疾病的高负担性,会陡然增加患者及其家庭支出,同时重大疾病又往往导致劳动力损耗或缺失,带来收入减少、生存劣势持续累加,进而引发因病致贫、因病返贫。另一方面,贫困个体或家庭往往在参与医疗保险、获得医疗卫生服务、拥有良好人居环境等方面缺少条件或机会,进而面临更高的健康风险,更有可能罹患重大疾病,形成疾病和贫困的恶性循环。从中国的情况看,对全国和云南省农村贫困人口的致贫原因分析,也发现因病致贫是最重要的致贫因素之一,而且随着脱贫攻坚持续推进、各项减贫措施日臻完善,俟贫困人口的收入、住房、教育等条件改善后,因病致贫占比则更高,充分证实健康扶贫在减贫举措中至关重要的作用。

其二,斩断疾病与贫困关联转化,必须采取系统化可持续的应对举措。以云南健康扶贫为实践例证,在总体设计上,聚焦贫困人口"基本医疗有保障",以"有效防止因病致贫、因病返贫"为目标,通过健全居民医疗保险、大病保险、医疗救助三重保障的医疗保障体系,让贫困人口"看得起病";通过实行"先诊疗后付费"、完善基层卫生服务机构等措施,让贫困人口"方便看病";通过开展医院对口帮扶、建立医共(联)体等提升贫困县县域内医疗服务能力,让贫困人口"看得好病";通过增强疾病预防控制能力、改善农村人居环境等,让贫困人口"少生病"。最终实现贫困县医疗卫生服务体系加快健全、贫困人口医疗负担大幅下降、医疗卫生服务的可及性公平性大幅提升的显著效果,有力有效纾解和防止因病致贫、因病返贫。需要指出的是,健康扶贫上述举措得以有力推进,其根本在于以习近平同志为核心的党中央打赢脱贫攻坚战的总体部署,在于有精准扶贫精准脱贫的工作方略,在于有可负担可持续的目标定位,在于有合力攻坚的社会机制,在于有科学严格的考核监督体系,在于有系统循证的政策举措。

其三,因病致贫风险始终存在,必须将健康融入所有政策推动巩固健康扶贫成果。客观地讲,绝对贫困现象消除后,相对贫困问题将长期存在。处于相对贫困状态的中低收入人口一旦罹患重大疾病,面临灾难性医疗费用支出,势必引发因病致贫、因病返贫风险。巩固健康扶贫成果的任务依然艰巨,一刻也不能放松。在推进乡村振兴、实现共同富裕的进程中,要将人民健康放在优先发展的战略地位,持之以恒促进卫生健康公平可持续发展。建立贫困监测预警机制,关注突患重病、残疾的低收入人口,确保及时将陷入贫困的困难群众纳入扶持范围,防止脱贫人口返贫,避免边缘人口致贫;不断完善低收入地区卫生健康服务体系建设,均衡配置县域内医疗卫生资源,加强基层医疗卫生人才队伍建设;健全完善多层次、多元化医疗保障制度,增强风险共担能力,对罹患重大疾病居民有针对性提升保障水平;全面推进健康促进行动,提升脱贫人口、低收入人口健康素养,持续关注老年人、妇女、儿童、残疾人健康,推进健康中国行动计划,深入开展爱国卫生运动,持续改善城乡健康。

潮起宜踏浪,风正可扬帆。中国特色社会主义进入新时代,中国共产党团结带领人民完成了脱贫攻坚、全面建成小康社会的历史任务,实现了第一个百年奋斗目标。踏上新征程,农工党将矢志不渝坚持中国共产党领导,胸怀国之大者,聚焦民之关切,发挥界别特色,持之以恒为推进健康中国建设、为将健康融入所有政策实现共同富裕献计出力,为全面建设社会主义现代化国家、全面推进中华民族伟大复兴而团结奋斗。

陈　竺

全国人大常委会副委员长、农工党中央主席

二〇二二年十一月

前　言

习近平总书记在 2021 年 2 月 25 日全国脱贫攻坚总结表彰大会上发表讲话,庄严宣告,经过全党全国各族人民共同努力,在迎来中国共产党成立百年华诞的重要时刻,我国脱贫攻坚战取得了全面胜利,减贫成效举世瞩目,为世界反贫困事业贡献了中国智慧、提供了中国方案。健康扶贫是精准扶贫的重要组成,尤其在脱贫攻坚的冲刺阶段发挥了关键作用,从"看得起病、看得上病、看得好病、尽量少生病"等方面有效防止因病致贫、因病返贫。

云南省与全国同步取得了脱贫攻坚的全面胜利,健康扶贫在全国贫困人口最多的多民族边疆省份减贫中彰显成效,累积了丰富的经验。本书概述了中国脱贫攻坚与健康扶贫的主要做法与成效,系统梳理了云南省健康扶贫系列政策举措,总结了云南省健康扶贫顶层设计和总框架,从医疗保障制度与贫困人口医疗保障、贫困县卫生服务体系建设与贫困人口医疗卫生服务、贫困地区健康促进行动与成效、贫困地区特殊人群健康扶贫与健康改善等方面系统评估了云南省健康扶贫的举措与成效,总结了经验,分析了实施乡村振兴战略中卫生健康领域面临的挑战,为健康扶贫成果可持续发展提出策略建议。

本书收集全国脱贫攻坚与健康扶贫信息资料,采用全省面上采集和 8 个抽样县点上深度调查相结合的方法,收集云南省 2015～2020 年卫生健康、医疗保障、人居环境及脱贫攻坚等信息资料和数据,抽样县现场调查包括问卷调查、小组访谈、个人深入访谈和现场考察。在卫生健康相关理论指导下,对数据资料进行系统化分析。采用文献评阅、政策分析、趋势分析、平行对照、个案分析、多元回归等分析方法对资料数据进行全面系统化分析。

本书共六章,每章分别从不同维度论述云南省健康扶贫的做法、成就及经验。

第一章中国脱贫攻坚与健康扶贫。梳理习近平精准扶贫方略的形成与发展、内涵与保障,阐释我国脱贫攻坚及精准扶贫战略,健康扶贫措施,总结中国脱贫攻坚和健康扶贫的伟大成就,介绍有效防止因病致贫、因病返贫的中国实践。

第二章云南省脱贫攻坚与健康扶贫概述。分析云南省贫困现状、特点及健康贫困影响因素，聚焦解决因病致贫返贫问题，介绍云南省健康扶贫内涵、总体框架和主要措施，概述云南省健康扶贫取得的主要成效与经验。

第三章云南省医疗保障制度与贫困人口医疗保障。从贫困人口基本医保、大病保险、医疗救助等制度的覆盖范围、筹资水平和保障待遇等维度，全面展现有效降低灾难性卫生支出和提升贫困人口医疗服务可负担性的过程，系统总结云南省贫困人口医疗保障体系、特点及其减贫效果，形成保障贫困人口"看得起病"的云南经验。

第四章云南省贫困县卫生服务体系建设与贫困人口医疗卫生服务。基于世界卫生组织提出的卫生体系组成框架，从领导和治理、医疗卫生服务筹资、医疗卫生服务提供、卫生人力资源、医疗技术和卫生信息系统六个方面，总结云南贫困县健康扶贫实践中卫生体系建设的做法与成效，形成"看得上病，看得好病"的云南经验。

第五章云南省贫困地区健康促进行动与成效。以"健康促进"的概念性框架和主要工作领域为切入点，聚焦健康扶贫中的"预防"策略，深入分析和总结了云南省贫困地区健康环境改善、健康素养提升、重点疾病防控的主要实践与成效，阐释促进贫困人口"尽量少生病"的云南经验。

第六章云南省贫困地区特殊人群健康扶贫与健康改善。从资金保障、医疗救治网络、人力资源和信息化等方面阐述妇幼人群健康扶贫的主要做法与成效；从重点慢病患者健康管理、专项行动论述老年人群健康扶贫的主要做法与成效；针对残疾人群的健康管理和帮扶项目，总结其健康扶贫做法与成效，形成贫困地区特殊人群健康改善的云南经验。

云南健康扶贫实践是贯彻落实习近平新时代中国特色社会主义思想和"以人民为中心"发展理念的典型实例，彰显了中国政治优势和社会主义制度优势，为同类地区减贫事业提供了"云南方案"。

本书在农工党中央和中共云南省委、省政府大力支持协调，云南省相关部门和单位的全力帮助下，由昆明医科大学、南京邮电大学和云南省妇幼保健院相关领域学者组成的编写组撰写完成，在撰写过程中，得到了中国人口与发展中心多位专家的指导和帮助，在此一并表示感谢！

李 燕

二〇二二年一月一日

目　录

第六章　云南省贫困地区特殊人群健康扶贫与健康改善

第一章 | 中国脱贫攻坚与健康扶贫概述

一、脱贫攻坚伟大成就

贫困是人类社会的顽疾，是人类追求美好生活道路上的拦路虎。消除贫困是人类梦寐以求的理想，人类发展史就是与贫困不懈斗争的历史。一部中国史，就是一部中华民族同贫困作斗争的历史。摆脱贫困，是中国人民千百年来孜孜以求的梦想，也是实现中华民族伟大复兴中国梦的重要内容。

中国是世界上最大的发展中国家，人口多、底子薄，地区发展不平衡，贫困规模之大、贫困分布之广、贫困程度之深世所罕见，贫困治理难度超乎想象。中国共产党从成立之日起，就坚持把为中国人民谋幸福、为中华民族谋复兴作为初心使命，团结带领中国人民为创造自己美好生活进行了长期艰辛奋斗。党的十八大以来，以习近平同志为核心的党中央鲜明提出，全面建成小康社会最艰巨繁重的任务在农村贫困地区，强调贫困不是社会主义，必须时不我待抓好脱贫攻坚工作。党中央将脱贫攻坚纳入"五位一体"总体布局和"四个全面"战略布局，明确到 2020 年现行标准下农村贫困人口实现脱贫、贫困县全部摘帽、解决区域性整体贫困的目标任务，汇聚全党全国全社会之力打响脱贫攻坚战[1]。经过 8 年艰苦卓绝的持续奋斗，2021 年 2 月 25 日，习近平总书记在全国脱贫攻坚总结表彰大会上庄严宣告中国脱贫攻坚战取得全面胜利，完成了消除绝对贫困的艰巨任务，取得举世瞩目的成就，创造了又一个彪炳史册的人间奇迹。

脱贫攻坚对中国贫困农村的改变是历史性的、全方位的，是中国农村又一次伟大革命，深刻地改变了贫困地区落后面貌，补齐了全面建成小康社会的短板弱项，全方位推动了整个社会向前发展，是实现全面建成小康社会目标任务的关键举措。

（一）绝对贫困全面消除

中国脱贫攻坚的巨大成就[2]，突出表现在现行标准下 9 899 万农村贫困人口全部脱贫，832 个贫困县全部摘帽（图 1-1），12.8 万个贫困村全部出列，区域性整体贫困得到解决，完成了消除绝对贫困的艰巨任务。党的十八大以来，中国农村贫困人口数量急剧减少（图 1-2），平均每年有 1 000 多万人脱贫。少数民族和民族地区脱贫攻坚成效显著，2016~2020 年，内蒙古、广西、西藏、宁夏、新疆和贵州、云南、青海八个多民族省份贫困人口累计减少 1 560 万人，28 个人口较少民族全部实现整族脱贫，一些新中国成立后"一步跨千年"进入社会主义社会的"直过民族"，又实现了从贫困落后到全面小康的第二次历史性跨越。中华民族在几千年发展历史上首次消除绝对贫困，实现了中国人民千百年来的美好夙愿。

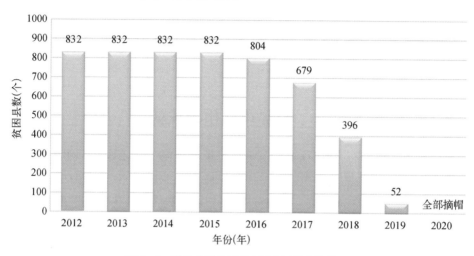

图 1-1　脱贫攻坚战以来中国贫困县变化情况

数据来源：中华人民共和国国务院新闻办公室. 人类减贫的中国实践. http://www. scio. gov. cn/ztk/dtzt/44689/45216/index. htm[2021-04-19].

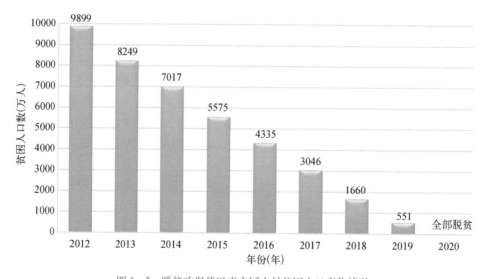

图 1-2　脱贫攻坚战以来中国农村贫困人口变化情况

数据来源：中华人民共和国国务院新闻办公室. 人类减贫的中国实践. http://www. scio. gov. cn/ztk/dtzt/44689/45216/index. htm[2021-04-19].

（二）贫困人口收入持续增加

经过脱贫攻坚战，贫困人口收入水平持续提升。根据国家农村贫困监测调查，

2013~2020年,贫困地区农村居民人均可支配收入从每年6 079元增长到每年12 588元(图1-3),年均增长11.6%,增速显著高于全国农村2.3个百分点。人均纯收入从2015年的2 982元增加到2020年的10 740元,年均增幅29.2%,比全国农民收入增速高20个百分点。贫困人口工资性收入和经营性收入占比逐年上升,转移性收入占比逐年下降,自主增收脱贫能力稳步提高。

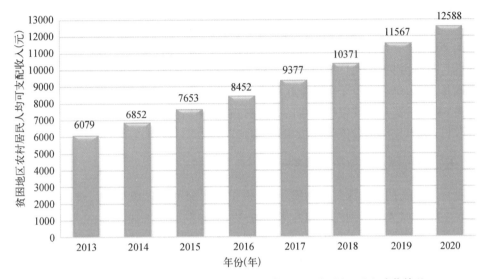

图1-3　脱贫攻坚战以来中国贫困地区农村居民人均可支配收入变化情况

数据来源:中华人民共和国国务院新闻办公室.人类减贫的中国实践.http://www.scio.gov.cn/ztk/dtzt/44689/45216/index.htm[2021-04-19].

(三)贫困人口生活水平显著提升

经过脱贫攻坚战,贫困人口全面实现"两不愁三保障",贫困户稳定实现不愁吃、不愁穿,义务教育、基本医疗、住房安全有保障。在"不愁吃、不愁穿"方面,据国家贫困监测调查数据显示,国家贫困县98.94%的建档立卡户随时能吃肉蛋奶或豆制品,非国家贫困县99.03%的建档立卡户随时能吃肉蛋奶或豆制品;全国有近2 000万贫困群众享受低保和特困供养救助,2 400万困难和中度残疾人拿到生活和护理补贴。在义务教育方面,农村贫困家庭子女义务教育阶段辍学问题实现动态清零,2020年贫困县九年义务教育巩固率达到94.8%。在基本医疗方面,贫困人口基本医疗保险(以下简称"基本医保")、大病保险、医疗救助三重制度保障全覆盖,2 000多万贫困患者得到分类救治,实现基本医疗有保障;在住房安全方面,2013~2020年,累计790万户2 568万贫困人口告别泥草房、土坯房等危房,住上了安全住房,支持1 075万户农村低保户、分散供养特困人员、困难残疾家庭等改造危房。此外,在饮水安全方面,累计解决2 889万贫困人口饮水安全问题,饮用水量和水质全部达标,贫困地区自来水普及率2020年达到83%,比2015年增加了13个百分点。脱贫攻坚不仅满足了贫困人群的基本生存需要,而且提升了贫困群众的生活水平和生活质量,为建设社会主义现代化国家奠定了坚实基础。

（四）脱贫地区发展基础有效夯实

脱贫地区基础设施显著改善,经济社会发展大踏步赶上来。出行难、用电难、用水难、通信难、上学难、就医难等问题得到历史性解决。脱贫县中,通硬化路的行政村占 99.6%,其中具备条件的行政村全部通硬化路;通动力电的行政村占 99.3%,其中大电网覆盖范围内行政村全部通动力电;通信信号覆盖的行政村占 99.9%;通宽带互联网的行政村占 99.6%;广播电视信号覆盖的行政村占 99.9%;有村级综合服务设施的行政村占 99.0%;有电子商务配送站点的行政村占 62.7%;全部实现集中供水的行政村占 65.5%,部分实现集中供水的行政村占 31.9%;全部实现垃圾集中处理或清运的行政村占 89.9%,部分实现垃圾集中处理或清运的行政村占 9.0%。

（五）脱贫群众精神风貌焕然一新

脱贫攻坚既是一场深刻的物质革命,也是一场深刻的思想革命。贫困群众的精神世界在脱贫攻坚中得到充实和升华,信心更加坚定、脑子更加灵活、心气更加充足。在艰苦卓绝的脱贫攻坚历程中,社会主义核心价值观得到广泛传播,文明新风尚得到广泛弘扬,脱贫群众主人翁意识显著提升,极大提振和重塑了贫困群众自力更生、自强不息,勤劳致富、勤俭持家,创业干事、创优争先的精气神,艰苦奋斗、苦干实干、用自己的双手创造幸福生活的社会风尚在广大脱贫地区蔚然成风。

（六）特殊困难群体生存发展权利得到有效保障

经过脱贫攻坚,妇女、儿童、老年人和残疾人等群体中特殊困难人员的福利水平持续提高,生存权利得到充分保障,发展机会明显增多。就妇女而言,累计对 1 021 万名贫困妇女和妇女骨干进行各类技能培训,500 多万名贫困妇女增收脱贫;19.2 万名贫困患病妇女获得救助,妇女宫颈癌、乳腺癌免费检查项目在贫困地区实现全覆盖。就儿童而言,开展儿童营养知识宣传和健康教育,实施贫困地区儿童营养改善项目,提高贫困地区儿童健康水平,为集中连片特困地区 6~24 月龄婴幼儿每天免费提供 1 包辅食营养补充品,截至 2020 年底,累计 1 120 万儿童受益;实施出生缺陷干预救助项目,为先天性结构畸形、部分遗传代谢病和地中海贫血贫困患病儿童提供医疗费用补助,累计救助患儿 4.1 万名;机构集中养育孤儿和社会散居孤儿平均保障标准分别达到每人每月 1 611.3 元和 1 184.3 元;实施福彩梦圆孤儿助学工程,惠及在校就读孤儿 5.4 万人次;建立事实无人抚养儿童保障制度,25.3 万名事实无人抚养儿童参照当地孤儿保障标准纳入保障范围。就贫困老年人而言,全面建立经济困难的高龄、失能等老年人补贴制度,惠及 3 689 万老年人。就贫困残疾人群而言,700 多万贫困残疾人如期脱贫,困难残疾人生活补贴和重度残疾人护理补贴制度惠及 2 400 多万残疾人,贫困重度残疾人照护服务创新实践取得显著成效。

（七）贫困地区基层治理能力显著提高

脱贫攻坚战的全面胜利,促进了国家贫困治理体系的完善,贫困地区基层治理体系进一步健全、治理能力显著提升。具体体现在以下几个方面:第一,农村基层党组织更加坚强。通过坚持抓党建促脱贫攻坚、抓扶贫先强班子,整顿软弱涣散基层党组织,精准选派贫困村党组织第一书记、驻村工作队,把农村致富能手、退役军人、外出务工经商返乡人员、农民合作社负责人、大学生村官等群体中具有奉献精神、吃苦耐劳、勇于创新的优秀党员选配到村党组织书记岗位上,不断增强基层党组织战斗力和凝聚力,使得党群干群关系更加密切,党在农村的执政基础更加牢固。第二,基层群众自治更加有效。脱贫攻坚有力推动了贫困地区基层民主政治建设,基层治理更具活力。脱贫攻坚之初,很多贫困村几乎没有集体经济收入,到2020年底全国贫困村的村均集体经济收入超过12万元。稳定的集体经济收入改变了很多村级组织过去没钱办事的困境,增强了村级组织自我保障和服务群众的能力。第三,懂农业、爱农村、爱农民的"三农"工作队伍不断壮大。2013年以来,全国累计选派300多万名第一书记和驻村干部开展精准帮扶。广大基层干部和扶贫干部带领贫困群众脱贫致富的奋斗精神和显著成果赢得广大人民群众发自内心的认可。在脱贫攻坚不断深入的过程中,大批热爱农村、扎根农村、建设农村的教育、科技、医疗卫生、文化等领域的专业人才、企业家、高校毕业生留下来,为农业农村现代化继续贡献力量。第四,社会治理水平明显提升。脱贫攻坚为贫困地区带来了先进发展理念、现代科技手段、科学管理模式,逐步形成行之有效的制度体系和方法手段,促进了网格化管理、精细化服务、信息化支撑、开放共享的基层管理服务体系的建立和完善,社会治理的社会化、法治化、智能化、专业化水平稳步提升,基层社会矛盾预防和化解能力显著增强,贫困地区社会更加和谐、稳定、有序。

二、中国精准扶贫方略

（一）精准扶贫方略的形成与发展

在中华民族伟大复兴的道路上,全面建成小康社会是"关键一步"。消除绝对贫困,是迈好这一步的"关键一跃"。党的十八大以来,中国发展进入全面建成小康社会、实现第一个百年奋斗目标的关键阶段。经济社会快速发展,综合国力明显增强,社会保障体系更加健全,国家治理体系和治理能力现代化加快推进,为减贫事业发展奠定了坚实基础,提供了有力支撑。2012年,我国贫困人口占总人口的比例已降至10.2%,减贫已进入国际公认的"最艰难阶段",但我国仍有农村贫困人口9 899万人,贫困县832个。中国减贫事业进入啃硬骨头、攻坚拔寨的冲刺阶段,如采用常规思路和办法、按部就班地推进难以完成任务,必须以更大的决心、更明确的思路、更精准的举措、超常规的力度实现脱贫攻坚目标。

以习近平同志为核心的党中央高度重视扶贫工作。习近平总书记时刻挂念贫困地区和困难群众，把扶贫作为治国理政的重要内容，从实现"两个一百年"奋斗目标、实现中华民族伟大复兴的中国梦的战略高度，提出一系列重要思想重要论述，做出一系列重大决策部署。党的十八大召开后不久，习近平总书记就指出"小康不小康，关键看老乡，关键在贫困的老乡能不能脱贫"，强调"决不能落下一个贫困地区、一个贫困群众"，拉开了新时代脱贫攻坚的序幕[3]。2013 年，习近平总书记赴湖南省花垣县十八洞村考察时，首次提出"实事求是、因地制宜、分类指导、精准扶贫"的理念[4]。2014 年，习近平总书记在参加十二届全国人大二次会议贵州代表团审议时指出，"看真贫、扶真贫、真扶贫"。2015 年，习近平总书记出席中央扶贫开发工作会议时指出，"要立下愚公移山志，咬定目标、苦干实干"，并提出实现脱贫攻坚目标的总体要求，实行扶持对象、项目安排、资金使用、措施到户、因村派人、脱贫成效"六个精准"，实施发展生产、易地搬迁、生态补偿、发展教育、社会保障兜底"五个一批"，发出打赢脱贫攻坚战的总攻令。2017 年，习近平总书记把精准脱贫作为三大攻坚战之一进行全面部署，锚定全面建成小康社会目标，聚力攻克深度贫困堡垒，决战决胜脱贫攻坚，并在十九大报告中指出"让贫困人口和贫困地区同全国一道进入全面小康社会是我们党的庄严承诺"。2020 年，面对突如其来的新冠肺炎疫情，习近平总书记主持召开决战决胜脱贫攻坚座谈会，指出农村贫困人口全部脱贫"必须如期实现，没有任何退路和弹性。这是一场硬仗，越到最后越要紧绷这根弦，不能停顿、不能大意、不能放松"，要求全党全国以更大的决心、更强的力度，做好"加试题"、打好收官战，信心百倍向着脱贫攻坚的最后胜利进军。

"让几千万农村贫困人口生活好起来，是我心中的牵挂。"为打赢脱贫攻坚战，习近平总书记亲自指挥、亲自部署、亲自督战，7 次主持召开中央扶贫工作座谈会，50 多次调研扶贫工作，连续 5 年审定脱贫攻坚成效考核结果，连续 7 年在全国扶贫日期间出席重要活动或作出重要指示，连续 7 年在新年贺词中强调脱贫攻坚，每年在全国两会期间下团组同代表委员共商脱贫攻坚大计，多次回信勉励基层干部群众投身减贫事业。习近平总书记走遍全国 14 个集中连片特困地区，考察了 20 多个贫困村，深入贫困家庭访贫问苦，倾听贫困群众意见建议，了解扶贫脱贫需求，极大鼓舞了贫困群众脱贫致富的信心和决心。在脱贫攻坚战中，习近平总书记以实事求是、求真务实的科学精神确立精准扶贫方略，推动扶贫开发进入"滴灌式"精准扶贫新阶段。

（二）精准扶贫方略的内涵

以习近平同志为核心的党中央带领全国人民在艰苦卓绝的脱贫攻坚实践中，强调脱贫攻坚贵在精准、重在精准，成败之举在于精准，创造性地提出精准扶贫方略[5]（图 1-4），做到扶持对象、项目安排、资金使用、措施到户、因村派人、脱贫成效"六个精准"，实施发展生产、易地搬迁、生态补偿、发展教育、社会保障兜底"五个一批"，解决好扶持谁、谁来扶、怎么扶、如何退、如何稳"五个问题"，增强了脱贫攻坚举措的针

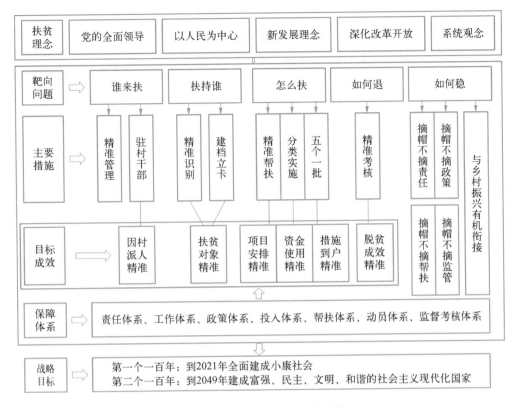

图 1-4 精准扶贫方略的框架体系

对性和有效性,提升了脱贫攻坚的整体效能。

精准扶贫是针对不同贫困区域环境,不同贫困户状况,运用科学有效程序对扶贫对象实施精准识别、精准帮扶、精准管理和精准考核的治贫方式。实施精准扶贫,引导各类扶贫资源优化配置,实现扶贫到村到户,构建扶贫工作长效机制。

1. 精准识别、建档立卡,解决"扶持谁"的问题 中国贫困人口规模大、结构复杂,精准识别扶贫对象是基础,需科学制定贫困识别的标准和程序,组织基层干部进村入户,摸清贫困人口分布、致贫原因、帮扶需求等情况。贫困户识别以农户收入为基本依据,综合考虑住房、教育、健康等情况,通过农户申请、民主评议、公示公告、逐级审核的方式进行整户识别;贫困村识别综合考虑行政村贫困发生率、村民人均纯收入和村集体经济收入等情况,按照村委会申请、乡政府审核公示、县级审定公告等程序确定。建立全国统一的扶贫信息系统,对识别出的贫困村和贫困人口进行建档立卡动态管理,及时剔除识别不准人口、补录新识别人口,提高识别准确率。建档立卡在中国扶贫史上第一次实现贫困信息精准到村到户到人,精确瞄准脱贫攻坚的对象,第一次逐户分析致贫原因和脱贫需求,第一次构建起国家扶贫信息平台,为实施精准扶贫精准脱贫提供了有力的数据支撑。

2. 加强领导、建强队伍,解决"谁来扶"的问题 脱贫攻坚涉及面广,要素繁多、极其复杂,需要强有力的组织领导和贯彻执行。充分发挥党的政治优势、组织优势、建立中央统筹、省负总责、市县抓落实的脱贫攻坚管理体制和片为重点、工作到村、扶贫到户的工作机制,构建起横向到边、纵向到底的工作体系。各级党委充分发挥总揽全局、协调各方的作用,执行脱贫攻坚一把手负责制,中西部22个省份党政主要负责同志向中央签署责任书、立下军令状,省市县乡村五级书记一起抓。加强基层扶贫队伍建设,普遍建立干部驻村帮扶工作队制度。按照因村派人、精准选派的原则,选派政治素质高、工作能力强、作风实的干部驻村扶贫。从2013年开始向贫困村选派第一书记和驻村工作队,到2015年,实现每个贫困村都有驻村工作队、每个贫困户都有帮扶责任人。截至2020年底,全国累计选派25.5万个驻村工作队、300多万名第一书记和驻村干部,同近200万名乡镇干部和数百万村干部一道奋战在扶贫一线。

按照因村派人、精准选派的原则选派干部。一是驻村工作队帮助干部群众精准理解扶贫政策;二是协助村"两委"摸清贫困人口底数,精准分析致贫原因并制定帮扶计划;三是协助村"两委"协调各方帮扶资源,统筹扶贫资金;四是有效监督精准扶贫工作,做到真扶贫;五是在精准扶贫过程中增强贫困村的内生发展动力。同时,对扶贫工作展开精准管理,包括农户信息、扶贫资金、扶贫事权的管理,对扶贫对象进行全方位、全过程监测,实时反映脱贫进程及帮扶情况,实现扶贫对象有进有出、动态管理。

3. 区分类别,靶向施策,解决"怎么扶"的问题 在减贫实践中,针对不同贫困类型和致贫原因,分类实施、对症下药,因人因地施策,因贫困原因施策,因贫困类型施策,通过实施"五个一批"开展精准扶贫。

一是,发展生产脱贫一批。发展产业是脱贫致富最直接、最有效的办法,也是增强贫困地区造血功能、帮助贫困群众就地就业的长远之计。支持和引导贫困地区因地制宜发展特色产业,鼓励支持农业产业扶贫、电商扶贫、光伏扶贫、旅游扶贫等新业态、新产业发展,依托东西部扶贫协作推进食品加工、服装制造等劳动密集型产业梯度转移,一大批特色优势产业初具规模,增强了贫困地区经济发展动能。累计建成各类产业基地超过30万个,打造特色农产品品牌1.2万个,发展市级以上龙头企业1.44万家、农民合作社71.9万家,72.6%的贫困户与新型农业经营主体建立了紧密型的利益联结关系,产业帮扶政策覆盖98.9%的贫困户。扎实推进科技扶贫,建立科技帮扶结对7.7万个,选派科技特派员28.98万名,投入资金200多亿元,实施各级各类科技项目3.76万个,推广应用先进实用技术、新品种5万余项,支持贫困地区建成创新创业平台1290个。开展金融扶贫,培育贫困村创业致富带头人,建立完善带贫机制,鼓励和带领贫困群众发展产业增收致富。

二是,易地搬迁脱贫一批。对生活在深山、石山、高寒、荒漠化、地方病多发等自然环境恶劣、生存条件极差、自然灾害频发地区,很难实现就地脱贫的贫困人口,实施易地扶贫搬迁。坚持符合条件和群众自愿原则,有计划有步骤稳妥实施易地搬迁。对搬迁后的旧宅基地实行复垦复绿,改善迁出区生态环境,并通过改善安置区的生产生活条件、调整经济结构和拓展增收渠道,帮助搬迁人口逐步脱贫致富。

三是,生态补偿脱贫一批。牢固树立"绿水青山就是金山银山"的绿色发展理念,坚持脱贫攻坚与生态保护并重,在加大贫困地区生态保护修复力度的同时,通过增加重点生态功能区转移支付支持发展生态优势产业,使贫困户获得相应的生态补偿收益,让有劳动能力的贫困群众就地转为护林员等生态保护人员。2013 年以来,贫困地区实施退耕还林还草 7 450 万亩(1 亩≈666.7 平方米),选聘 110 多万贫困群众担任生态护林员,建立 2.3 万个扶贫造林(种草)专业合作社(队)。

四是,发展教育脱贫一批。加强教育扶贫,努力让每个孩子都有获得教育的机会和权利,阻断贫困代际传递。持续提升贫困地区学校、学位、师资、资助等保障能力,20 多万名义务教育阶段的贫困家庭辍学学生全部返校就读,全面实现适龄少年儿童义务教育有保障。实施定向招生、学生就业、职教脱贫等倾斜政策,帮助 800 多万贫困家庭初高中毕业生接受职业教育培训、514 万名贫困家庭学生接受高等教育,重点高校定向招收农村和贫困地区学生 70 多万人,拓宽贫困学生纵向流动渠道。开展民族地区农村教师和青壮年农牧民国家通用语言文字培训,累计培训 350 万余人次,提升民族地区贫困人口就业能力。"学前学会普通话"行动先后在四川省凉山彝族自治州和乐山市马边彝族自治县、峨边彝族自治县、金口河区开展试点,覆盖 43 万学龄前儿童,帮助他们学会普通话。

五是,社会保障兜底一批。聚焦特殊贫困群体,落实兜底保障政策。实施特困人员供养服务设施改造提升工程,增强集中供养能力。农村低保标准从 2012 年每人每年 2 068 元提高到 2020 年 5 962 元。扶贫部门与民政部门定期开展数据比对、摸排核实,实现贫困人口"应保尽保"。

精准扶贫还采取多渠道多元化扶贫措施。推进就业扶贫,通过免费开展职业技能培训、东西部扶贫协作劳务输出、扶贫车间和扶贫龙头企业吸纳、返乡创业带动、扶贫公益性岗位安置等形式,支持有劳动能力的贫困人口在本地或外出务工、创业。开展健康扶贫工程,有效防止因病致贫返贫。深入实施网络扶贫工程,支持贫困地区特别是"三区三州"等深度贫困地区完善网络覆盖,推进"互联网+"扶贫模式。实施资产收益扶贫,把中央财政专项扶贫资金和其他涉农资金投入设施农业、光伏、乡村旅游等项目形成的资产,折股量化到贫困村,推动产业发展,破解村集体经济收入难题。2020 年新冠肺炎疫情发生后,中国采取一系列应对疫情的帮扶举措,加大就业稳岗力度,开展消费扶贫行动,有效克服了新冠肺炎疫情影响。

4. 严格标准,有序退出,解决"如何退"的问题　建立科学的贫困退出机制,明确贫困县、贫困村、贫困人口退出的标准和程序,既防止数字脱贫、虚假脱贫,也防止达到标准不愿脱贫。制定脱贫摘帽规划和年度减贫计划,确保规范合理有序退出。贫困人口退出实行民主评议,贫困村、贫困县退出进行审核审查,退出结果公示公告,让群众参与评价,做到程序公开、数据准确、档案完整、结果公正。强化监督检查,每年委托第三方对摘帽县和脱贫人口进行专项评估,重点抽选条件较差、基础薄弱的偏远地区,重点评估脱贫人口退出准确率、摘帽县贫困发生率、群众帮扶满意度,确保退出结果真实。2020 年至 2021 年初,开展国家脱贫攻坚普查,全面准确摸清贫困人口脱贫实现情况。贫困人口、贫困村、贫困县退出后,在一定时期内原有扶持政策保持不变,摘帽不摘责任,摘帽不摘帮扶,摘帽不摘政策,摘帽不摘监管,留出缓冲期,确保稳定脱贫。

5. 跟踪监测、防止返贫,解决"如何稳"的问题 稳定脱贫不返贫才是真脱贫。建立防止返贫长效机制,巩固脱贫成果,对脱贫县设立 5 年帮扶政策总体稳定过渡期。对现有帮扶政策逐项分类优化调整,逐步由集中资源支持脱贫攻坚向全面推进乡村振兴平稳过渡。健全防止返贫动态监测和帮扶机制,对脱贫不稳定户、边缘易致贫户,以及因病因灾因意外事故等刚性支出较大或收入大幅缩减导致基本生活出现严重困难户,开展定期检查、动态管理,做到早发现、早干预、早帮扶,防止返贫和产生新的贫困。继续支持脱贫地区乡村特色产业发展壮大,多渠道促进脱贫人口稳定就业,做好易地搬迁后续扶持,强化社会管理,促进社会融入,确保搬迁群众稳得住、有就业、逐步能致富。坚持和完善驻村第一书记和工作队、东西部协作、对口支援、社会帮扶等制度。继续加强扶志扶智,激励和引导脱贫群众靠自己努力过上更好生活。开展巩固脱贫成果后评估工作,压紧压实各级党委和政府责任,坚决守住不发生规模性返贫的底线。

(三) 精准扶贫的保障体系

2018 年习近平总书记在打好精准脱贫攻坚战座谈会上讲话提出,"加强党对脱贫攻坚工作的全面领导,建立各负其责、各司其职的责任体系,精准识别、精准脱贫的工作体系,上下联动、统一协调的政策体系,保障资金、强化人力的投入体系,因地制宜、因村因户因人施策的帮扶体系,广泛参与、合力攻坚的社会动员体系,多渠道全方位的监督体系和最严格的考核评估体系"。这七个体系相辅相成,构成中国特色脱贫攻坚制度体系。

1. 责任体系是前提 新时代精准扶贫工作必须加强党的全面领导,形成中央统筹、省负总责、市县抓落实、工作到村、扶贫到户的工作机制,构建责任清晰、各负其责的责任体系。具体为中央负责制定大政方针,负责组织领导、统筹协调、项目规划、考核监督、总体运筹等工作。省级负责调整财政支出结构、建立扶贫资金增长机制,并加强对扶贫资金的管理使用,做好目标确定、项目下达、资金投放、组织动员、检查指导等工作;市级负责协调域内脱贫攻坚规划管理措施和跨县扶贫项目落实;县级负责制定脱贫攻坚实施规划、进度安排、资金使用、人力调配,并指导乡、村组织实施贫困村、贫困人口建档立卡和退出工作;乡、村一级负责精准扶贫的具体实施。

2. 工作体系是根本 建立完善的精准识别、精准脱贫工作体系才能促进新时代脱贫攻坚工作的精准落地。具体包括贫困户的精准识别、贫困户的精准帮扶、贫困户的动态管理和贫困地区的精准考核。

3. 政策体系是指引 精准扶贫政策涉及农业产业发展政策、金融扶持政策、教育帮扶政策、社会参与和救助等诸多领域的公共政策,主要包含了产业扶贫、转移就业、易地扶贫搬迁、教育扶贫和资产收益扶贫五个方面的精准政策以及完善贫困治理体制机制的政策措施。通过建立上下联动、统一协调的系列政策,引导各类资源向贫困地区集聚。

4. 投入体系是基础　投入体系主要包括资金投入体系和人力投入体系。对于资金投入体系方面,习近平总书记认为要形成以政府财政投入为主体和主导,金融资金、社会资金及其他投入资金为辅助的多元化资金投入体系。中央各项扶贫资金下达到各省各县,实行扶贫资金、权力、任务、责任"四到省"和"四到县"。对于人力投入方面,形成重视农村人力资源的开发、广泛动员社会力量参与扶贫的体系。

5. 帮扶体系是关键　精准扶贫工作必须因地制宜、因村因户因人施策。通过"五个一批",完善精准帮扶机制,实现扶贫措施的创新化、差异化、造血化。创新"对口帮扶""东西协作"等精准帮扶方式,构建以专项扶贫、行业扶贫、社会扶贫等多方力量、多种举措有机结合和互为支撑的"三位一体"大扶贫格局。

6. 社会动员体系是支撑　建立广泛参与、合力攻坚的社会动员体系。习近平总书记提出"健全东西部协作、党政机关定点扶贫机制,广泛调动社会各界参与扶贫开发积极性""研究借鉴其他国家成功做法,创新我国慈善事业制度,动员全社会力量广泛参与扶贫事业,鼓励支持各类企业、社会组织、个人参与脱贫攻坚"。社会动员体系的主要内容包括:鼓励支持民营企业扶贫,积极引导社会组织扶贫,广泛动员个人扶贫,深化定点扶贫工作,强化东西部扶贫协作,充分发挥各民主党派、无党派人士在人才和智力扶贫上的优势,形成扶贫合力。

7. 监督考核体系是保证　习近平总书记提出,要"鼓励贫困县摘帽,但不能弄虚作假、蒙混过关,或者降低扶贫标准、为摘帽而摘帽",因此他提出,要"严格脱贫验收办法,明确摘帽标准和程序,确保摘帽结果经得起检验。"强调"要加强对脱贫工作绩效的社会监督,可以让当地群众自己来评价,也可以建立第三方评估机制,以增强脱贫工作绩效的可信度。对玩数字游戏、搞数字扶贫的,一经查实,要严肃追责";"要加强扶贫资金阳光化管理,加强审计监管,集中整治和查处扶贫领域的职务犯罪,对挤占挪用、层层截留、虚报冒领、挥霍浪费扶贫资金的,要从严惩处!"监督考核体系内容包含了四个方面:一是考核对象,包括省级党委政府、贫困县党政领导班子和领导干部;二是考核内容,包括减贫成效、精准识别、精准帮扶和扶贫资金;三是考核方式,包括省级总结、第三方评估、综合评价和沟通反馈;四是督查巡查,主要采取召开座谈会、个别访谈、受理群众举报、随机暗访等形式进行。

（四）精准扶贫方略的重大意义

精准扶贫方略,是中国打赢脱贫攻坚战的制胜法宝,是中国减贫理论和实践的重大创新,体现了中国共产党一切从实际出发、遵循事物发展规律的科学态度,面对新矛盾新问题大胆闯、大胆试的创新勇气,对执政规律、社会主义建设规律、人类社会发展规律的不懈探索,对实现人的全面发展和全体人民共同富裕的执着追求。事实证明,精准扶贫方略,不仅确保了脱贫攻坚取得全面胜利,而且有力提升了国家治理体系和治理能力现代化水平,丰富和发展了新时代中国共产党执政理念和治国方略。面向未来,只要我们坚持精准的科学方法、落实精准的工作要求,坚持用发展的办法解决发展不平衡不充分问题，就一定能够为经济社会发展和民生改善提供科学路径和持久动力。

三、健康扶贫及其主要成效

健康是人的基本权利，是人类幸福快乐的基础，是国家文明的标志，是社会和谐的象征。健康与贫困密切相关，"没有全民健康，就没有全面小康"，保障人民群众身心健康是全面建成小康社会的重要内涵，也是精准扶贫的关键环节之一。实现"两个一百年"奋斗目标，必须要大力发展健康事业，要做身体健康的民族。实施健康扶贫工程，事关贫困人口的健康权益，事关脱贫攻坚事业的成败，事关健康中国的建设进程，事关如期实现全面建成小康社会的宏伟目标。

（一）健康扶贫的提出背景

党的十八大后，脱贫攻坚战取得决定性进展。从 2010 年到 2017 年，全国贫困人口从 16 567 万人减少到 3 046 万人，贫困发生率从 17.2% 快速下降到 3.1%[6]。但在剩余的贫困人口中，疾病及健康问题成为最突出的致贫因素。全国扶贫开发信息系统数据显示，截至 2013 年底，我国农村贫困人口中，因病致贫返贫 1 256 万户，占贫困户总数的 42.2%，而后 2015 年因病致贫返贫户占比提高至 44.1%，涉及近 2 000 万人。2017 年底，在尚未脱贫的 956 万户中，因病致贫、返贫的有 411 万户，所占比例高达 42.6%。可见，疾病是贫困人口脱贫的最大"拦路虎"，因病致贫返贫成为脱贫攻坚战中的"硬骨头"，健康扶贫因此成为国家精准扶贫精准脱贫方略的重要组成部分，是确保打赢脱贫攻坚战、实现全面建成小康社会目标的关键战役。

以习近平同志为核心的党中央高度重视人民健康，不但将全民健康作为小康社会的核心考量和发展目标，而且将其作为国家治理能力现代化的重要指标。一直以来，党中央、国务院高度重视提升贫困地区卫生健康能力，将扶贫开发与卫生健康工作紧密结合，努力改善贫困地区医疗卫生条件，做好疾病预防工作，提升基本医保和医疗救助保障水平。2015 年，党中央、国务院发布《关于打赢脱贫攻坚战的决定》，提出建立精准扶贫工作机制，健康扶贫也进入了精准健康扶贫阶段。此后，习近平总书记在多个重要场合强调健康扶贫的重要性，指出要大力实施健康扶贫工程，加强医疗保险和医疗救助制度建设，新型农村合作医疗和大病保险政策要对贫困人口倾斜等。与此同时，国家健康扶贫政策文件相继出台，明确了目标任务、具体行动和政策保障。如《中共中央 国务院关于打赢脱贫攻坚战的决定》（2015 年）、《关于实施健康扶贫工程的指导意见》（2016 年）、《健康扶贫工作考核办法》（2016 年）、《健康扶贫工程"三个一批"行动计划》（2017 年）、《中共中央 国务院关于打赢脱贫攻坚战三年行动的指导意见》（2018 年）等。经过几年的努力，健康扶贫顶层设计总体框架基本形成，总体思路和重点任务逐步明确，政策措施保障力度不断加强。

（二）健康扶贫的主要目标和重点任务

2015 年 11 月,中央扶贫开发工作会议决定实施健康扶贫工程,防止因病致贫和返贫以来,健康扶贫成为脱贫攻坚战的一项重要内容。2016 年国家卫生和计划生育委员会(以下简称国家卫生计生委)等 15 个中央有关部门联合印发了《关于实施健康扶贫工程的指导意见》[7],对实施健康扶贫提出了主要目标、重点任务和保障措施等。

1. 健康扶贫的主要目标　到 2020 年,贫困地区人人享有基本医疗卫生服务,农村贫困人口大病得到及时有效救治保障,个人就医费用负担大幅减轻;贫困地区重大传染病和地方病得到有效控制,基本公共卫生指标接近全国平均水平,人均预期寿命进一步提高,孕产妇死亡率、婴儿死亡率、传染病发病率显著下降;连片特困地区县和国家扶贫开发工作重点县至少有一所医院(含中医院,下同)达到二级医疗机构服务水平,服务条件明显改善,服务能力和可及性显著提升;区域间医疗卫生资源配置和人民健康水平差距进一步缩小,因病致贫、因病返贫问题得到有效解决。

2. 健康扶贫的重点任务

(1) 提高医疗保障水平,切实减轻农村贫困人口医疗费用负担。新型农村合作医疗覆盖所有农村贫困人口并实行政策倾斜,个人缴费部分按规定由财政给予补贴,在贫困地区全面推开门诊统筹,提高政策范围内住院费用报销比例。通过逐步降低大病保险起付线、提高大病保险报销比例等,实施更加精准的支付政策,提高贫困人口受益水平。加大医疗救助力度,将农村贫困人口全部纳入重特大疾病医疗救助范围,对突发重大疾病暂时无法获得家庭支持、基本生活陷入困境的患者,加大临时救助和慈善救助等帮扶力度。建立基本医保、大病保险、疾病应急救助、医疗救助等制度的衔接机制,发挥协同互补作用,形成保障合力。将符合条件的残疾人医疗康复项目按规定纳入基本医保支付范围,提高农村贫困残疾人医疗保障水平。扎实推进支付方式改革,强化基金预算管理,完善按病种、按人头、按床日付费等多种方式相结合的复合支付方式,有效控制费用,切实解决因病致贫、因病返贫问题。

(2) 对患大病和慢病的农村贫困人口进行分类救治。优先为每人建立一份动态管理的电子健康档案,建立贫困人口健康卡,推动基层医疗卫生机构为农村贫困人口家庭提供基本医疗、公共卫生和健康管理等签约服务。以县为单位,依靠基层卫生计生服务网络,进一步核准农村贫困人口中因病致贫、因病返贫家庭数及患病人员情况,对需要治疗的大病和慢病患者进行分类救治。能一次性治愈的,组织专家集中力量实施治疗,2016 年起选择疾病负担较重、社会影响较大、疗效确切的大病进行集中救治,制订诊疗方案,明确临床路径,控制治疗费用,减轻贫困大病患者费用负担;需要住院维持治疗的,由就近具备能力的医疗机构实施治疗;需要长期治疗和康复的,由基层医疗卫生机构在上级医疗机构指导下实施治疗和康复管理。实施光明工程,为农村贫困白内障患者提供救治,鼓励慈善组织参与。加强农村贫困残疾人健康扶贫工作,对贫困地区基层医疗卫生机构医务人员开展康复知识培训,加强县级残疾人康复服务中心建设,提升基层康复服务能力,建立医疗机构与残疾人专业康复机构有效衔接、协调配合的工作机制,为农村贫困残疾人提供精准康复服务。

(3)实行县域内农村贫困人口住院先诊疗后付费。贫困患者在县域内定点医疗机构住院实行先诊疗后付费,定点医疗机构设立综合服务窗口,实现基本医保、大病保险、疾病应急救助、医疗救助"一站式"信息交换和即时结算,贫困患者只需在出院时支付自付医疗费用。有条件的地方,研究探索市域和省域内农村贫困人口先诊疗后付费的结算机制。推进贫困地区分级诊疗制度建设,加强贫困地区县域内常见病、多发病相关专业和有关临床专科建设,探索通过县乡村一体化医疗联合体等方式,提高基层服务能力,到2020年使县域内就诊率提高到90%左右,基本实现大病不出县。

(4)加强贫困地区医疗卫生服务体系建设。落实《国务院办公厅关于印发全国医疗卫生服务体系规划纲要(2015—2020年)的通知》(国办发〔2015〕14号),按照"填平补齐"原则,实施贫困地区县级医院、乡镇卫生院、村卫生室标准化建设,使每个连片特困地区县和国家扶贫开发工作重点县达到"三个一"目标,即每个县至少有1所县级公立医院,每个乡镇建设1所标准化的乡镇卫生院,每个行政村有1个卫生室。加快完善贫困地区公共卫生服务网络,以重大传染病、地方病和慢性病防治为重点,加大对贫困地区疾控、妇幼保健等专业公共卫生机构能力建设的支持力度。加强贫困地区远程医疗能力建设,实现县级医院与县域内各级各类医疗卫生服务机构互联互通。积极提升中医药(含民族医药,下同)服务水平,充分发挥中医医疗预防保健特色优势。在贫困地区优先实施基层中医药服务能力提升工程"十三五"行动计划,在乡镇卫生院和社区卫生服务中心建立中医馆、国医堂等中医综合服务区,加强中医药设备配置和人员配备。

(5)实施全国三级医院与连片特困地区县和国家扶贫开发工作重点县县级医院一对一帮扶。从全国遴选能力较强的三级医院(含军队和武警部队医院),与连片特困地区县和国家扶贫开发工作重点县县级医院签订一对一帮扶责任书,明确帮扶目标任务。采取"组团式"帮扶方式,向被帮扶医院派驻1名院长或副院长及相关医务人员进行蹲点帮扶,重点加强近三年县外转出率前5~10个病种的相关临床和辅助科室建设,推广适宜县级医院开展的医疗技术。定期派出医疗队,为农村贫困人口提供集中诊疗服务。采取技术支持、人员培训、管理指导等多种方式,提高被帮扶医院的服务能力,使其到2020年达到二级医疗机构服务水平(30万人口以上县的被帮扶医院达到二级甲等水平)。建立帮扶双方远程医疗平台,开展远程医疗服务。贫困地区政府及相关部门、单位要提供必要条件和支持。

(6)统筹推进贫困地区医药卫生体制改革。深化贫困地区公立医院综合改革,协同推进医疗服务价格调整、医保支付方式改革、医疗机构控费、公立医院补偿机制改革,加强医院成本管理。拓展深化军民融合发展领域,驻贫困地区军队医疗机构要融入贫困地区分级诊疗服务体系。创新县级公立医院机构编制管理方式,逐步实行编制备案制。贫困地区可先行探索制订公立医院绩效工资总量核定办法,合理核定医疗卫生机构绩效工资总量,结合实际确定奖励性绩效工资的比例,调动医务人员积极性。制订符合基层实际的人才招聘引进办法,落实贫困地区医疗卫生机构用人自主权。加强乡村医生队伍建设,分期分批对贫困地区乡村医生进行轮训,2017 年前完成培训。根据贫困地区需求,组织开展适宜技术项目推广,依托现有机构建立示范基地,开展分级培训,规范技术应用。有针对性地加强中医药适宜技术推广,到 2020 年使贫困地区每个乡镇卫生院至少有 2 名医师、每个村卫生室至少有 1 名乡村医生掌握 5 项以上中医药适宜技术,为常见病、多发病患者提供简便验廉的中医药服务。各地要结合实际,通过支持和引导乡村医生按规定参加职工基本养老保险或城乡居民基本养老保险,以及采取补助等多种形式,进一步提高乡村医生的养老待遇。加快健全贫困地区药品供应保障机制,统筹做好县级医院与基层医疗卫生机构的药品供应配送管理工作。按照远近结合、城乡联动的原则,提高采购、配送集中度,探索县乡村一体化配送,发挥邮政等物流行业服务网络优势,支持其按规定参与药品配送。

（7）加大贫困地区慢性病、传染病、地方病防控力度。加强肿瘤随访登记及死因监测,扩大癌症筛查和早诊早治覆盖面。加强贫困地区严重精神障碍患者筛查登记、救治救助和服务管理。完成已查明氟、砷超标地区降氟降砷改水工程建设,基本控制地方性氟、砷中毒危害。采取政府补贴运销费用或补贴消费者等方式,让农村贫困人口吃得上、吃得起合格碘盐,继续保持消除碘缺乏病状态。综合防治大骨节病和克山病等重点地方病。加大人畜共患病防治力度,基本控制西部农牧区包虫病流行,有效遏制布病流行。加强对结核病疫情严重的贫困地区防治工作的业务指导和技术支持,开展重点人群结核病主动筛查,规范诊疗服务和全程管理,进一步降低贫困地区结核病发病率。在艾滋病疫情严重的贫困地区建立防治联系点,加大防控工作力度。

（8）加强贫困地区妇幼健康工作。在贫困地区全面实施免费孕前优生健康检查、农村妇女增补叶酸预防神经管缺陷、农村妇女"两癌"（乳腺癌和宫颈癌）筛查、儿童营养改善、新生儿疾病筛查等项目,推进出生缺陷综合防治,做到及早发现、及早治疗。建立残疾儿童康复救助制度,逐步实现 0～6 岁视力、听力、言语、智力、肢体残疾儿童和孤独症儿童免费得到手术、辅助器具配置和康复训练等服务。加强贫困地区孕产妇和新生儿急危重症救治能力建设,加强农村妇女孕产期保健,保障母婴安全。

（9）深入开展贫困地区爱国卫生运动。加强卫生城镇创建活动,持续深入开展环境卫生整洁行动,统筹治理贫困地区环境卫生问题,实施贫困地区农村人居环境改善扶贫行动,有效提升贫困地区人居环境质量。将农村改厕与农村危房改造项目相结合,加快农村卫生厕所建设进程。加强农村饮用水和环境卫生监测、调查与评估,实施农村饮水安全巩固提升工程,推进农村垃圾污水治理,综合治理大气污染、地表水环境污染和噪声污染。加强健康促进和健康教育工作,广泛宣传居民健康素养基本知识和技能,提升农村贫困人口健康意识,使其形成良好卫生习惯和健康生活方式。

（三）健康扶贫的政策举措

党的十八届五中全会作出"推进健康中国建设"的战略部署,2015 年 11 月,《中

共中央 国务院关于打赢脱贫攻坚战的决定》指出"要开展医疗保险和医疗救助脱贫，实施健康扶贫工程，以保障贫困人口享有基本医疗卫生服务，努力防止因病致贫返贫"。2016 年 6 月，国家卫生计生委等 15 个中央有关部门联合印发《关于实施健康扶贫工程的指导意见》，进一步明确提出完善医疗保障制度、推进健康扶贫的要求，提出要"针对农村贫困人口因病致贫、因病返贫问题，突出重点地区、重点人群、重点病种，进一步加强统筹协调和资源整合，采取有效措施，提升农村贫困人口医疗保障水平和贫困地区医疗卫生服务能力，全面提高农村贫困人口健康水平，为农村贫困人口与全国人民一道迈入全面小康社会提供健康保障"。通过政策有效推动，中国健康扶贫工程秉持"扶持谁""谁来扶""怎么扶""如何退""如何稳"的精准扶贫科学思路，结合医疗卫生改革实际情况，遵循卫生健康工作的规律，以"有效防止因病致贫返贫"为目标，以"看得起病、方便看病、看得好病、少生病"为核心内容，聚焦贫困人口"基本医疗有保障"这一核心目标，落实健康中国战略衔接乡村振兴，通过"三个一批"行动计划，综合施策，形成具有中国特色的健康扶贫框架（图 1-5）。

1. 提高医疗保障水平，让农村贫困人口"看得起病" "看病贵"是备受关注的民生问题之一。新型农村合作医疗制度建立以来，农村医疗保险从无到有，大大减轻了农民的医疗负担。但由于新农合保障水平还不高，昂贵的医疗费用仍然给民众带来了很大的经济负担，一场疾病很可能让一个家庭致贫。全国健康扶贫动态管理系统数据显示，2016 年，我国农村贫困患者平均住院费用为 8 342 元，人均自付 3 536 元，自付比例达 42.39%。健康扶贫的核心是要针对贫困人口因病致贫、因病返贫问题，完善以基本医疗保障制度为主体、其他为补充的多层次医疗保障体系，提高政策保障水平，切实减轻贫困人口就医负担，努力让农村贫困人口"看得起病"。2015 年党中央、国务院发布《关于打赢脱贫攻坚战的决定》，提出将"开展医疗保险和医疗救助脱贫"作为主要举措，实施健康扶贫工程，保障贫困人口享有基本医疗卫生服务，努力防止因病致贫返贫。同年，为破解贫困群众重特大疾病保障难题，国家继续完善医疗保障制度，实现制度的提档升级。国务院办公厅转发民政部等部门《关于进一步完善医疗救助制度全面开展重特大疾病医疗救助工作的意见》，提出扩大救助范围、提高救助水平、整合城乡医疗救助。2016 年，为推进健康中国战略，国家卫生计生委等部门联合发布《关于实施健康扶贫工程的指导意见》，提出到 2020 年，通过提升农村贫困人口医疗保障水平和贫困地区医疗卫生服务能力，使贫困地区人人享有基本医疗卫生服务，因病致贫、返贫问题得到根本解决。2018 年，国家卫生健康委员会（以下简称"国家卫生健康委"）等 5 部门联合印发《健康扶贫三年攻坚行动实施方案》，进一步将每一项行动的责任主体分解、落实到位，明确了时间表和路线图，推动政策落地"最后一公里"问题。具体体现为城乡居民基本医保和大病保险政策要向贫困人口倾斜。一方面，充分利用现有医保制度对贫困人口实施倾斜照顾政策，提高报销水平，减轻费用负担：加大财政补助力度，逐步提高城乡居民基本医保筹资水平；通过城乡医疗救助对农村贫困人口参加基本医保的个人缴费部分给予补助，确保城乡居民基本医保 100% 覆盖农村贫困人口；提高城乡居民基本医保政策范围内住院费用报

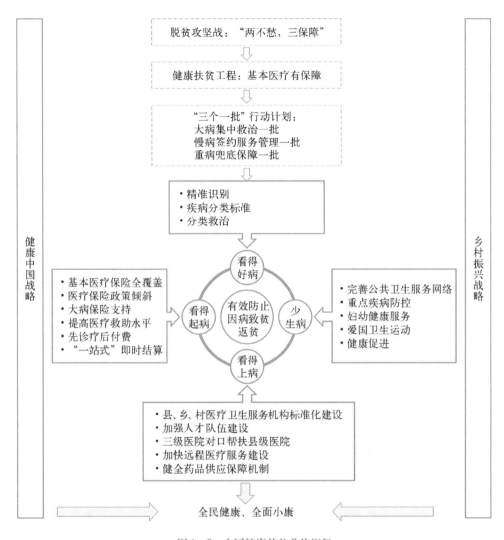

图 1-5　中国健康扶贫总体框架

销比例;城乡居民大病保险制度对农村贫困人口在起付线、报销比例和封顶线等方面给予重点倾斜;进一步提高重特大疾病医疗救助水平,充分发挥医疗救助对农村贫困人口医疗保障的托底作用;实行"先诊疗后付费"和"一站式"即时结算,贫困患者入院不用交押金,只需在出院时支付自付医疗费用,减轻贫困人口就医时的垫资压力。另一方面,引导地方探索为贫困人口增加一道保障线,建立补充保障机制,实现贫困人口医疗兜底目标。

　　2. 实施疾病分类救治,让农村贫困人口"看得好病"　坚持精准扶贫精准脱贫基本方略,就要针对建档立卡贫困人口,在调查核实农村贫困人口患病情况的基础上,实行"靶向治疗",实施有针对性的健康扶贫政策措施,做到精准到户、精准到人、精准到病。2017年4月,国家卫生计生委等6个部委联合印发了《健康扶贫工程"三个一批"行动计划》，要求对患有大病和长期慢病的贫困人口开展分类分批救治，精准推进实施健康扶贫工程，保障农村贫困人口享有基本医疗卫生服务，防止因病致贫返贫。

一是确定大病、慢病、重病。依据疾病导致灾难性卫生支出，严重影响劳动能力和主要死亡因素等情况，结合中华医学会《大病临床路径（2015 年版）》和国家卫生健康委历年来公布的 1 212 个临床路径，确定了大病、慢病、重病等疾病分类标准。大病是指医疗费用负担很重且在很长一段时间内严重影响患者及其家庭正常工作和生活的疾病。慢病是指病程长且病情迁延不愈，影响劳动能力或生活质量，医药费用负担重的疾病。重病是指不能一次治愈，医疗费用持续发生且数额巨大的大病，往往导致患者完全丧失劳动能力、丧失经济来源。

二是实施分类救治策略。根据疾病分类标准，研究确定了"大病集中救治一批、慢病签约服务管理一批、重病兜底保障一批"（"三个一批"）的分类救治策略。按照群众反映集中、费用负担重、诊疗路径清晰、诊疗效果明确的原则，优先选择了儿童先天性心脏病、儿童白血病、食管癌、胃癌、结肠癌、直肠癌、终末期肾病等 9 种大病作为全国首批大病专项救治病种。2018 年，又增加肺癌、肝癌、乳腺癌、宫颈癌等，全国大病专项救治病种扩大至 21 种。针对大病患者，采取"定定点医院，定诊疗方案，定单病种付费，定联动报销比例，加强医疗质量管理，加强责任落实"的"四定两加强"措施进行集中救治。针对慢病患者，建立农村贫困人口健康卡，优先落实家庭医生签约服务，提供高血压、糖尿病等重点慢病患者规范管理和健康服务。针对重病患者，落实政府保障措施，开展相关医保、救助政策在定点医院通过同一窗口、统一信息平台成"一站式"结算，加强人文关怀，确保贫困患者都能得到及时救助。

3. 提升贫困地区医疗卫生服务能力，让贫困人口"看得上病" 长期以来，我国高质量的医疗卫生服务资源大多分布在大中城市，农村地区医疗机构整体业务能力和服务水平还偏低，利用效率也不高。尤其是贫困地区医疗卫生基础设施条件差，卫生技术人才不足的现象尤其突出，难以保障贫困人口的健康权益。这就需要推进健康扶贫工作，加强医疗卫生服务体系和能力建设，提高贫困人口医疗卫生服务的可及性，满足贫困人口对健康的美好需求。

在改善医疗卫生机构设施条件方面，按照"填平补齐"原则，加快推进县、乡、村三级医疗卫生服务机构标准化建设，力争使每个贫困县达到"三个一"目标，即每县至少有 1 所县级公立医院，30 万人口以上的县至少有 1 所医院达到二级甲等水平，每个乡镇建设 1 所标准化的乡镇卫生院，每个行政村有 1 个卫生室。

在人才综合培养和利用方面，一是加大对贫困地区人才培养项目的倾斜力度，支持增加卫生人才的供给。推进全科专业住院医师师规范化培训，加大农村订单定向本科医学免费培养、助理全科医生培训、全科医生转岗培训力度，推进农村基层本地全科人才培养；支持各地结合实际需要免费培养农村高职（专科）医学生；推进全科医生特岗计划试点工作，到 2020 年，力争每个乡镇卫生院有 1 名全科医生。二是鼓励贫困地区实行特殊人才利用制度，增加基层岗位吸引力。农村高职（专科）毕业生经助理全科医生培训合格后,重点补充贫困县村卫生室和乡镇卫生院;本科及以上学历毕业、经住院医师规范化培训合格并到基层医疗卫生机构工作的,可直接参加中级职称考试,考试通过后,可直接聘任中级职称;取得其他全科医生培训合格证书的全科医生到基层医疗卫生机构工作的,可提前1年参加相应的职称考试,同等条件下优先聘用到全科主治医师岗位,对长期扎根贫困县农村基层的全科医生,可突破学历等限制,破格晋升职称;在乡镇卫生院连续工作满2年并取得执业助理医师以上资格的在岗人员,经县级人力资源社会保障部门核准,可直接办理聘用手续。

在三级医院对口帮扶县医院方面,以提升贫困县医院服务能力为目标,以重点专科建设和临床专业技术人才、医院管理人才队伍建设为重点,每年为受援医院"解决一项医疗急需,突破一个薄弱环节,带出一支技术团队,新增一个服务项目",全面提升贫困县县级医院服务能力。组建国家医疗队,定期赴贫困地区开展义诊和巡回医疗工作,让贫困地区群众在家门口就可以享受到国家级医疗专家的服务。

在加快发展远程医疗服务方面,全面建立从三级医院到县医院互联互通的远程医疗网络,充分利用远程教育和远程会诊,提高基层医疗卫生服务效率和服务质量。实施互联网+健康扶贫,开展应用试点项目,创新健康扶贫机制和形式,提高贫困地区医疗卫生信息化、智能化水平。

在创新医疗机构管理机制方面,实施以县级医院为龙头、乡镇卫生院为枢纽、村卫生室为基础的县乡村一体化管理,构建三级联动的县域医疗服务体系。在健全药品供应保障机制方面,加快健全贫困地区药品供应保障机制,统筹做好县级医院与基层医疗卫生机构的药品供应配送管理工作。按照远近结合、城乡联动的原则,提高采购、配送集中度,探索县乡村一体化配送,发挥邮政等物流行业服务网络优势,支持其按规定参与药品配送。

4. 加强公共卫生和疾病防控,让贫困人口"少生病"　2016年召开的全国卫生与健康大会,确立了"以基层为重点,以改革创新为动力,预防为主,中西医并重,将健康融入所有政策,人民共建共享"的工作方针。强调了加强公共卫生和疾病预防在全民健康保障中的基础地位和作用。贫困地区受环境卫生、风俗习惯以及不健康行为方式的影响,公共卫生和疾病防控工作尤为重要,贫困人口维护健康的巨大潜力和积极性需要进一步调动。实施健康扶贫工程,加强贫困地区的公共卫生和疾病防控是解决因病致贫、因病返贫问题的治本之策。健康扶贫尤其要坚持预防为主、防治结合,进一步加强贫困地区预防保健工作,将公共卫生和疾病预防控制工作摆到更加重要的位置,更加有效提供基本公共卫生服务,更加精准实施重大公共卫生项目,更加努力消除贫困地区的传染病、地方病危害。

在完善贫困地区公共卫生服务网络方面,加快完善贫困地区公共卫生服务网络,以重大传染病、地方病和慢性病防治为重点,加大对贫困地区疾控、妇幼保健等专业公共卫生机构能力建设的支持力度。加强贫困地区远程医疗能力建设,实现县级医院与县域内各级各类医疗卫生服务机构互联互通。

在贫困地区传染病、地方病、慢性病防控方面,加大人畜共患疾病防治力度,包虫病综合防治试点推广到四川藏区、西藏自治区,青海玉树和果洛州;加强对结核病疫情严重的贫困地区防治工作的业务指导和技术支持,开展重点人群结核病主动筛查、规范诊疗服务和全程管理,进一步降低贫困地区结核病发病率,在艾滋病疫情严重的贫困地区建立防治联系点,全面启动凉山州艾滋病防治和健康扶贫攻坚行动,加大防控工作力度;综合防治大骨节病和克山病等重点地方病;加强肿瘤随访登记及死因监测,扩大癌症筛查和早诊早治覆盖面,加强贫困地区严重精神障碍患者筛查登记、救治救助和服务管理。

在妇幼健康服务方面,继续实施农村妇女"两癌"(乳腺癌和宫颈癌)筛查等项目;全面实施免费孕前优生健康检查、农村妇女增补叶酸预防神经管缺陷、贫困地区儿童营养改善、新生儿疾病筛查、先天性结构畸形救助等项目;推进出生缺陷综合防治,规范落实孕产妇保健、儿童保健、计划生育技术服务等基本公共卫生服务项目。

在爱国卫生运动和健康促进方面,切实改善贫困地区人居环境和卫生状况,提高农村贫困人口健康水平。实施农村厕所革命,加强农村饮用水和环境卫生监测、调查与评估,实施农村饮水安全巩固提升工程,推进农村垃圾污水治理,综合治理大气、地表水等环境污染问题。全面开展"三减三健"等健康教育,坚持不懈抓好健康促进,采取有针对性的措施,提高贫困地区群众健康素养,养成良好生活卫生习惯,力争"少生病、晚生病"。

(四)健康扶贫的主要成效

1. 因病致贫人口大幅减少,贫困人口医疗负担切实减轻 实施健康扶贫工程以来,健康扶贫政策惠及所有贫困人口,农村贫困人口基本医疗有保障全面实现,截至2020年底,累计近1 000万个因病致贫返贫家庭成功摆脱贫困,累计分类救治贫困患者2 000多万人,救治覆盖率98.3%,基本上实现应治尽治目标,经救治的贫困患者超过70%实现脱贫。大病专项救治病种范围不断增加,从2017年的9种增加到2020年的30种,医保扶贫政策累计惠及贫困人口4.8亿人次,帮助减轻医疗负担近3 300亿元,帮助近1 000万户因病致贫返贫群众脱贫。各地通过"定定点医院,定诊疗方案,定单病种付费,定联动报销比例,加强医疗质量管理,加强责任落实"集中救治贫困大病患者,在保证医疗质量的情况下,医疗费用得到有效控制。首批9种大病专项救治患者年度人均医疗费用持续下降,相比专项救治行动开展前累计下降31%。如儿童白血病从8.37万元下降到3.83万元,终末期肾病从5.48万元下降到3.35万元。贫困患者县域内就诊率逐年提高,救治效果稳步提升。截至2019年9月底全国共救治贫困患者502万人,1 181万人次,其中住院为387万人,572万人次。住院患者县域内就诊率为91.5%,县域外省内5.2%,省外0.3%,县域内就诊率连续2年超过90%。贫困患者中已治愈的占4.2%、病情好转的占61.1%、转入长期康复的占9.8%,总体好转率达75%。

2. 脱贫地区卫生服务体系全面改善,县域医疗卫生服务能力有效提高 实施健康扶贫工程,将加强县医院能力建设、"县乡一体、乡村一体"机制建设、乡村医疗卫生机构标准化建设作为主攻方向,强化资金投入、项目建设、人次培养,补短板、强弱项,全面改善贫困地区医疗卫生机构设施条件,提升服务能力。中共十八大以来,中央累计投入资金 1.4 万亿元支持脱贫任务重的 25 个省份卫生健康事业发展,同口径年均增长 11.6%,并持续向"三区三州"等深度贫困地区倾斜,累计安排 1 795.5 亿元,支持贫困地区所在省份 15 万个医疗卫生机构项目建设,对贫困地区建设项目"应纳全纳"。"十三五"期间,中央财政累计投入 8 061 亿元,支持脱贫任务重的 25 个省份卫生健康事业发展;为贫困地区免费培养 5.6 万余名本科定向医学生;通过"县聘县管乡用""乡聘村用"等方式,支援贫困地区乡村两级医务人员近 10 万人,全面消除了乡村医疗卫生机构和人员"空白点"。截至 2020 年底,组织 1 007 家城市三级医院累计派出超过 8 万人次医务人员对口帮扶 832 个贫困县的 1 172 家县级医院,帮助贫困县医院开展新技术、新项目超过 5 万项。远程医疗覆盖全部 832 个贫困县并向乡镇卫生院逐步延伸;指导地方通过县聘县管乡用、乡聘村用或巡诊派驻等灵活方式,全国累计支援乡村两级医务人员 10 万人。推动医疗卫生资源向农村下沉,着力提升贫困地区县域医疗服务能力。同时,实施医疗卫生人才"组团式"援藏援疆,创新"以院包科"和"师带徒"等帮扶模式,大幅提升西藏和新疆医疗服务能力。经过努力,健康扶贫历史性地消除了农村贫困地区乡村两级医疗卫生机构和人员"空白点",实现每个乡镇和每个行政村都有一个卫生院和卫生室并配备了合格医生、每个贫困县至少有一家公立医院。全国 832 个贫困县中,811 个县至少有一家公立医院达到二级医疗机构服务水平,贫困地区县医院收治病种中位数已经达到全国县级医院整体水平的 90%,服务能力得到跨越式发展。贫困群众常见病、慢性病基本能够就近获得及时诊治,越来越多的大病在县域内就可以得到有效救治。

国家贫困县的县、乡、村三级医疗卫生服务体系日渐健全。截至 2020 年底,在县级,至少有一所县级公立医院(含中医院)的县比重 99.8%,其他县符合基本医疗有保障标准;至少有一所二级及以上医院的县比重 98.0%,其他县符合基本医疗有保障标准。设有县级医院的,至少一所县级医院每个专业科室有执业医师的县比重 99.8%。各县普遍实行建档立卡贫困人口县域内住院先诊疗后付费、县域内"一站式"结算,开展大病专项救治工作。

在乡村级,所在乡镇有卫生院的行政村比重 99.8%,符合基本医疗有保障标准可不设置的行政村比重 0.2%。所在乡镇卫生院服务能力达标的行政村比重 98.9%,符合基本医疗有保障标准不作要求的行政村比重 1.1%。有卫生室或联合设置卫生室的行政村比重 96.3%,符合基本医疗有保障标准可不设置的行政村比重 3.7%。卫生室服务能力达标的行政村比重 95.3%,符合基本医疗有保障标准不作要求的行政村比重 4.7%。

3. "三个一批"落实落细,健康服务到户到人到病 实施"三个一批"行动计划,按照"大病集中救治一批、慢病签约服务管理一批、重病保障一批",对罹患疾病的贫困人口实行分类救治,推动健康扶贫落实到人、精准到病。

组织全面核实。动员全国 80 多万基层医务人员,逐户、逐人、逐病核实,全面摸清贫困人口患病情况,为每一位贫困患者建立了工作台账。组织全员参保。配合医保部门落实参保财政补助政策,将农村贫困人口全部纳入城乡居民基本医保、大病保险、医疗救助制度,实行倾斜性支付政策和县域内住院先诊疗后付费、县域内"一站式"即时结算,有效减轻贫困人口医疗费用负担。据国家脱贫攻坚普查公报显示,建档立卡以来,有家庭成员享受过健康帮扶政策的建档立卡户1 476.6万户,占全部建档立卡户的99.6%。其中,享受医保扶贫参保缴费补贴1 456.4万户,县域内住院"一站式"结算服务938.1万户。

实施精准救治。针对大病,按照"定定点医院,定诊疗方案,定单病种付费,定联动报销比例,加强医疗质量管理,加强责任落实"的原则,实施专项救治,救治病种逐步扩大到30种;针对慢病,重点对高血压、糖尿病、结核病、严重精神障碍4种慢病患者优先落实家庭医生签约服务。2019年,全国贫困人口慢病患者共有1 058万人,已签约823万人,签约率77.8%。到2020年,四类慢病家庭医生签约服务513.8万户。开展定期随访、用药指导、健康咨询等规范管理;针对重病,对经三重制度综合保障后,对负担较重的救助对象实施倾斜救助。截至2020年底,已累计救治2 000多万人。

开展动态监测。建立健康扶贫信息系统,对贫困人口患病情况和治疗、保障情况实行动态监测,组织基层健康扶贫队伍及时核实并跟踪落实健康扶贫政策。

经过努力,健康扶贫全面实现了对贫困人口的应保尽保、应签尽签、应治尽治,初步建立起防止因病致贫返贫的"及时发现、精准救治、有效保障、跟踪预警"工作机制,累计使近1 000万个因病致贫返贫家庭成功脱贫,探索创造了破解因病致贫返贫难题的中国经验。

4. 健康危险因素有效控制,脱贫地区人群健康水平显著提升   健康扶贫坚持预防为主,聚焦重点地区、重点人群、重点疾病,强化重大疾病综合防控和重点人群健康改善,推动健康扶贫关口前移。

加强重大疾病综合防控。针对影响人民群众健康的传染病、地方病、慢性病等重大疾病,制定《遏制结核病行动计划》《重点地方病防治三年攻坚行动方案》《全国包虫病等重点寄生虫病防治规划》等,防治结合,统筹推进。实施尘肺病防治攻坚行动,努力遏制因尘肺病导致的因病致贫返贫。针对贫困地区健康人群、高危人群和患者三类群体,加强健康教育、早期筛查干预和健康管理,肿瘤早诊早治率明显提升。

实施"三区三州"传染病地方病防治攻坚行动,将西藏和四省涉藏州县包虫病,南疆四地州和怒江州、临夏州结核病,凉山州艾滋病作为"三区三州"健康扶贫攻坚重点,一地一策、一病一方,实行综合防治,经过努力,健康扶贫推动贫困地区艾滋病上升态势得到全面有效遏制,结核病疫情得到有效控制并逐步下降,包虫病流行得到基本控制,取得历史性成就。贫困地区健康环境全面改进,群众健康水平明显提升。截至2019年底,西藏自治区人群包虫病患病率下降到0.26%,较2017年下降71.74%;新疆维吾尔自治区结核病报告发病率从2010年的1 570/10万降低至2019年底的169/10万;凉山州艾滋病抗病毒治疗覆盖率从2017年的41.1%提升到2022

年的 94.80%,治疗成功率从 65.63% 提升到 91.31%。

推进妇女、儿童和老年人健康改善计划。深入实施农村妇女"两癌"筛查、贫困地区儿童营养改善、贫困地区新生儿疾病筛查等妇幼公共卫生项目,率先在贫困地区实现全覆盖,累计惠及超过 2 亿人次。试点推进贫困地区婴幼儿照护项目,探索适合贫困地区的照护服务模式并逐步推广。

加强建档立卡失能贫困老年人照护,全面开展核查,确认 62.7 万失能贫困老年人,落实家庭医生签约服务 59.0 万人、集中供养 3.6 万人、提供临时救助 9.8 万人。

开展爱国卫生运动和健康促进行动。针对重点人群、重点疾病、主要健康问题和健康危险因素持续开展健康教育,通过健康讲座等多种方式,普及健康知识。结合健康城市、卫生县城(乡镇)、城乡环境卫生整洁行动等工作,努力改善影响健康的经济、社会、环境等因素。

(舒星宇　朱　晓　赵科颖)

本章参考文献

[1]　中共中央 国务院.中共中央 国务院关于打赢脱贫攻坚战三年行动的指导意见[EB/OL].http://www.gov.cn/zhengce/2018-08/19/content_5314959.htm?from=timeline&isappinstalled=0[2022-06-02].

[2]　中华人民共和国国务院新闻办公室.人类减贫的中国实践[EB/OL].http://www.scio.gov.cn/zfbps/32832/Document/1701632/1701632.htm[2021-04-19].

[3]　习近平.在全国脱贫攻坚总结表彰大会上的讲话[EB/OL].http://www.qstheory.cn/yaowen/2021-02/25/c_1127140420.htm[2021-02-25].

[4]　人民日报.精准扶贫是打赢脱贫攻坚战的制胜法宝[EB/OL].http://cpc.people.com.cn/n1/2021/1103/c64387-32272002.html[2022-06-02].

[5]　国新网.精准扶贫脱贫的基本方略是六个精准和五个一批[EB/OL].http://www.scio.gov.cn/xwfbh/xwbfbh/wqfbh/2015/33909/zy33913/Document/1459277/1459277.htm[2022-06-02].

[6]　新华社.2017 年末我国农村贫困人口减少到 3 046 万人[EB/OL].http://www.gov.cn/xinwen/2018-02/01/content_5262917.htm[2022-06-02].

[7]　国家卫生计生委,国务院扶贫办,国家发展改革委,等.关于实施健康扶贫工程的指导意见(国卫财务发[2016]26 号)[Z].2016.

第二章 | 云南省脱贫攻坚与健康扶贫概述

一、云南省健康扶贫的背景与特点

云南省地处我国西南边陲,与缅甸、老挝、越南接壤,面向南亚、东南亚,在全国发展大局中占有重要地位。2015 年 1 月,习近平总书记考察云南,明确了云南在新时代全国战略布局中的新定位[1]:"主动服务和融入国家发展战略,闯出一条跨越式发展的路子来,努力成为我国民族团结进步示范区、生态文明建设排头兵、面向南亚东南亚辐射中心,谱写好中国梦的云南篇章。"2020 年 1 月,习近平总书记再次考察云南并发表重要讲话,充分肯定云南脱贫攻坚取得的显著成效,对脱贫攻坚做出重要指示和明确要求[2]:"希望云南发挥沿边开放区位优势,主动服务和融入国家发展战略,努力建设成为我国面向南亚东南亚辐射中心。"云南省委、省政府深入贯彻落实习近平总书记关于脱贫攻坚的重要论述和考察云南的重要讲话精神,坚持以脱贫攻坚统揽经济社会发展全局,把脱贫攻坚作为重大的政治任务和第一民生工程来抓,尽锐出战,攻坚克难。由于自然、历史、经济、社会发展等原因,云南因病致贫返贫问题十分突出,为认真贯彻党中央、国务院脱贫攻坚决策部署,落实精准扶贫精准脱贫基本方略,云南省委、省政府围绕让贫困人口看得起病、看得好病、方便看病、尽量少生病,持续深入推进健康扶贫工作。经过艰苦卓绝的奋斗和努力,云南健康扶贫取得全面胜利,这是党对全国人民"全面建成小康社会,一个民族也不能少"庄严承诺兑现的重要组成部分,是确保少数民族和民族地区同全国一道迈向全面小康的关键环节,不仅彰显了中国共产党的领导和中国特色社会主义制度优势,还彰显了中国共产党的治理能力和改革创新能力,更为全国乃至全球加强贫困治理、摆脱贫困系列世界难题贡献了云南经验,提供云南方案。

云南行政区划面积 39.41 万平方公里,占全国总面积的 4.1%。2015 年,云南省共有 129 个县(市、区),其中,贫困县 88 个(包括深度贫困县 27 个和非深度贫困县 61 个①),占全省县(市、区)总数的 68.2% 和全国贫困县总数的 10.5%。全省有少数民族自治县 29 个,其中,贫困县 24 个,占 82.8%;有边境县 25 个,其中,贫困县 21 个,占 84%;既是少数民族自治县又是边境县 9 个,其中,贫困县 8 个,占 88.9%。全省有 55 个少数

---

① 本书为体现贫困程度的不同,将 88 个贫困县分为 27 个深度贫困县和 61 个非深度贫困县。

民族,其中,25 个世居少数民族,11 个"直过民族"和人口较少民族,16 个跨境而居民族,15 个特有少数民族,少数民族人口占全省总人口的 33.57%。显然,云南省是一个集边疆、民族、山区、贫困为一体的欠发达省份,是全国农村贫困面最大、贫困县最多、贫困程度最深的省份。在 2015 年脱贫攻坚工作启动之初,云南贫困状况突出了两个方面的特点。

(一) 贫困人口基数大,贫困程度深

2015 年,云南省总人口数为 4 741.8 万人,其中,农村人口 2 687.2 万人,贫困人口 452.8 万人,贫困人口占总人口的 9.6%,贫困发生率高达 13.48%(表 2-1),远远高于 5.7%的全国平均贫困发生率。在民族八省(内蒙古、广西、贵州、云南、西藏、青海、宁夏、新疆)中位居第四。从贫困人口分布构成看,41 个非贫困县有贫困人口 39.8万人(占总贫困人口的 8.8%),贫困发生率为 5.6%;在 88 个贫困县中,61 个非深度贫困县有贫困人口 188.9 万人(占总贫困人口 41.7%),贫困发生率为 11.9%;27 个深度贫困县有贫困人口 224.1 万人(占总贫困人口 49.5%),贫困发生率高达 21.6%(图 2-1),

表 2-1　2015 年云南省贫困人口占比及贫困发生率情况　　　　　　　　(单位: %)

指　　标	非贫困县	非深度贫困县	深度贫困县	全　省
农村人口占总人口比例	56.04	78.93	80.55	72.11
贫困人口占总人口比例	3.64	7.25	20.78	9.60
贫困发生率	5.6	11.9	21.6	13.48

数据来源:2015 年云南省人民政府扶贫开发领导小组办公室(以下简称"云南省扶贫办")(内部资料,未公开)。

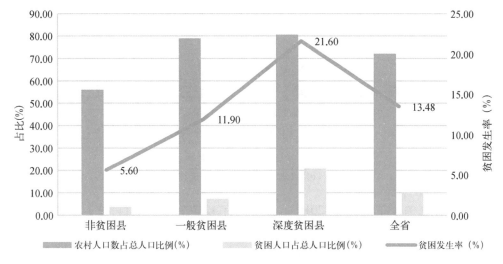

图 2-1　2015 年云南省贫困程度不同县贫困人口分布

数据来源:2015 年云南省扶贫办(内部资料,未公开)

约为全国平均贫困发生率的 3.8 倍和全省平均贫困发生率的 1.6 倍,是非贫困县的近 3.86 倍,非深度贫困县的 1.8 倍。显然,云南不仅贫困人口数量多,贫困发生率相对较高,而且不同地区贫困发生率存在较大差异,深度贫困县的脱贫任务尤为艰巨。

从贫困户分布情况看(表 2-2),2015 年,云南省农村共有 9 761 961 家庭户,贫困户占 12.52%,并且贫困程度越深的地区,贫困户占村户数的比例越高(图 2-2)。在深度贫困县中,贫困户占农村户数的比例高达 20.99%。即使是非贫困县,也仍然有 109 156 户贫困户,占农村户数的比例达到 4.34%,高于全国平均水平。

表 2-2 2015 年云南省贫困户分布情况

贫困程度	总户数（户）	农村户数（户）	贫困户数（户）	贫困户占总户数比例（%）	贫困户占农村户数比例（%）
非贫困县	5 234 228	2 515 791	109 156	2.09	4.34
非深度贫困县	6 156 894	4 361 697	507 469	8.24	11.63
深度贫困县	3 666 288	2 884 473	605 526	16.52	20.99
全省	15 057 410	9 761 961	1 222 151	8.12	12.52

数据来源:2015 年云南省扶贫办(内部资料,未公开)。

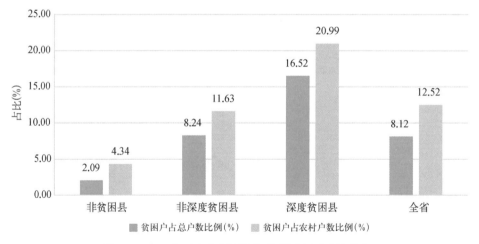

图 2-2 2015 年云南省贫困程度不同县贫困户占比情况

数据来源:2015 年云南省扶贫办(内部资料,未公开)

从贫困村的分布情况看,2015 年云南共有 13 709 个行政村,贫困村覆盖农村60%以上的地区。在深度贫困县和非深度贫困县,贫困村占比高达 91.84% 和64.38%,即使在非贫困县,也有将近三分之一的行政村是贫困村,具体数据见表2-3、图 2-3。从贫困户和贫困村的数量和覆盖面不难看出,云南省贫困面较大,贫困程度较深。

表 2-3　2015 年云南省贫困村分布情况

贫困程度	行政村（个）	贫困村（个）	贫困村占比（%）
非贫困县	3 624	1 036	28.59
非深度贫困县	6 542	4 212	64.38
深度贫困县	3 543	3 254	91.84
全省	13 709	8 502	62.02

数据来源：2015 年云南省扶贫办（内部资料，未公开）。

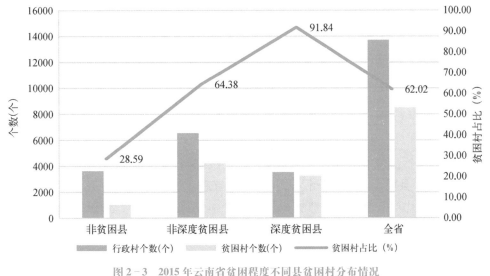

图 2-3　2015 年云南省贫困程度不同县贫困村分布情况

数据来源：2015 年云南省扶贫办（内部资料，未公开）

（二）贫困集中连片区域性突出

云南省地处云贵高原，总面积 39.41 万平方公里，其中，山地面积占 84%，高原面积 10%，盆地面积仅占 6.0%，平均海拔 2 000 米，耕地面积占 15.35%（表 2-4）。贫困县耕地面积占比均高于非贫困县，但有效灌溉面积却相对较低。虽然云南省森林覆盖率（55.66%）远高于全国森林覆盖率（21.66%），但是荒漠化、石漠化仍然严重，尤其是在深度贫困县。此外，云南省也是中国接壤东盟的纽带，在全国 136 个边境县（旗、市、市辖区）中，云南省就有 25 个，边境线长达 4 060 公里，约占我国陆地边境线的五分之一。

独特的地域特征和地形地貌，使得云南省集中连片特困地区、少数民族地区、边境地区贫困状况十分突出。88 个贫困县中有国家级重点县 73 个，占全省 129 个县（市、区）的 56.6%，主要分布在 4 个国家集中连片特困地区，按数量排序依次为滇西

表 2 - 4　2015 年云南省贫困程度不同地区地域特征

指　　标	全 国	云 南 省			
		非贫困县	非深度贫困县	深度贫困县	全省
县(市、区)(个)	2 850	41	61	21	129
行政区域面积(万平方公里)	947.80	11.05	17.81	10.55	39.41
耕地面积占总面积的比重(%)	14.24	8.41	18.21	17.79	15.35
基本农田面积占耕地面积的比重(%)	—	8.52	10.20	5.07	22.65
有效灌溉面积占基本农田的比重(%)	—	48.08	40.20	30.65	39.35
林地面积占总面积的比重(%)	26.69	40.22	69.96	69.14	61.40
林果面积占林地面积的比重(%)	—	9.21	9.47	6.49	8.52
荒漠化面积占总面积的比重(%)	—	5.42	6.58	8.83	6.86
石漠化面积占总面积的比重(%)	—	4.11	4.91	7.41	5.36
森林覆盖率(%)	21.66	51.09	59.45	52.65	55.66

数据来源：① 2015 年云南省扶贫办(内部资料,未公开)；② 国家统计局,2015. 中国统计年鉴 2015[EB/OL]. http://www. stats. gov. cn/tjsj/ndsj/2015/indexch. htm[2021 - 02 - 19].
"—"示未见报道。

边境山区 58 个、乌蒙山区 16 个、滇黔桂石漠化区 13 个、四川藏区 3 个。全国共有 24 个州市 209 个县属于"三区三州"①,其中云南省怒江州和迪庆州的 7 个深度贫困县归属其中。2016 年,怒江州和迪庆州贫困发生率分别高达 40.72% 和 20.56%,远远高于全国平均水平(4.86%)和"三区三州"的平均水平(18.36%)。

二、云南打赢脱贫攻坚战的关键：健康扶贫

随着脱贫攻坚的推进和深入,云南省贫困人口虽然数量不断减少,但因病致贫返贫占比反而上升,健康扶贫工程成为打赢脱贫攻坚战的关键。2015 年,云南省未脱贫人口因病致贫占比为 13.5%,2016 年上升到 14.69%,2017 年持续上升到 21.26%,2019 年甚至达到 38.8%,并且,经济越发展的地区,因病致贫占比越高,如经济较好的玉溪市 2019 年因病致贫占比高达 63.0%。这也表明,在云南脱贫攻坚的道路上,因病致贫返贫是最大的"拦路虎"、最难啃的"硬骨头"。

2018~2020 年,云南省建档立卡农村贫困人口患病人数最多的疾病主要是高血压、严重精神障碍、糖尿病、类风湿性关节炎、脑血管病、肺结核、慢性阻塞性肺气肿、白内障、冠心病和多部位骨折,这些患者数量约占到全省建档立卡贫困患者的一半

① "三区"是指西藏、新疆南疆四地州和四省涉藏地区；"三州"是指甘肃的临夏州、四川的凉山州和云南的怒江州。

（表 2-5）。从疾病种类看,农村贫困人口所患疾病以慢性非传染性疾病为主(如高血压、糖尿病、脑血管病、冠心病等)。毋庸置疑,此类疾病需要长期治疗和健康管理,不仅给患者及家庭带来沉重的直接经济负担,而且会减少患者的劳动时间,降低患者的劳动能力,进而造成患者及家庭的收入损失,更有甚者给患者及家庭造成巨大的精神压力,这对贫困患者及家庭来说无疑是雪上加霜,甚至带来灾难性的打击。

表 2-5 2018~2020 年云南省建档立卡贫困人口前十位疾病患病情况

位次	2018 年		2019 年		2020 年	
	疾病名称	患者人数(人)	疾病名称	患者人数(人)	疾病名称	患者人数(人)
1	高血压	265 373	高血压	328 728	高血压	525 222
2	重性精神疾病*	58 171	严重精神障碍	69 402	严重精神障碍	80 078
3	糖尿病	49 732	糖尿病	58 336	糖尿病	88 509
4	类风湿性关节炎	31 057	类风湿性关节炎	32 563	类风湿性关节炎	33 879
5	脑血管病	24 358	脑血管病	29 527	脑血管病	30 711
6	肺结核	18 753	肺结核	24 141	肺结核	17 644
7	慢性阻塞性肺气肿	19 082	慢性阻塞性肺气肿	22 093	慢性阻塞性肺气肿	25 510
8	白内障	14 411	白内障	22 681	白内障	28 634
9	重型老年慢性支气管炎	7 082	冠心病	12 600	冠心病	16 053
10	多部位骨折	7 354	多部位骨折	8 553	多部位骨折	8 809

数据来源:2018~2020 年全国健康扶贫信息系统(内部资料,未公开)。
* 2019 年以后,《国家基本公共卫生服务项目》将"重性精神疾病"更名为"严重精神障碍"。

疾病与贫困之间存在极强的相关关系,一方面疾病会增加患者及家庭医疗费用支出,另一方面疾病会导致患者劳动能力减弱和丧失,进而导致家庭收入下降。个体或家庭一旦陷入贫困,往往会在参与医疗保险、获得卫生服务、拥有良好的人居环境等方面缺少机会,进而面临较高的健康风险,进一步致使个体参与经济活动的能力降低,带来收入减少及贫困产生或深化。从因病致贫的演变逻辑看,其发生逻辑是健康环境的恶化;其形成逻辑是疾病与贫困的伴生,由物质资本的缺乏到人力资本的损耗再到发展能力的剥夺;其发展逻辑是健康问题所导致的劣势不断积累,从而陷入贫困—疾病的陷阱。因此,因病致贫现象具有反复性、延续性和脆弱性,因病致贫的形成原因也是复杂且多方面的。本章将云南省因病致贫的形成原因分为三个维度,即自然因素、社会因素及个人因素。

（一）经济"欠发达"影响卫生资源的合理配置

云南省经济发展相对落后,既有发展不充分不平衡的问题,又有与现代化差距较大的问题。2015年,云南省人均GDP仅为全国平均水平的65%,农村居民人均可支配收入为全国农村居民人均可支配收入的74%。129个县(市、区)2015年基本经济情况如表2-6所示:县均地区生产总值仅为全国的43.0%,县均第一、二、三产业地区生产总值分别为全国的76.8%、39.9%和39.6%。经济"欠发达"必然导致卫生健康事业投入不足,医疗卫生资源缺乏的困境。

表2-6 2015年云南省129个县(市、区)基本经济情况

指 标	非贫困县	非深度贫困县	深度贫困县	全 省	全 国
地区生产总值(亿元)	7 526.27	4 074.35	1 747.28	13 347.9	685 506
县均地区生产总值(万元)	1 835 676	667 926	647 142	1 034 721	2 405 284
县均第一产业(万元)	168 143	172 000	139 449	163 961	213 581
县均第二产业(万元)	771 240	203 804	245 661	392 912	984 422
县均第三产业(万元)	896 294	292 120	262 033	477 847	1 207 281
县均地区生产总值增长率(%)	10.41	9.81	8.66	9.76	6.45
农村居民人均纯收入(元)	10 158	7 862	6 266	8 257	10 772
农村居民人均纯收入增长率(%)	11.7	12.7	11.5	12.1	8.9

数据来源:① 2015年云南省扶贫办(内部资料,未公开);② 国家统计局.中国统计年鉴(2015)[EB/OL]. http://www.stats.gov.cn/tjsj/ndsj/2015/indexch.htm[2021-02-19].

2015年,云南省人均卫生费用为2 309元,低于全国2 980元的平均水平,但卫生总费用占GDP的比重(8.04%)远高于全国平均水平(5.95%),这一方面反映出云南的经济发展水平制约了卫生经费的投入,但另一方面也反映出云南对卫生事业发展和人民健康问题高度重视。从卫生设施情况看,云南省每千人口医疗机构床位数为5.01张,其中农村每千人口医疗机构床位数为4.38张,略低于5.11张的全国同期平均水平。从卫生人力资源情况看,云南省每千人口执业(助理)医师数和每千人口注册护士数分别为1.68人和1.97人,均低于全国同期平均水平的2.22人和2.37人。事实证明,受经济社会发展水平的制约,云南医疗卫生资源不足且分布不均衡,严重影响到医疗卫生资源的可获得性,而贫困地区就更为突出。

(二)医疗保障水平低影响医疗费用的可负担性

社会保障是社会福利的体现,而社会福利的高低取决于社会经济发展水平。经济"欠发达"必然限制了社会保障的筹资水平和筹资能力,进而限制了社会保障的待遇水平。2017年之前,云南省农村贫困人口基本医疗保障以新型农村合作医疗为主。云南省医疗保障局数据显示,2015年,西双版纳、保山、楚雄等12个州(市)慢性

病患者门诊自付比例为 55.66%,住院患者自付比例为 38.71%。西双版纳、楚雄、大理、红河、临沧、普洱、玉溪、昭通 8 个州(市)基本医保、大病保险、医疗救助合计平均报销比例为 61.15%,平均床日费用为 560 元,以致存在看不起病的风险,对农村贫困患者而言,无疑会产生较大的医疗费用负担。

(三) 居民健康素养水平较低增加健康风险

首先,云南省贫困地区自然条件相对恶劣,道路交通等基础设施薄弱,贫困人口获得和接受新知识、新信息的途径有限。其次,贫困人口受教育程度往往也低,这无疑给获取健康知识造成巨大障碍。再次,基本公共卫生服务资源有限,服务能力不足,导致贫困地区人群获得健康教育的机会减少。一项对云南省深度贫困县的调查发现[3],2018 年云南省 26 个深度贫困县居民健康素养总体水平为 6.64%,远低于同期全省水平(14.03%)及 2017 年全国农村居民健康素养水平(10.64%)。此外,云南省深度贫困县 6 类健康问题素养水平从高到低依次为:科学健康观素养(21.4%)、安全与急救素养(20.96%)、慢性病防治素养(10.88%)、传染病防治素养(10.63%)、基本医疗素养(9.14%)、健康信息素养(8.47%)。

云南省少数民族众多且交错分布,社会发育缓慢,贫困地区高盐饮食习惯、不合理膳食给农村贫困地区人口增加了健康风险。2015 年,云南农村 18 岁以上居民每日蔬菜水果摄入不足的比例为 76.7%;农村家庭人均每日食盐量高达 8.2 克,高于中国营养学会推荐量的 36.7%,人均烹饪油摄入量为 58.6 克,高于推荐量的 95.3%,农村 18 岁及以上居民经常锻炼率仅 7.1%,农村居民从不锻炼的比例高达 88.2%。此外,云南是烟草大省,人们在交往中喜好烟酒等不利于健康的习惯增加了贫困人口的健康风险。众多研究表明,饮酒者更可能吸烟,吸烟者往往会喜欢饮酒。烟酒相关的医疗卫生支出、健康风险加大了贫困人群的贫困程度和患病风险。

(四) 农村人居卫生条件落后增加致病因素

由于贫困和不利于健康生活方式的交织影响,农村人居卫生条件较为落后,农村地区粪便暴露、人畜混居、饮水不洁、垃圾乱扔等问题突出,是贫困村民致病致贫的重要原因之一。据《2015 年中国卫生和计划生育统计年鉴》数据显示,2014 年云南农村自来水普及率是 70.3%,卫生厕所普及率 62.8%,均低于全国平均水平 79% 和 76.1%。人居卫生条件落后,清洁排污设施缺乏,进而影响了传染性疾病防控的有效推进。例如,2014 年,云南痢疾发病率为 12.04/10 万,高于全国平均发病率(11.33/10 万);伤寒、副伤寒的发病率为 10.94/10 万,为全国最高,远远高于全国平均发病率的 1.02/10 万。

(五) 自然环境复杂多样增加供方提供、需方获得卫生服务的难度

云南健康贫困问题与云南省特殊的自然地理条件有着密切的关系,贫困地区自然环境相对复杂,山高谷深,立体气候特点显著,环境闭塞,导致基础设施薄弱,交通

不便,信息交流不畅,严重影响到贫困人口对医疗卫生服务机构的可接近性。一方面,由于生病时无法及时获得相应的医疗卫生服务,很容易导致小病拖成大病的情况发生;另一方面,由于到达医疗机构的困难程度高,导致患者治疗的依从性差,进而导致疾病的治愈率低,复发率高。此外,到达医疗机构的距离太远,必然导致贫困患者的就医成本增加,进而加重疾病经济负担。

显然,随着精准扶贫工程的深入实施,就业、住房、教育等致贫因素被不断消除,贫困人口总量大幅减少,但很多疾病尤其是大病、慢病和重病的治疗康复过程漫长、复发率高甚至无法治愈,以致因病致贫返贫成为脱贫攻坚工作中最难啃的"硬骨头"。与此同时,贫困人口健康意识不断提升,健康需要和需求不断增加,使得健康扶贫更加成为脱贫攻坚工作的重中之重、坚中之坚、难中之难,事关群众切身利益,事关脱贫攻坚大局。聚焦云南农村贫困人口健康问题,让贫困人口"看得起病、方便看病、看得好病、尽量少生病",提升农村贫困人口健康水平,维护贫困人口健康权益,让贫困人口脱离贫困,实现全民健康和全面小康目标具有重要意义。

三、云南省健康扶贫的总体框架和主要措施

中共十八以来,以习近平同志为核心的党中央,统揽全局,把农村贫困人口全部脱贫作为全面建成小康社会、实现第一个百年奋斗目标的底线任务和标志性指标,把脱贫攻坚摆在治国理政的突出位置,提出一系列重要思想和重要论述,做出一系列重大决策部署。云南省委、省政府深入学习领会习近平总书记关于精准扶贫、精准脱贫、健康扶贫的重要论述精神,结合云南省情况,超前谋划,聚焦"基本医疗有保障"目标标准,遵循卫生健康工作规律,供需两侧同步发力,救治预防双管齐下,制定了一系列健康扶贫政策体系和综合治理措施(表2-7),形成云南省健康扶贫顶层设计,具体为:一方面推动基本医保、大病保险、医疗救助制度全覆盖,减轻农村贫困患者的医疗费用负担;另一方面,健全完善卫生健康服务体系,提升基层医疗机构服务能力,让常见病、多发病就近获得及时有效治疗,最终达到改善农村贫困人口健康水平及生活质量,维护农村贫困人口基本健康权的目标。

表2-7　云南省健康扶贫政策文本分析

政　策　名　称	发文字号	政策内容	政策目标
云南省健康扶贫行动计划(2016—2020年)	云卫规财发〔2016〕18号	扶贫规划	减少因病致贫返贫
云南省健康扶贫工程"三个一批"行动计划实施方案	云卫规财发〔2017〕18号	医疗保障	看得起病

续　表

政 策 名 称	发文字号	政策内容	政策目标
云南省健康扶贫 30 条措施	云政办发〔2017〕号	医疗保障、体系建设、疾病防控、健康促进、制度安排	看得起病、方便看病、看得好病、尽量少生病
云南省卫生计生委关于做好农村贫困人口大病专项救治有关工作的通知	云卫医发〔2017〕33 号	医疗保障	看得起病
农村贫困人口大病救治按病种付费标准	云卫医发〔2017〕49 号	医疗保障	看得起病
云南省农村贫困住院患者县域内先诊疗后付费实施方案		便民措施	方便看病
云南省解决贫困人口基本医疗有保障突出工作问题实施方案	云卫财务发〔2019〕3 号	医疗机构能力建设、人员	看得好病、尽量少生病
云南省深度贫困地区健康扶贫攻坚实施方案(2018—2020 年)	云健扶发〔2018〕3 号	深度贫困地区健康扶贫	重点地区精准扶贫
云南省省级卫生计生事业专项资金管理办法	云财社〔2015〕354 号	资金投入与监管	经费保障
云南省基本公共卫生服务项目补助资金管理与核算办法	云财社〔2018〕26 号	资金投入与监管	经费保障
云南省贫困退出标准和脱贫成果巩固要求指标说明的通知	云开组〔2019〕9 号	县乡村医疗卫生机构标准	贫困退出标准

(一) 云南省健康扶贫的总体框架

云南省健康扶贫总体框架以"有效防止因病致贫、因病返贫"为总目标,以"看得起病、方便看病、看得好病、尽量少生病"为具体目标,聚焦贫困人口"基本医疗有保障",从供给侧和需求侧形成合力,秉持"扶持谁""谁来扶""怎么扶""如何退"的严密逻辑展开,从顶层设计到保障措施,作出翔实的设计和规划(图 2-4)。在健康扶贫工程实施过程中,以"三重保障"为重点,全面提升贫困地区医疗卫生服务能力,保障贫困人口享有基本医疗卫生服务。

1. 建立"三重保障"为核心的医疗保障体系,让贫困人口"看得起病"　建立建档立卡贫困人口"基本医保+大病保险+医疗救助"为核心的"三重保障",对建档立卡贫困人口在参保、诊疗过程、保障待遇方面实施倾斜政策,实施大病专项集中救治、"光明扶贫工程"等专项行动,通过体制机制创新,从根本上减轻建档立卡贫困人口看病负担,努力做到让贫困人口看得起病。

2. 实施多项便民措施,让贫困人口"方便看病"　首先,县域内实行先诊疗后付

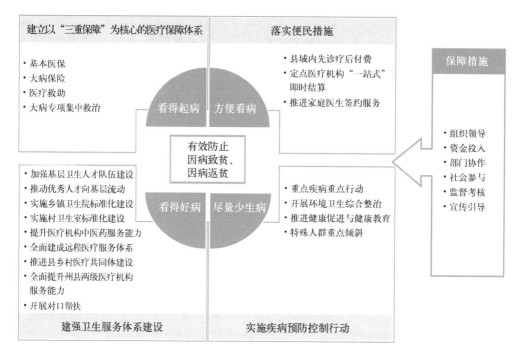

图 2-4 云南省健康扶贫总体框架

费和定点医疗机构"一站式"即时结算。其次,优先为建档立卡贫困人口提供家庭医生签约服务,做到高血压等四种慢病患者应签尽签。再次,落实国家基本公共卫生服务项目,为 65 岁以上的建档立卡贫困人口每年免费提供健康体检 1 次。

　　3. 建强卫生服务体系,让贫困人口"看得好病"　　第一,加强基层卫生人才队伍建设,通过招录本(专)科订单定向免费医学生到县级以下基层工作,规范化培训住院医师,培训骨干医师,开展乡村医生学历教育等方式提升基层卫生人才队伍服务能力。第二,推动优秀人才向基层流动。完善拴心留人政策、出台鼓励中高级卫生人才下基层奖励等倾斜措施,稳定医疗技术过硬的基层卫生人才队伍。第三,开展对口帮扶。组织省内外三级医院对口帮扶贫困地区县级医院,通过医共体、医联体、"组团式"支援等措施,多管齐下,全面提升贫困地区医疗卫生服务能力。加强对深度贫困地区的健康帮扶,云南省卫生健康委与迪庆州、怒江州、昭通市建立专帮方案,做到资金、项目、人才等重点倾斜。第四,开展县级公立医院提质达标晋级工程,开展创建"甲级卫生院"和村卫生室标准化建设项目,以实现基层医疗卫生机构标准化全覆盖。第五,全面建成远程医疗服务体系。以贫困县县级医院远程医疗全覆盖为目标,逐步推进"下级检查、上级诊断"的远程医疗服务,扩大服务范围,有效促进优质医疗资源下沉基层。第六,提升基层医疗机构中医药服务能力。在社区卫生服务中心和乡镇卫生院设立中医综合服务区(中医馆、国医堂),规范开展中医药适宜技术。第七,全面提升州(市)、县两级医疗机构服务能力。实施州(市)、县级公立医院提质达标晋级工程,并制定出具体的考核指标。第八,推进县乡村医共体建设。加快县乡村医共体一体化建设,推行共同体内行政管理、医疗业务、信息系统统一运作。

4. 提升疾病预防控制能力,让贫困人口"尽量少生病" 首先,加大贫困县重点疾病防控力度,针对传染病、地方病、艾滋病实行"一病一策"管理。第二,加强城乡环境卫生综合整治,健康教育。第三,特殊人群重点倾斜,实施妇幼健康改善项目。

(二)云南省健康扶贫的政策体系

云南省委、省政府以习近平总书记关于扶贫工作的重要论述为指导,贯彻党中央、国务院脱贫攻坚决策部署,围绕基本医疗有保障的目标要求,2016 年 10 月制定并印发《云南省健康扶贫行动计划(2016—2020)》[4],将健康扶贫工作纳入《云南省"十三五"卫生与健康规划》《"健康云南 2030"规划纲要》,明确指出实施健康扶贫工程应将精准扶贫与深化医药卫生体制改革紧密结合,突出重点地区、重点人群、重点病种,加强统筹协调,提升农村贫困人口医疗保障水平和贫困地区医疗卫生服务能力,为全省农村贫困人口与全国人民一起迈入全面小康社会提供健康保障。由于云南贫困地区医疗卫生事业发展相对滞后,卫生健康服务体系不够健全,人民群众健康水平亟待提升,因病致贫返贫问题依然突出,加快解决贫困地区因病致贫返贫问题,成为全省脱贫攻坚的重中之重。通过充分调查研究,省委、省政府决定采取更加精准的超常规举措,充分调集各级各部门政策、资金、项目、人才等资源向农村贫困地区倾斜,针对贫困地区群众最关心的"看得起病、方便看病、看得好病、尽量少生病"等问题,于 2017 年 9 月,省政府出台了综合性好、含金量高、操作性强的《云南省健康扶贫 30 条措施》[5],分别从"多重保障、便民措施、医疗机构服务能力建设、疾病预防控制"四个维度构建起健康扶贫的制度框架,明确了健康扶贫的主攻方向、目标和任务。各州市县均以政府文件出台贯彻落实《云南省健康扶贫 30 条措施》的实施方案和配套措施,全面落实全员参保、报销倾斜、医疗保障、慢病签约、大病集中救治等各项重点工作,"1+N"的政策保障体系全面建立,从根本上有效防止因病致贫返贫的发生。

健康扶贫政策聚焦重点,找准痛点,全方位提升医疗卫生机构服务能力(表 2-7)。随着健康扶贫工作进行到攻坚拔寨阶段,云南省卫生健康委及时制定印发《云南健康扶贫攻坚行动实施方案》,提出实施贫困人口大病、慢病精准救治六大攻坚行动;围绕贯彻落实习近平总书记在解决"两不愁三保障"突出问题讲话精神,制定了《云南省解决贫困人口基本医疗有保障突出问题工作实施方案》[6],明确以"医疗机构三合一、县医院能力建设、县乡一体、乡村一体"机制建设、乡村医疗卫生机构标准化建设为主攻方向,按照"可量化、可实现、可考核"的原则,配套相应的《云南省基本医疗有保障工作标准》,全面提升基层医疗服务能力。针对重点人群、重点疾病,制定了《关于健康扶贫工程"三个一批"行动计划实施方案》,为取得脱贫攻坚全面胜利奠定了坚实的健康基础。

健康扶贫配套政策完善。为有效推动健康扶贫政策措施的落实,云南省卫生健康委联合相关部门相继制定了系列配套政策,为顶层设计的落地提供有力的保障。具体包括:印发《云南省农村贫困住院患者县域内先诊疗后付费实施方案》,确保农村贫困人口县域内定点医疗机构实现"先诊疗后付费";印发《云南省农村贫困人口大病专项救治工作方案》《关于推进家庭医生签约服务实施方案》《关于进一步改进做实家庭医生签约服务工作的通知》,按"三个一批"分类救治的要求,扎实做好大病专项救治、慢病家庭医生签约服务、重病患者医疗保障工作;印发《云南省健康扶贫疾病预防控制方案和重点疾病分病种防控指导意见的通知》《云南省健康扶贫地方病预防控制方案》《云南省健康扶贫地方病分病种防控指导意见》,加大贫困地区传染病、地方病、慢性病和严重精神障碍等疾病的防控工作力度;印发《云南省贫困地区儿童营养改善项目管理方案》《云南省贫困地区农村妇女"两癌"检查项目实施方案》,提升保障贫困地区妇女儿童健康水平;印发《云南省贫困地区健康促进三年攻坚行动方案》,加强对贫困人口的健康教育,促进健康素养水平的提升;转发《国家卫生计生委等五部委关于印发加强三级医院对口帮扶贫困县县级医院工作方案的通知》,印发《组团式帮扶深度贫困地区医疗机构工作方案》,开展三级医院对口帮扶贫困县县级医院工作,有力地促进了贫困地区县级医疗机构服务能力的提升。

系统梳理并全面分析云南省健康扶贫政策后发现,云南省健康扶贫政策既有高屋建瓴顶层设计,又有可操作性可落地的具体措施,还有可量化可实现的考核评价机制,为健康扶贫构建起全省一盘棋的制度框架体系。

(三)云南省健康扶贫的保障措施

1. 加强组织领导 云南省委、省政府把健康扶贫摆在脱贫攻坚的突出位置,高位推动,成立领导小组,实行省负总责,市、县抓落实的工作机制。省级成立了由分管卫生健康工作的副省长任组长、15家省级单位负责人为成员的健康扶贫领导小组,负责健康扶贫工作的组织领导、工作调度与考核评估,负责政策措施落到实处。16个州(市)、有扶贫开发工作任务的122个县(市、区)全面建立由党委或政府领导担任组长的健康扶贫领导小组,建立可行有效的工作协调机制,强化健康扶贫工作责任,因地制宜制定本地区工作方案,抓好督促落实。县级政府承担主体责任,做好资金安排、推进实施等工作,确保政策措施落实到位。在有效工作机制的推动下,构建完善的政策体系。

2. 加大资金投入 各级政府按健康扶贫进度落实资金投入责任。省、州(市)、县(市、区)三级财政安排的卫生健康项目资金向贫困地区倾斜,贫困县通过统筹整合使用相关财政资金,加大健康扶贫投入力度。根据健康扶贫需要,积极调整优化支出结构,盘活存量,用好增量,强化资金保障。县级政府统筹整合使用省、州(市)、县(市、区)三级财政资金时,加大健康扶贫资金投入力度,同时加强健康扶贫资金监管,确保健康扶贫资金规范使用及安全有效。进一步深化改革,激发实施健康扶贫工程动力,通过健康扶贫与相关特色产业脱贫、劳务输出脱贫等措施的有效衔接,形成合力,提高脱贫攻坚实际效果,确保健康扶贫工程顺利实施。

3. 强化部门协作　各级卫生计生委、扶贫、民政、财政、人力资源社会保障、乡村振兴等部门加强协作配合,定期召开健康扶贫工作协调推进会,形成上下联动、横向协同的工作格局,共同推进健康扶贫工作。提升健康扶贫信息化水平,加强扶贫工作进展信息跟踪监测和部门之间信息共享。

4. 精准对口帮扶

1) 沪滇协作:2016～2020年,上海市拨付资金10 813.20万元实施"沪滇对口帮扶卫生人才培养和医疗卫生机构对口支援项目",共派出工作6个月以上的医务人员10批1 349人次对口支援,举办管理干部、卫生健康专业人才培训班90期,培训人员8 700余人次。共接诊患者46.05万人次;开展教学查房2.09万次,教学培训13.6万人次,手术示教培训1.6万人次,手术3.90万台次;开展新技术、新业务4 511项,建立特色专科282项;为23个县约2万余名建档立卡贫困人口进行健康体检。云南省共选派90名卫生管理骨干到上海挂职学习,选送210名传染病医、护、技等专业技术人员到上海市公共卫生中心进修学习3～6个月;291名符合条件的临床医生(包含中医)到上海接受为期3年的住院医师规范化培训,上海市共接受免费进修人员1 268人次。截至2020年10月31日,28家受援县医院全部通过云南省二级甲等医院评审,25家受援县医院通过提质达标验收。

2) 珠海对口帮扶怒江州:珠海18家医疗卫生机构与怒江州14家医疗卫生机构结成"一对一"对口帮扶。共派出8批220人次驻点医疗帮扶,接诊2.7万余人次,开展手术340余台,开展新技术、新项目210项,开创了怒江州首例妇科腹腔镜手术、首例冠脉造影手术、首例心脏支架植入术等众多"怒江首例"。制定《珠海-怒江结核病防治精准帮扶项目工作方案》,先后开展了11期结核病防治专项技术培训项目,培训专业技术人员944名,在全州范围内对2.44万人开展结核病筛查,帮助怒江州完善结核病防治体系;累计为怒江州投入医疗帮扶资金5 745.48万元。怒江州卫生健康委共选派8批161人次医务人员到珠海进修学习。

5. 动员社会参与　鼓励各类企业、社会组织、公民个人参与健康扶贫工程。支持各类企业进行社会捐赠、支持设立专项基金参与健康扶贫。充分发挥协会、学会、基金会等社会组织作用,整合社会资本、人才技术等资源,为贫困地区送医、送药、送温暖。搭建政府救助资源、社会组织救助项目与建档立卡贫困人口救治需求对接的信息平台,引导支持慈善组织、企事业单位和爱心人士等为患大病的贫困人口提供慈善救助。

6. 加强宣传交流　各级各单位高度重视宣传工作,采取多种形式加大宣传报道力度,全面准确地解读新阶段健康扶贫工程的重大意义、重点任务、政策举措和工作要求等,力求将健康扶贫政策宣传到村、到户、到人,做到人人皆知。采取逐级宣讲培训方式,即省培训州(市)、县(市、区),县(市、区)培训乡村两级和驻村干部,乡村两级和驻村干部、乡村医生逐户宣讲,广泛宣传健康扶贫政策。及时发现、挖掘、总结、推广健康扶贫工作的好经验、好做法,为扶贫攻坚凝聚强大工作合力,营造良好舆论氛围,推动实施健康扶贫工作深入开展。

7. 强化监督考核　将健康扶贫纳入脱贫攻坚总体评价,细化考核标准和实施细则,压实压紧各级各部门责任,量化考核内容、细化职责分工、明确任务要求。省卫生计生委、省扶贫办联合省级相关部门,开展健康扶贫工程实施情况督导检查,发现问题及时通报;对因重视不够、工作不力、敷衍塞责等原因造成任务目标未完成或进度迟缓的相关责任人进行约谈。

四、云南省健康扶贫的成效

（一）健康水平持续提升,贫困发生率逐年下降

云南省实施健康扶贫工程以来,居民健康水平持续提升,健康扶贫取得全面胜利。2015~2020年,全省人均期望寿命从72.76岁提升到75.26岁,是全国进步最大的省份;孕产妇死亡率从23.63/10万下降到12.42/10万,婴儿死亡率从2015年的8.7‰下降到4.73‰,持续优于全国平均水平。与此同步,全省贫困发生率大幅下降。据2015年云南省扶贫办数据系统显示,贫困发生率从2015年的13.48%快速下降到2019年的0.88%(图2-5),到2020年,全省农村贫困人口全部脱贫(表2-8)、8 502个贫困村全部出列、88个贫困县全部摘帽,11个"直过民族"和人口较少民族整体脱贫,书写了中国减贫奇迹的云南精彩篇章。尤其值得关注的是,与非深度贫困县、非贫困县相比,深度贫困县减贫成效更加卓著。从2016年到2019年,深度贫困县贫困发生率从25.80%下降到3.08%,每年平均下降7.6个百分点,再次创造了人类减贫史上的奇迹。

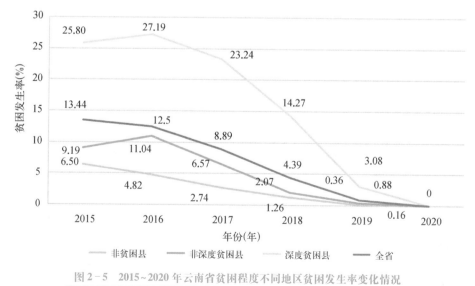

图2-5 2015~2020年云南省贫困程度不同地区贫困发生率变化情况

数据来源:2015~2020年云南省扶贫办(内部资料,未公开)

表 2－8　2015~2020 年云南省贫困程度不同县贫困人口变化情况　　　（单位：人）

年　份	非贫困县	非深度贫困县	深度贫困县	合　计
2015 年	541 837	1 426 970	2 593 369	4 562 176
2016 年	354 932	1 634 956	2 483 469	4 473 357
2017 年	225 211	979 804	2 115 306	3 320 321
2018 年	114 414	317 949	1 377 853	1 810 216
2019 年	18 776	57 872	365 450	442 098
2020 年	0	0	0	0

数据来源：2015~2020 年云南省扶贫办（内部资料，未公开）。

　　2015~2019 年,云南省贫困村数量总体快速减少（表 2－9）,到 2019 年非深度贫困县贫困村数量已经清零,深度贫困县有 423 个贫困村未出列,仅占 2015 年全省贫困村总数的 4.98%,非贫困县仅有 6 个村未出列,占 2015 年非贫困县贫困村个数的 0.58%。虽然深度贫困县中贫困村减少速度相对略慢于非贫困县和非深度贫困县,但对于底子薄的深度贫困县,这样的成果已经实属不易。

表 2－9　2015~2020 年云南省不同地区贫困村变化情况

年　份	非贫困县贫困村		非深度贫困县贫困村		深度贫困县贫困村		全省（个）
	个数（个）	占比（%）	个数（个）	占比（%）	个数（个）	占比（%）	
2015 年	1 036	12.19	4 212	49.54	3 254	38.27	8 502
2016 年	857	11.87	3 505	48.55	2 857	39.58	7 219
2017 年	630	10.99	2 443	42.62	2 659	46.39	5 732
2018 年	415	12.09	774	22.54	2 245	65.38	3 434
2019 年	6	1.40	0	0.00	423	98.60	429
2020 年	0	0.00	0	0.00	0	0.00	0

数据来源：2015~2020 年云南省扶贫办（内部资料,未公开）。

（二）构建综合医疗保障体系,减轻贫困人口医疗费用负担

　　1. 基本医疗保险投入逐年增加,全民医疗负担减轻　城乡居民基本医保是农村贫困人口的社会基本医保。如表 2－10、图 2－6 所示,2017 年 1 月起,云南省新型农村合作医疗与城镇居民基本医保合并为城乡居民基本医保,因此,2017 年全省城乡

居民基本医保基金收入、支出均大幅增加,2017 年基金收入和支出分别是 2016 年的 4.6 倍和 6.4 倍,基金收入中财政补助和筹资收入分别增加了 5.9 倍和 8.1 倍,基金支出中医疗待遇和大病保险分别增加 6.4 和 6.2 倍。2017~2019 年,云南省医保基金总收入增长速度明显低于基金总支出增加速度。就基金收入结构看,个体筹资收入增长速度快于各级财政补助;就基金支出情况看,医疗待遇增长速度在 2018 年后明显放缓,大病保险支出在不同年度间大幅波动。显然,云南省城乡居民基本医保基金收支均逐年增加,支出增加的速度从 2017~2020 年均比收入增加快,这一方面表明覆盖建档立卡贫困人口的城乡居民医疗保险待遇提升,医疗负担减轻,另一方面也提示医保基金运行及各级财政公共支出面临很大压力。

表 2-10 2017~2020 年云南省基本医保基金收支变化情况   (单位:亿元)

年 份	基 金 收 入			基 金 支 出			当期结余
	筹资收入	财政补助	收入合计	医疗待遇	大病保险	支出合计	
2017	69.93	178.85	252.86	201.64	12.92	214.62	38.24
2018	85.86	197.11	285.53	242.5	15.61	258.4	27.13
2019	111.74	212.34	328.47	279.98	30.99	311.66	16.81
2020	119.9	218.8	344.2	281.3	29.2	311.2	33.0

数据来源:2017~2020 年云南省医疗保障局(内部资料,未公开)。

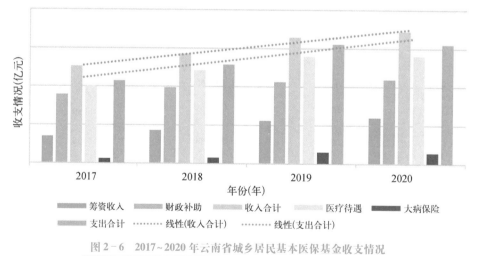

图 2-6 2017~2020 年云南省城乡居民基本医保基金收支情况

数据来源:2017~2020 年云南省医疗保障局(内部资料,未公开)

随着医疗保障制度改革的不断推进,云南省三重保障的报销比例逐年增加,患者自付比例逐年减少,如表 2-11、图 2-7 所示,人民群众医疗费用负担显著降低。2016~2020 年,贫困人口实现三重保障制度全覆盖,住院患者三重保障报销比例从

2016 年的 61.15%提高到 2020 年的 90%,人均自付费用也从 2016 年的 2 441.63 元降低到 696.01 元。2020 年,祥云、会泽、兰坪的现场调查结果显示,贫困人口自付比例降低到 10%以下(具体数据见第三章第三部分)。

表 2－11　2015～2020 年云南省三重保障自付比例及报销比例变化情况　　（单位：%）

年份	2015 年	2016 年	2017 年	2018 年	2019 年	2020 年
自付比例	38.71	39.42	37.21	31.23	31.41	29.27
三重保障报销比例	61.15	60.54	62.38	68.53	68.21	70.33

数据来源:2017～2020 年云南省医疗保障局(内部资料,未公开)。

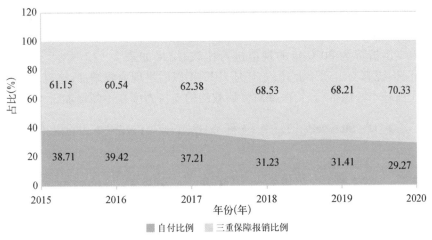

图 2－7　2015～2020 年云南省住院患者三重保障自付比例及报销比例变化情况

数据来源:2015～2020 年云南省医疗保障局医保信息系统(内部资料,未公开)

2. 建立起以"三重保障"为核心的贫困人口综合医疗保障体系　在精准扶贫和健康扶贫的政策背景下,云南省逐步建立起以"基本医保+大病保险+医疗救助"为核心的建档立卡农村贫困人口综合医疗保障体系,其政策倾斜主要体现在基本医保和大病保险上。针对基本医保,一是参保个人缴费部分由财政定额补贴。二是在乡村定点医疗机构门诊就诊所需承担的一般诊疗费个人自付部分由基本医保全额支付,免除住院医保的"门槛费"。三是提高普通门诊基本医保年度最高报销额度 5 个百分点;提高 28 种疾病门诊政策范围内医疗费用报销 10～20 个百分点,其中重性精神疾病和终末期肾病门诊报销比例提高到 90%;提高符合转诊转院规范定点医疗机构住院政策范围内费用报销比例,其中,乡级由 80%～90%提高到 90%～95%,最高报销比例不超过 95%;县(市、区)级由 70%～80%提高到 80%～85%;省、州(市)级由 50%～60%提高到 70%(比其他城乡居民提高 10～20 个百分点)。四是严格执行定点医疗机构城乡居民医保用药范围和诊疗项目范围;将 36 种国家谈判药品纳入医保报销范围;将20项新增残疾人康复项目纳入医保报销范围;做到县域内住院实际报销比例不低于70%,对符合转诊转院规范,到县域外住院的,单人单次住院政策范围内报销比例不低于70%。大病医保,一是起付线降低50%。二是年度报销限额(封顶线)提高50%。三是政策范围内费用报销比例由50%~60%提高到70%(比其他城乡居民高10~20个百分点)。四是扩大疾病保障范围。

  3. 大病、慢病、重病救治稳步推进 云南高度重视农村贫困人口大病、慢病、重病救治工作,通过不断努力,显著减轻大病、慢病、重病贫困患者医疗费用负担。截至2020年底,全省36种大病建档立卡贫困患者18.36万人获得救治,救治率达到99%以上。根据医保对建档立卡贫困人口倾斜政策,农村贫困人口政策范围内报销医疗费用时,可获得倾斜政策的支持,因此,普惠型基本医保能够反映出贫困人口的医保待遇提升。进一步分析云南省7个州(市)(西双版纳、大理、红河、临沧、普洱、玉溪、昭通)慢病门诊基本医保统筹支出情况,考虑2015~2020年6年间资金的时间价值,采用医疗卫生消费指数为贴现率对隔年的基本医保统筹支出进行贴现,即将各年的医保统筹支出折算为2020年的现值进行比较,结果如表2-12所示。2015~2020年,慢病门诊统筹支出逐年上升,尤其是2017年以后呈现大幅增加,这也反映出2017年城乡居民基本医保推行后,医保对慢病救治的支持力度在不断增加。

表2-12 2015~2020年云南省7个州(市)慢病门诊基本医保统筹支出变化情况

(单位:万元)

州(市)	2015年	2016年	2017年	2018年	2019年	2020年
西双版纳	353 690	539 103	2 070 827	5 677 472	8 302 572	8 793 191
大理	1 274 902	1 482 799	8 477 780	69 214 786	78 641 851	77 474 314
红河	948 570	1 333 456	1 618 217	10 833 442	21 302 750	28 170 936
临沧	496 276	689 168	1 016 337	51 585 966	59 144 105	50 798 099
普洱	628 338	1 025 377	3 464 243	24 333 076	36 078 816	36 391 712
玉溪	792 283	1 095 176	20 823 029	28 429 175	38 610 444	51 107 437
昭通	565 162	796 554	2 119 288	12 299 592	20 246 004	23 924 691
合计	5 059 221	6 961 633	39 589 721	202 373 509	262 326 542	276 660 380

数据来源:2015~2020年云南省医疗保障局医保信息系统(内部资料,未公开)。

  为了更好地开展慢病患者健康管理工作,云南省开展贫困人口家庭医生签约服务。把常住建档立卡贫困人口中的孕产妇、0~6岁儿童、老年人、残疾人、计划生育特殊家庭等六类重点人群和高血压、糖尿病、严重精神障碍、肺结核四类重点慢病患者作为家庭医生签约服务对象(表2-13)。截至2020年底,全省建档立卡贫困人口家庭医生签约564.74万人。

表 2 - 13　2018~2020 年云南省 88 个贫困县慢病患者家庭医生签约变化情况

年份	高血压		糖尿病		严重精神障碍		肺结核	
	签约人数（人）	签约增长率（%）	签约人数（人）	签约增长率（%）	签约人数（人）	签约增长率（%）	签约人数（人）	签约增长率（%）
2018 年	329 369	—	52 467	—	49 235	—	8 259	—
2019 年	390 725	18.6	65 107	24.1	57 692	17.2	10 143	22.8
2020 年	433 772	11.0	72 345	11.1	66 790	15.8	10 082	-0.6

数据来源：2019~2020 年云南省卫生健康委（内部资料，未公开）。

4. 实施"一站式"即时结算，打通医疗保障"最后一公里"　全面落实贫困人口在县域内定点医疗机构就诊时"先诊疗后付费"和"一站式"即时结算政策，即入院时，签订先诊疗后付费协议，无须缴纳住院押金；出院时，结清自付费用，无法一次结清自付费用的，签订先诊疗后付费还款协议，办理出院手续。此外，统一窗口、统一信息平台，实现"一站式"即时结算，打通政策报销的"最后一公里"，让信息多跑路，让群众少跑腿、少垫资、少花钱。

（三）建强农村卫生体系，服务能力显著提高

1. 贫困地区卫生投入持续增长　卫生总费用是一个国家或地区卫生投入的重要评价指标。按来源法计算，2015~2020 年，云南省卫生总费用逐年增加（表 2 - 14、图 2 - 8），从 1 095.19 亿元增加到 1 909.93 亿元，5 年增幅达 74.4%。政府卫生支出、社会卫生支出和个人卫生支出也逐年增长，5 年增幅分别达到 81.9%、82.8%和56.1%，尤其以 2016 年、2017 年两年增幅最大，其原因一方面是 2017 年开始实施城乡居民基本医保统筹，另一方面是健康扶贫工程开始推进，各级卫生投入加大，卫生体系建设不断推进。

表 2 - 14　2015~2020 年云南省卫生总费用构成及变化情况　　　　（单位：亿元）

年份	卫生总费用	政府卫生支出	社会卫生支出	个人卫生支出
2015 年	1 095.19	425.76	338.2	331.22
2016 年	1 313.85	473.34	463.17	377.35
2017 年	1 511.85	553.8	535.28	422.78
2018 年	1 654.35	583.73	614.88	455.75
2019 年	1 801.89	646.47	663.59	491.83
2020 年	1 909.93	774.53	618.33	517.07

数据来源：2015~2020 年云南省健康医疗大数据中心（内部资料，未公开）。

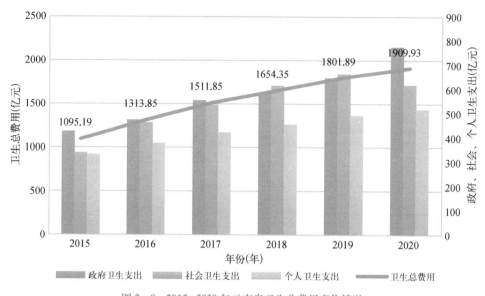

图 2-8 2015~2020 年云南省卫生总费用变化情况

数据来源: 2015~2020 年云南省健康医疗大数据中心(内部资料, 未公开)

卫生总费用占 GDP 百分比是衡量一个地区对卫生投入的相对数指标。与全国相比,从 2015 年至 2020 年,云南省卫生总费用占 GDP 百分比均高于全国平均水平(图 2-9),2017 年和 2018 年全省卫生总费用占 GDP 百分比达到 9.23% 和 9.25%,高出全国平均水平 2.87 个百分点和 2.82 个百分点,再次证明实施健康扶贫工程后,

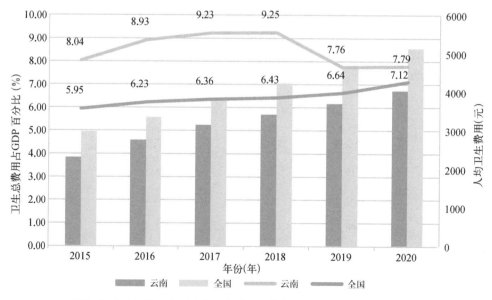

图 2-9 2015~2020 年云南省和全国卫生总费用占 GDP 百分比变化情况

数据来源: 2015~2020 年云南省健康医疗大数据中心(内部资料, 未公开)

云南医疗卫生投入力度加大。

进入脱贫攻坚阶段,云南资金和项目进一步向贫困地区倾斜。2019 年向 88 个贫困县投入 392 372 万元省级财政资金,较 2018 年增长 6.53%;2016 年至 2019 年期间,累计向 27 个深度贫困县投入卫生健康事业发展资金 38 亿元,仅 2019 年,就对 27 个深度贫困县投入健康扶贫方面的资金共计 9.34 亿元,与 2018 年相比增长 14.64%,增长幅度高于全省 11 个百分点。2017~2019 年支持深度贫困县中央预算内投资建设项目共 41 个。

2. 有效消除医疗机构"空白点",基层医疗卫生机构提质达标 为提升贫困地区医疗机构服务能力,云南着重加强县、乡、村三级医疗机构的标准化建设,并制定相应的目标和考核指标。此外,对卫生信息系统建设及县、乡、村医疗共同体建设也做出相应的制度安排,2016~2020 年,全省贫困地区医疗机构服务能力显著提升(表 2-15)。截至 2019 年 12 月底,全省 88 个贫困县的县级医院均达到二级医疗机构服务能力标准,1 033 个乡镇卫生院、10 863 个贫困村卫生室均已达标完成标准化建设,消除了贫困地区乡村两级医疗卫生机构和人员"空白点"。在 88 个贫困县中,提质达标晋级县医院从无到有快速增加,到 2020 年 88 个贫困县县级医院均完成提质达标;共创建三级医院 17 个,胸痛中心 72 个、卒中中心 72 个、创伤中心 58 个、危重孕产妇救治中心 128 个、危重新生儿救治中心 114 个;88 个贫困县的村卫生室全部达标(达到 60 平方米并按要求配齐村医)、乡镇卫生院全部达标。

表 2-15   2016~2020 年云南省 88 个贫困县县、乡、村三级医疗机构建设情况*

指标	2016 年	2017 年	2018 年	2019 年	2020 年
提质达标晋级县医院数(个)	0	11	28	33	16
创建三级医院数(个)	0	0	0	5	12
胸痛中心数(个)	0	0	0	44	28
卒中中心数(个)	0	0	0	26	46
创伤中心数(个)	0	0	0	19	39
乡镇卫生院达标数(个)	—	—	—	—	1 033
乡镇卫生院达到国家标准数(个)	—	—	—	243	776
紧密型医共体数(个)	—	—	—	39	39
基层慢病管理中心数(个)	—	—	22	456	587
基层心脑血管救治站数(个)	—	—	198	380	425
村卫生室达标数(个)	—	—	—	—	10 863

续　表

指　　标	2016 年	2017 年	2018 年	2019 年	2020 年
每千人口医疗机构床位数（张）	5.32	5.72	6.03	6.42	6.89
农村每千人口医疗机构床位数（张）	4.70	5.02	5.35	5.75	

* 村级包含 34 个非贫困县的 1 036 个贫困村。

数据来源：2016~2020 年云南省卫生健康委（内部资料，未公开）。

　　3. 贫困地区卫生人力资源数量增加，能力增强　　卫生人力资源是卫生服务体系的核心，也是云南健康扶贫的重要内容。2016~2020 年，全省 88 个贫困县共招录农村订单定向免费医学生共 3 855 人，招录全科专业规范化培训住院医师共 1 739 人，招录全科（助理）医生共 718 人，招录参加中等职业学历教育 7 305 人，招录参加成人高等专科学历教育 2 105 人（表 2 - 16）。启动紧缺专业人才培养项目，为贫困地区培养麻醉和康复医学专业人才 41 人和骨干医师 10 人，规范化培训住院医师 1 万人、培养县级骨干医师 1 480 人。开展乡村医师学历提升工程，2019 年中等职业学历教育报名 3 347 人，高等专科学历教育报名 1 222 人，培训村医 4 144 人。组织省内外 90 家三级医院对口帮扶 151 个贫困县县级医院，实现对口帮扶贫困县县级医院全覆盖。以建设紧密型医共体、县乡一体、乡村一体为抓手，促进优质医疗资源下沉。通过坚持不懈地努力，云南省每千人口卫生技术人员数、每千人口执业（助理）医师数、每千人口注册护士数均大幅增加。

表 2 - 16　2016~2020 年云南省 88 个贫困县卫生人力资源变化情况　　　（单位：人）

指　　标	2016 年	2017 年	2018 年	2019 年	2020 年
每千人口卫生技术人员数	3.55	4.12	4.43	5.09	6.14
每千人口执业（助理）医师数	1.15	1.27	1.36	1.58	1.92
每千人口注册护士数	1.40	1.77	1.91	2.29	2.79
招录农村订单定向免费医学生人数	924	804	967	687	473
招录全科专业规范化培训住院医师	198	191	196	574	580
招录全科（助理）医生人数	0	0	384	228	106
招录参加中等职业学历教育人数	2 174	1 228	1 606	2 297	0
招录参加成人高等专科学历教育人数	0	0	927	547	631

数据来源：2016~2020 年云南省卫生健康委（内部资料，未公开）。

　　（四）健康环境明显改善，健康风险因素得到控制

　　2016 年健康扶贫工程在中国启动，旨在通过一系列的保障和帮扶措施，让农村

贫困人口在获得基本医疗保障的同时,具备抵御疾病风险的能力。其中,改善农村人居卫生环境、提升居民健康素养、加强疾病预防与管理不仅是脱贫攻坚的核心任务之一,同时也是提高贫困地区疾病预防能力的重要举措和长效机制。

1. 农村人居环境显著改善　云南地处高原山区,是我国重要的生物多样性宝库和生态安全屏障,动植物种类数为全国之冠,素有植物王国和动物王国之称。全省16个州(市)政府所在地城市空气质量优良天数比例连续多年保持在98%以上。精准扶贫实施以来,云南全力推动农村饮水安全巩固提升工作,从政策保障、精准施策入手,在政策、项目、资金、技术上对贫困地区予以倾斜,着力解决建档立卡贫困人口饮水问题,不断提升农村饮水安全保障水平。截至2020年底,全省巩固提升了1 963.1万农村人口的饮水安全保障水平,农村集中供水率和农村自来水普及率分别由2016年的83.5%和77.7%提高至2020年的96.7%和95.5%。全省乡镇镇区生活垃圾污水和村庄生活垃圾治理水平逐年提升。全力推进农村户厕普及工作,着力解决农村卫生户厕覆盖率低,以及少数地方仍无户厕等问题。2020年底,全省农村卫生厕所覆盖率达84%,无害化卫生户厕覆盖率达57.49%。爱国卫生"7个专项行动"深入推进,农村人居卫生环境焕然一新。

2. 居民健康素养水平逐年提升　健康扶贫工程实施期间,云南通过进一步夯实健康教育的组织保障,建设完善健康教育机构和人才队伍,不断探索健康教育方式方法,广泛动员社区参与等有效措施,贫困地区居民与全省居民健康素养水平同步提升。连续三年的监测结果显示,贫困地区居民的健康素养水平从2018年的10.98%提升至了2020年的16.62%,虽然仍低于全省平均水平(19.19%),但增长幅度高于全省。

3. 重点疾病得到有效管理和控制　加大重点疾病防控工作力度是努力让贫困人口"尽量少生病"的一项重要举措。随着各项措施的深入推进,全省所有贫困县传染病、慢性病和严重精神障碍患者管理全面覆盖,肺结核患者规范管理率超过90%,严重精神障碍患者规范管理率达到75%以上,高血压、糖尿病患者规范管理率达到60%以上,深度贫困县2020年的"两病"患者规范管理率超过85%,高于全省平均水平。全省全力推动艾滋病"三个90%"和"两个消除"防治目标的实现,贫困县艾滋病新发感染率和病死率明显降低。地方病获得有效控制,碘缺乏危害持续消除,切实减少了饮水型地方性氟(砷)中毒病例发生。全面实现贫困县消除疟疾、麻风病目标,包虫病得到基本控制,血吸虫病达到传播阻断或消除标准。

五、云南省健康扶贫的经验与启示

(一)坚持党的领导,建立协同推进工作机制

进入脱贫攻坚阶段后,云南省委、省政府认真贯彻落实习近平总书记重要讲话精

神,认真贯彻落实党中央关于"坚决打赢脱贫攻坚战"的战略部署,把健康扶贫作为首要政治任务,政治上对标对表,行动上坚决有力,形成"党政一把手负总责,五级书记抓扶贫"的责任制,构建"党政主责、部门同责、干部主帮、群众主体、社会参与"的攻坚工作格局,坚持省总负责,州市县具体抓落实。省人民政府成立云南省健康扶贫领导小组,由分管副省长任组长,卫生计生委成立由党政主要领导任"双组长"的卫生计生委健康扶贫领导小组。16个州(市)、有扶贫开发任务的122个县(市、区)全面建立由党委或政府担任组长、多部门协作的健康扶贫领导小组,全省形成健康扶贫、行业扶贫齐抓共管一盘棋的良好格局。

(二) 顶层设计,构建健康扶贫制度体系

2016年以来,云南省委、省政府深入持续推进健康扶贫,加强顶层设计,将健康扶贫纳入《云南省"十三五"卫生与健康规划》《"健康云南"2030规划纲要》,结合医疗卫生改革要求,立足云南实际,聚焦"基本医疗有保障"目标,从供给侧(方便看病、看得好病)和需求侧(看得起病、尽量少生病)两端发力,制定出台以《云南省健康扶贫30条措施》为核心的系列政策文件,涵盖医疗卫生机构能力建设、卫生人才队伍建设、贫困人口医疗保险倾斜制度和医疗保险结算、大病重病专项救治、疾病预防控制、妇女儿童健康,以及健康扶贫运行机制等方面,精准到人、精准到户、精准到病,靶向贫困人口卫生健康问题的重点、痛点和堵点,构建起有效防止"因病致贫、因贫返贫"全省一盘棋的健康扶贫制度框架和政策体系,有效推进健康扶贫工作进程。

(三) 精准发力,高质量实现健康扶贫目标

健康扶贫的核心是精准到人、精准到病、精准管理、精准施策。云南在实施健康扶贫工程过程中,做到了:第一,精准识别。省卫生计生委分两轮组织卫生健康基层人员对全省建档立卡贫困人口因病致贫、因病返贫筛查核实和应纳尽纳动态识别,将751万建档立卡贫困人口疾病信息录入全国健康扶贫动态管理系统,并实行因人因病管理。每年组织全省122个有扶贫工作任务的县(市、区)全面组建由乡镇卫生院医务人员、乡村医生、计生专干等基层人员组成的健康扶贫工作队,进村入户开展政策宣讲、访贫问病,并全面筛查核实因病致贫返贫家庭人员基本信息、所患病种、救治情况和费用负担情况。在县、乡、村三级医疗机构分别建立因病致贫返贫人员台账、健康管理档案和大病救治台账,切实落实精准到人、精准到病的工作要求。开展动态数据监测,建立省、州(市)、县(市、区)、乡四级健康扶贫数据管理制度及数据监测和通报制度,按月开展监测并通报情况。第二,分类救治,精准到病。采用一户一档,一人一卡的管理方式,为有效实施"大病集中救治一批、慢病签约服务管理一批、重病保障一批"等分类救治措施提供技术支持和保障。第三,全面实施贫困人口大病和慢病精准救治,不断扩大救治范围,切实做到"应治尽治"。第四,全面做好农村贫困人口健康管理,提供家庭医生签约服务,切实做好建档立卡贫困人口中四种慢病患者的签约服务,做到"应签尽签"。第五,全面实施妇女儿童健康行动。针对重点地区、重点

领域、重点人群、重点难点问题,精准发力,成效显著。

(四)综合施策,全方位提升基层卫生服务能力

围绕让贫困人口"看得好病、方便看病"的目标任务,云南打出"组合拳"全面提升县乡村医疗机构服务能力。首先,开展基层医疗机构达标建设,补齐基层医疗机构短板弱项,支持 88 个贫困县改善基础设施,在县级公立医院开展五大中心建设;乡镇卫生院能按照"填平补齐"的原则,将乡镇卫生院"一中心一站"建设纳入省政府惠民实事及健康云南行动支撑项目,初步搭建起覆盖全省急性胸痛和脑卒中患者的一线快速救治网络;加大村卫生室基础设施、乡村医生和药品保障体系的建设。同时,加强基层卫生人才队伍建设,采用"内部培养、外部引进"的人才建设思路,多点发力。采用住院医师规范化培训、助理全科医生培训、订单定向医学生免费培养、全科医生和专科医生特设岗位计划等方式,提升贫困地区医疗卫生人才数量和质量。针对迪庆州、怒江州薄弱地区聚力攻坚,聚焦重点,制定专帮方案并建立专帮工作机制,做到项目、资金、政策倾斜,实现了健康扶贫脱贫攻坚目标的如期实现。

(五)医保倾斜,切实减轻贫困人口医疗负担

聚焦"基本医疗有保障"目标,云南省多点发力,从保障覆盖面、政策倾斜、费用结算方面实行"一个确保(建档立卡贫困人口 100%参加基本医保和大病保险)、四个倾斜(门诊、住院、大病保险、基层就医报销比例倾斜)、一个结算(基本医保、大病保险、医疗救助实施"先诊疗后付费"和"一站式"即时结算)"综合措施,提升医疗卫生服务的可负担性。在开展医保扶贫的过程中,逐步构建起以"城乡居民基本医保+大病保险+医疗救助"为核心的农村贫困人口医疗保障体系,形成保障合力,让贫困人口"看得起病"。

(六)聚焦重点,有效提升贫困地区疾病预防控制能力

实施重点传染病、地方病综合防控攻坚行动。针对贫困地区传染病具有"疾病谱广、发病率高、危害严重、控制困难"等特点,不断加大贫困地区传染病、地方病等防控工作力度,使得贫困地区传染病发病率持续低于全国平均水平。实施深度贫困县重点传染病、地方病攻坚行动,实行"专病专防、一病一策"管理,如迪庆州重点攻克结核病、严重精神障碍,怒江州重点攻克结核病、艾滋病、严重精神障碍。实施健康促进攻坚行动。聚焦重点人群、重点疾病、突出健康问题、健康危险因素等开展健康教育,普及健康素养知识,倡导自身是健康第一责任人理念,引导贫困人口形成健康生活方式和行为。云南省在 2020 年脱贫攻坚决胜之年,启动实施重大传染病救治能力和疾控机构核心能力"双提升工程",向脱贫攻坚战发起总攻。

(七)对口帮扶,助力基层医疗服务质量提升

针对云南医疗卫生领域中技术的弱项短板,在党中央统一领导下,统一部署,依

托严密组织体系和高效运行机制，充分调动各种资源、凝聚各方力量，在推动省内省市县各层面帮扶的基础上，加强东西部扶贫协作，深化结对帮扶，来自上海、广州的医疗卫生领域人才、资金、技术、设备向云南省贫困地区流动，实现优势互补，缩小区域差距。同时广泛动员社会组织、公民个人，引导全社会关爱贫困群众、关心减贫事业、投身脱贫行动，形成共同意志、共同行动，聚力攻坚克难，最终战胜贫困顽疾。抓牢三级医院对口帮扶，组织省内外 90 家三级医院对口帮扶 88 个贫困县的 151 个县级医院（含中医院），实现对口帮扶县级医院全覆盖。对脱贫攻坚任务最重的深度贫困县，开展"组团式"帮扶，采取"N 对 1"的模式，一家医院牵头，若干家医院组成一个帮扶团队进行帮扶，选派优秀干部和医务人员担任执行院长和科室执行主任。对口帮扶，使得贫困地区卫生健康服务体系得到加强，服务能力得到很大提高。

（八）强化监督，层层压实健康扶贫工作责任

加强健康扶贫领域作风建设，对健康扶贫领域腐败和作风问题保持"零容忍"，对政策不落实、目标任务未完成、不作为乱作为、在政策执行过程中提高标准或降低标准、工作不认真不负责等问题逐年列出专项整治问题清单和整改措施清单，督促整改落实，按时销号清零。开展纠偏行动，防止出现擅自拔高标准、吊高胃口，降低标准、影响成色的问题。开展挂牌督战，开展定点指导，对全省 16 个州（市）的 88 个贫困县和 4 个有脱贫任务的非贫困县开展定点指导，打出督战队+指导组的组合拳，确保了各项健康扶贫措施落到实处，成效彰显。

（九）发挥统一战线政治作用，农工党倾力开展民主监督

2016～2020 年，根据中共中央部署，农工党中央统筹全党力量开展对口云南省脱贫攻坚民主监督工作。5 年间，农工党中央坚持政治监督定位，持续深入考察调研、强化协商监督，形成 10 份监督调研报告、建议专报报送中共中央、国务院，有关内容被国务院扶贫开发领导小组考评体系采纳；农工党中央注重发挥界别优势，坚持"寓帮于监、寓监于帮"，帮扶云南深度贫困地区提升医疗服务能力，助推云南省健康扶贫工作。

农工党云南省委发挥桥梁纽带作用，着力建立对接协调服务机制，"一次一案、一项一策""一对一""点对点"做好每一次民主监督工作。5 年间，对接服务农工党中央和 16 省（市）级农工党组织等机构赴云南开展民主监督，积极开展调查研究，建言献策，形成脱贫攻坚和健康扶贫材料 30 余篇，推动出台了《云南健康扶贫 30 条措施》和系列配套政策。

（十）"实践—认识—再实践"，创建可持续发展健康改善新模式

通过从实践中来，认识提升，再到实践中去的工作方法，因地制宜，实践探索，凝练经验，创新模式，推广应用，形成长效机制，为巩固健康扶贫脱贫攻坚成果，推进乡村振兴建设提供了制度方案。通过医疗机构对口帮扶，显著提高人力资源卫生健康

服务能力和水平。如形成"昆明市儿童医院昆迪医共体扶贫模式",实现边远贫困地区紧缺的"儿科"专科整体建设,扶贫模式可复制;通过因地制宜的健康扶贫实践,凝练经验,系统提高,形成行之有效的新制度,如怒江州孕产妇集中待产有力地促进住院分娩,减少孕产妇死亡的实践,由此形成了边远山区孕产妇集中待产制度,推广到全省边远山区实施。

六、云南省健康扶贫的挑战与展望

健康扶贫是脱贫攻坚的重要组成,对脱贫攻坚"最后一公里"起到关键性作用。健康扶贫工程通过多种路径安排与制度设计,使得云南省贫困地区卫生体系建设和医疗服务能力显著提升,建档立卡贫困人口综合医疗保障体系初步建成,全面实现"基本医疗有保障"的目标,但同时也仍然存在诸多问题与挑战,突出表现在四个方面:第一,贫困地区卫生健康人才数量仍然不足,质量相对偏低。脱贫地区与非贫困地区、全省、全国相比仍然存在较大的差距;人才引进困难和人才流失严重也是贫困地区基层医疗机构面临的严峻挑战。第二,科学合理高效适用的医疗保障体系建设尚需探索。由于自然环境、地理位置、社会发展等因素的影响,云南省经济发展相对滞后,卫生健康事业发展落后,健康扶贫依托的基本医保、大病保险、医疗救助的资金主要来源于中央或地方财政,财政支出负担较重;随着人口老龄化,人们对卫生健康服务的需求不断增加,有限的医保基金需要长期维持脱贫人口不变的医疗保障,必然负重前行,难以为继。如何建立健康扶贫医保政策倾斜的长效机制是当前的挑战。第三,农村卫生设施建设力度和技术改造还需持续推进,如脱贫地区贫困家庭的自来水普及率、水质达标率和农村无害化卫生户厕的普及率仍有待进一步提高。针对诸如干旱、缺水或高寒特殊地区的节约型或环保型卫生设施、粪便污水治理的适宜技术和产品还有待研发和推广。第四,农村脱贫人口健康素养普遍较低,尤其是在云南省山区和高寒山区,这势必给巩固脱贫攻坚成果增加了困难。在乡村振兴战略中,应加强以下几个方面的工作。

(一)加强乡村振兴顶层设计,促进健康公平可持续发展

巩固拓展健康扶贫成果同乡村振兴有效衔接,是建立巩固脱贫攻坚成果长效机制的重要举措,是全面推进健康中国建设的根本要求,对防止因病致贫返贫具有重要意义。在党中央、国务院及云南省委、省政府的正确领导下,云南健康扶贫战贫有策,至2020年底全省因贫致贫返贫112.49万人全部实现脱贫,健康扶贫攻坚战成效卓著,自此迈上乡村振兴发展新征程。"如何保持和优化健康扶贫政策,进一步补齐农村脱贫地区卫生健康服务体系的短板弱项,进一步提升县乡村三级健康服务能力及提升人民群众健康水平,为推进美丽健康乡村建设提供更加坚实的健康保障"成为摆在全省人民面前的重要议题。因此,加强健康扶贫与乡村振兴有效衔

接政策的顶层设计,推进二者的深度融合成。保持工作机构、人财物投入、政策的延续性。

(二)完善卫生服务体系,提升医疗卫生服务能力

进一步加大脱贫地区、易地搬迁集中安置地区卫生服务体系建设的政策和资金支持力度,尤其乡、村级基层医疗卫生机构建设的支持力度,持续推进乡、村级医疗卫生机构标准化建设,全面提升脱贫地区医疗卫生机构基础设施建设和设备配置水平,推进紧密型县域医共体建设,推动优质医疗资源下沉,优化卫生资源配置。推进乡村一体化管理,落实家庭医生签约服务费用政策,确保农村医疗卫生服务全覆盖。加强脱贫地区乡镇卫生院中医馆建设,配备中医医师,推广中医药适宜技术。

(三)持续加强卫生人才队伍建设,为"健康云南"提供智力保障

加强基层医疗卫生人才队伍建设。对脱贫地区基层医疗卫生机构,在编制、职称评定等方面给予政策支持。结合云南实际情况,应加大本土人才培养力度,持续推进扩大订单定向免费医学生规范化培养规模。鼓励支持在岗执业(助理)医师参加转岗培训,注册从事全科医疗工作。落实基层卫生健康人才引进政策,加大基层医疗卫生机构人才引进的投入力度。推进基层人员职称评聘制度改革,对长期在艰苦边远地区和基层一线工作的卫生专业技术人员职称评聘给予政策支持。加大卫生人才培训力度,优先满足脱贫地区的培训需求。加强乡村医生队伍建设,改革乡村医生养老保险制度,进一步提高乡村医生的待遇。持续开展三级医院对口帮扶。各级卫生健康行政部门指导三级医院和脱贫地区县级医院续签对口帮扶协议,制定"十四五"期间医院学科规划。三级医院继续采取"组团式"帮扶方式,以驻点帮扶为主,远程帮扶为辅,向县级医院派驻管理人员和学科带头人。

(四)深化改革,构建"多层次""多元化"医疗保障制度

在现有基础上进一步深化医疗保障制度改革,建立稳定的贫困人口医疗保障筹资机制,发挥医疗保险支付制度的作用,从保障和控费两方面形成合力,平衡基本医保"保基本"和贫困人口医疗保障倾斜政策之间的关系。继续推进"多层次"医疗保障制度的改革与发展,积极发展补充医保、商业健康保险等多元医保。进一步扩大基本医保覆盖范围,提高基本医保待遇,推进医保"一站式"即时结算。推进医保支付方式改革,探索本土化的紧密型医疗联合体实行总额付费,加强医保资金的监管考核。

(五)全面推进健康促进行动,提升脱贫人口健康素养水平

健康素养水平是健康的重要决定因素,倡导健康的生活方式和健康行为,是提升贫困人口健康水平的重要途径。第一,贫困地区应优先发展教育,扶贫先扶智,提高贫困人口的文化素质。第二,加强贫困地区健康促进和健康教育,针对影响健康的行

为、生活方式、环境等因素,分级分类地实施健康知识普及、合理膳食、全民健身、控烟戒酒、心理健康等健康促进行动。第三,结合少数民族贫困地区的文化风俗特点,采用群众容易接受的方式开展健康促进行动,推动健康教育进乡村、进家庭、进学校,为脱贫地区人口提供更加精准规范的健康教育服务。第四,开展心理健康促进行动,提升人口心理健康素养,开展对抑郁、焦虑等常见心理障碍的早期筛查,及时干预,提高治疗率。最后,要有计划地组织贫困地区居民健康素养水平监测,制定相应的考核方案。

(六)深入开展爱国卫生运动,全面改善健康环境

发挥爱国卫生运动的统筹协调作用,持续推进脱贫地区农村人居环境整治。加大重点场所、农村生活垃圾、生活污水、厕所等环境卫生基础设施的整治力度,持续开展村庄清洁行动,建立长效管理维护机制。发挥爱国卫生运动文化优势与群众动员优势,大力开展健康教育及科学知识普及,增强农村人口健康意识,革除陋习,养成良好卫生习惯、绿色环保的生活方式,提高农村人口生态环境与健康素养水平,引导农村群众主动参与到改善生态环境中来,营造共建共享的良好氛围。

(七)持续关注特殊人群,推进健康改善行动

深入实施农村妇女宫颈癌、乳腺癌和免费孕前优生健康检查项目,提高服务管理水平。在脱贫地区继续实施儿童营养改善项目和新生儿疾病筛查项目,扎实做好孕产妇和0~6岁儿童健康管理,强化出生缺陷防治。加大对农村家庭的科学育儿指导力度。鼓励社会组织、企事业单位、计生协会等社会力量积极探索农村婴幼儿照护和老年人健康服务发展项目。深入推进医养结合,完善上门医疗卫生服务政策,维护老年人健康。加强残疾人健康发展的顶层设计,加强人力资源建设,培养专门人才。应合理配置资源,强化分级诊疗。继续开展对口帮扶,持续提高特殊人群健康服务能力,巩固残疾人健康扶贫脱贫攻坚成果。

(赵科颖　李　燕　蔡　乐　方　菁　邓　睿　庄仕文　付　晶)

本章参考文献

[1]　陈豪.闯出一条跨越式发展的路子来[EB/OL].http://politics.people.com.cn/n1/2017/0906/c1001-29517356.html[2022-06-04].

[2]　云南日报.向总书记报告,云南这样干![EB/OL].https://politics.gmw.cn/2022-01/20/content_35462141.htm[2022-06-05].

[3]　刘海,李灵清,普世传,等.2018年云南省深度贫困县居民健康素养现状[J].健康教育

与健康促进,2019,14(02):99-103.

[4] 云南省卫生和计划生育委员会,云南省人民政府扶贫开发办公室,云南省发展和改革委员会,等.关于印发《云南省健康扶贫行动计划(2016—2020年)》的通知(云卫规财发〔2016〕18号)[Z].2016-11-07.

[5] 云南省人民政府办公厅.云南省人民政府办公厅关于印发云南省健康扶贫30条措施的通知(云政办发〔2017〕102号)[Z].2017-09-30.

[6] 云南省卫生健康委员会,云南省发展和改革委员会,云南省财政厅,等.关于印发云南省解决贫困人口基本医疗有保障突出问题工作实施方案的通知(云卫财务发〔2019〕3号)[Z].2019-12-03.

第三章 | 云南省医疗保障制度与 贫困人口医疗保障

一、概　述

改革开放以来,我国扶贫减贫事业取得举世瞩目的成就,走出一条具有中国特色的减贫之路。但随着减贫事业的不断推进,因病致贫返贫,即健康贫困已成为贫困人口致贫的首要原因。全国建档立卡信息系统数据显示,2015 年和 2016 年,我国建档立卡贫困人口中因病致贫的比例分别为 44.1% 和 42.3%,2017 年该比例仍然为 42.6%[1]。此外,由于贫困的脆弱性、疾病风险的客观性和不确定性,健康贫困风险将会长期存在,健康扶贫已成为精准扶贫战略、健康中国建设的一项重要任务。2016 年 6 月,国家卫生计生委等 15 部门联合印发《关于实施健康扶贫工程的指导意见》[2],提出医疗保障制度推进健康扶贫工作的要求,强调医疗保障的基础性作用,将构建多层次医疗保障体系、加强医疗费用控制等作为减轻贫困人口医疗费用负担,实施健康扶贫的重要举措。

疾病与健康是一对矛盾概念,从生物学角度看,疾病是身体的某一部分或系统在功能和结构上的异常;从生态学观点看,疾病是人与生态之间关系不适应或不协调的结果;从社会学观点看,疾病是个体偏离了正常的身体行为形态;从经济学的角度看,疾病是一种人们不期望发生的非正常状态和损失。显然,疾病是客观存在的,疾病的发生具有不确定性,表现为疾病风险。贫困人口及其家庭在应对疾病风险时会在健康、经济、社会三个方面具有脆弱性。健康脆弱性是指由于贫困地区卫生资源缺乏,医疗服务可及性较低,个体健康意识较差等因素导致贫困人口可能会面临更大的健康风险冲击,表现为大病、慢病、特殊疾病发病率较高。经济脆弱性是指贫困人口收入较低,难以承担高额的医疗费用,灾难性卫生支出发生率较高,最终使得贫困家庭更加贫困,甚至出现小病拖成大病的恶劣情况。社会脆弱性是指疾病一方面直接增加了医疗费用支出,另一方面间接降低了患者及家庭的劳动收入,使得本就贫困的家庭雪上加霜,甚至会长期处于贫困状态,最终导致社会权利不足或缺失,陷入"疾病—贫困—疾病"的恶性循环之中。

医疗保障制度是社会保障制度的重要组成,是指以法律和政策为依据,建立社会医疗保险、商业医疗保险、互助医疗、医疗救助等保险和非保险机制,有效分散和转移社会成员因疾病而产生的经济损失,进而实现社会和家庭充分保障的制度体系。从大健康观出发,医疗保障制度应具有满足人民群众的健康服务需求的作用,涵盖医疗服务、疾病预防、康复保健等各个方面,因此,医疗保障制度具有分散健康风险和提供经济补偿的功能,是打破"贫困—疾病—贫困"的恶性循环的有效手段。针对贫困人口健康脆弱性,医疗保障制度会在疾病发生前对预防服务提供经济补偿,降低疾病风险;在疾病发生时对治疗相关费用提供经济补偿,减少贫困家庭医疗卫生支出。世界各国的实践证明,医疗保障是反贫困的重要手段,也是健康扶贫的核心内容。

在我国,以习近平同志为核心的党中央高度重视民生保障,并将医疗保障作为"关系人民群众切身利益的基本民生工程"的重大制度进行战略部署。党的十八大以来,以全民健康覆盖为目标的医保制度改革在不断推进,为全面建设小康社会奠定了坚实的基础。迄今为止,我国已建立起世界上规模最大的基本医疗保障网。国家医保局数据显示[3],我国基本医保覆盖超过 13.6 亿人,参保率稳定在 95% 以上,其中贫困人口应保尽保。城镇职工基本医保、城乡居民基本医保住院费用政策范围内报销比例分别达到 80% 和 70% 以上。贫困人口经基本医保、大病保险、医疗救助三重制度保障后,住院和门诊慢、特病费用实际报销比例稳定在 80% 左右。2018 年以来,医保扶贫政策已累计惠及贫困人口就医 5 亿人次,助力近 1 000 万因病致贫户精准脱贫,为有效实现"基本医疗有保障"目标贡献了重要力量。

本章将以医疗保险和医疗保障制度基本理论为依据,系统梳理云南医疗保障制度及贫困人口医疗保障相关政策文件、措施举措,全面总结云南贫困人口"多层次"医疗保障体系的构建框架和具体措施,点面结合,全面评估贫困人口医疗保障的减贫成效,从强有力的证据中获得医疗保障助力脱贫攻坚和健康扶贫的经验与启示,并分析医疗保障制度在巩固脱贫攻坚成果和实施乡村振兴战略过程中面临的挑战。

二、云南省贫困人口医疗保障政策

云南省健康扶贫事业任务重、难度大,需要耗费巨大的人力、物力和财力。省委、省政府立足省情,着眼长远,全面系统对健康扶贫工程展开顶层设计,不断推进完善健康扶贫政策体系,始终将实现贫困人口医疗保障全覆盖、不断提升贫困人口医疗费用可负担性作为健康扶贫工程的核心,努力让贫困人口"看得起病"。云南省健康扶贫相关医疗保障政策详见表 3-1。

(一) 目标明确,持续推进完善医保政策及组织实施体系

云南省贫困人口医疗保障政策紧扣"确保实现贫困人口基本医疗有保障"总目标,以"切实减轻贫困人口医疗费用负担"为分目标,不断推进完善医保政策及组织

表3-1 2016～2020年云南省健康扶贫相关医疗保障政策

政策分类	颁布时间	政策名称	政策目标	主要措施	发文字号
健康扶贫	2016.10	云南省健康扶贫行动计划（2016—2020年）	（1）到2020年，全省贫困地区人人享有基本医疗卫生服务，个人就医费用负担大幅减轻；贫困地区重大传染病和地方病得到有效控制，基本公共卫生指标接近全国平均水平 （2）医疗保障实现"三覆盖、两倾斜、两加大、一窗口"	（1）健全完善贫困地区基层医疗卫生服务体系 （2）提升基层医疗卫生服务水平和能力 （3）提高贫困地区医疗保障水平 （4）强化贫困地区公共卫生服务 （5）完善贫困地区食品安全风险监测体系 （6）发挥中医药（民族医药）特色优势 （7）积极落实妇幼健康和计划生育帮扶政策	云卫规财发[2016]18号
	2017.9	云南省健康扶贫30条措施	总目标：减少因病致贫、因病返贫 具体目标：贫困人口看得起病	（1）统筹发挥基本医保、大病保险和医疗救助作用，确保"九个实现" （2）基本医保参保、筹资 （3）大病保险政策度倾斜 （4）医疗救助制度政策倾斜 （5）大病专项集中救治 （6）组建医疗联合体，开展按人头打包付费试点	云政办发[2017]102号
	2017.12	云南省健康扶贫工程"三个一批"行动计划实施方案	减少因病致贫、因病返贫	（1）大病集中救治一批 （2）慢病签约服务管理一批 （3）重病兜底保障一批	云卫规财发[2017]18号
	2019.8	云南省解决贫困人口基本医疗有保障突出问题工作实施方案	贫困人口看病有地方、有医生、有制度保障	（1）贫困人口全部纳入基本医保、大病保险和医疗救助保障范围 （2）县乡村三级医疗机构配备合格医务人员 （3）推进县乡村医疗机构达标	云卫财务发[2019]3号
医疗保障扶贫	2019.8	云南省医疗保障局关于进一步做好健康扶贫保障工作的通知	全面落实健康扶贫政策，助力脱贫攻坚	（1）做好参保缴费工作 （2）做好健康扶贫政策落实工作 （3）做好组织保障工作	云医保[2019]105号

续 表

政策分类	颁布时间	政策名称	政策目标	主要措施	发文字号
医疗保障扶贫	2020.3	云南省决战决胜脱贫攻坚医疗保障攻坚战"总攻"工作方案的通知	全面扫清医保扶贫照顾短板，确保高质量打赢医保扶贫"总攻战"	（1）参保缴费全面落实 （2）待遇保障全面落实 （3）经办服务改全面落实 （4）问题整改全面落实	云医保〔2020〕30号
	2020.5	关于进一步做好贫困人口大病专项救治工作的通知	推进农村贫困人口大病专项救治工作，助力脱贫攻坚全面收官	（1）与国家同步新增病种 （2）精准筛查精准施治 （3）保证救治质量 （4）落实"先诊疗，后付费"政策 （5）规范档案管理	云卫医发〔2020〕15号
基本医保	2016.8	云南省人民政府关于整合城乡居民基本医疗保险制度的实施意见	从2017年1月1日起，全省各地统一执行城乡居民基本医保政策。确保基本医疗服务和待遇持续提升，公平可持续及，满足群众基本医疗保障需求	（1）基本原则：统筹城乡，协调发展；积极稳妥，有序过渡；上下联动，协同推进；创新机制，提升效能强化监管，规范运行 （2）主要任务：统一覆盖范围	云政发〔2016〕72号
	2016.10	关于实行城乡居民基本医疗保险州市级统筹的通知	提高医疗保险统筹层次和保障水平，促进城乡医保可持续发展	（1）全面实施城乡居民州市级统筹 （2）统一参保覆盖范围和筹资标准 （3）统一保险范围和待遇水平 （4）统一基金管理 （5）统一定点医疗机构 （6）统一费用支付方式 （7）统一信息系统 （8）统一业务经办流程 （9）建立目标考核制度与责任分担机制	云人社发〔2016〕344号
	2019.7	关于做好2019年云南省城乡居民基本医疗保障工作的通知	巩固完善我省省统一的城乡居民保险制度和大病保险	（1）提高城乡居民大病保险筹资标准 （2）稳步提升待遇水平 （3）巩固完善统一的城乡居民医保制度	云医保〔2019〕76号

续表

政策分类	颁布时间	政策名称	政策目标	主要措施	发文字号
基本医保				(4) 完善规范大病保险政策和管理 (5) 切实落实医疗保障精准扶贫硬任务 (6) 全面做实州市级统筹 (7) 持续改进医保管理服务 (8) 加强组织保障	
	2019.10	云南省贯彻落实国家医疗保障局财政部国家卫生健康委国家药品监督管理局完善城乡居民高血压糖尿病门诊用药保障机制指导意见实施方案	完善全省城乡居民基本医保高血压、糖尿病门诊用药保障	(1) 保障对象 (2) 用药范围 (3) 保障水平 (4) 政策衔接	云医保〔2019〕123号
	2019.10	关于进一步做好云南省城乡医疗救助工作的通知	进一步做好医疗救助工作，确保医疗救助的连续性，持续巩固完善医疗救助制度	(1) 明确医疗救助对象 (2) 明确医疗救助内容 (3) 巩固重特大病医疗救助 (4) 强化资金管理 (5) 信息化管理与衔接	云医保〔2019〕128号
	2020.6	关于统一全省基本医疗保险门诊特殊慢性病种管理工作的通知	统一全省基本医保门诊特殊慢性病种管理，健全完善管理服务工作机制	(1) 统一保障病种范围 (2) 统一报销范围 (3) 合理确定待遇水平 (4) 统一经办服务	云医保〔2020〕77号

实施体系。2016 年 10 月,云南省卫生计生委等 12 部门根据国家卫生计生委等 15 个部门印发的《关于实施健康扶贫工程的指导意见》(国卫财务发〔2016〕26 号)和《中共云南省委　云南省人民政府关于深入贯彻落实党中央国务院脱贫攻坚重大战略部署的决定》(云发〔2015〕38 号)的相关要求,经省人民政府同意,制定了《云南省健康扶贫行动计划(2016—2020)》[4],该行动计划明确提出 2020 年医疗保障扶贫工作目标为实现"三覆盖、两倾斜、两加大、一窗口"(即基本医保、大病保险和重特大疾病医疗救助三项制度对农村贫困人口实现全覆盖;基本医保、大病保险对农村贫困人口实行政策倾斜;加大商业健康保险和临时救助对农村贫困人口的支持力度;定点医疗机构设立一站式综合服务窗口),并据此提出 7 项重点工作以及细化分工表。2017 年 9 月,全面对标中央脱贫攻坚政策和国家部委要求,省委省政府出台《云南省健康扶贫 30 条措施》[5],进一步明确贫困人口医疗保障扶贫目标要求,即从 2017 年起,建立完善城乡居民"基本医疗保险(以下简称基本医保)、大病保险、医疗救助"的三重保障。确保建档立卡贫困人口三重保障全覆盖、28 种疾病门诊政策范围内报销比例达到 80%、符合转诊转院规范的住院治疗费用实际补偿比例达到 90%、9 类 15 种大病集中救治覆盖所有建档立卡贫困人口、个人年度支付的符合转诊转院规范的医疗费用不超过当地农村居民人均可支配收入。2019 年 8 月,《云南省解决贫困人口基本医疗有保障工作实施方案》出台,再次明确"基本医疗有保障"的内涵、标准和要求,同时率先在全国明确"基本医疗有保障"的工作标准,聚焦深度贫困地区和重点人群,精准识别、分类救治、形成保障合力。在有效目标引领下,贫困人口医疗保障政策及落实措施不断完善。省级有关部门印发《医疗保险健康扶贫工作方案》《关于切实做好医疗救助工作的实施意见》《大病专项救治工作方案》《云南省医疗保障局关于进一步做好医疗保障工作的通知》《云南省决战决胜脱贫攻坚医保扶贫"总攻战"工作》,各州市县均以政府文件形式出台贯彻落实医疗保障扶贫的实施方案和配套措施,围绕让贫困人口"看得起病"的目标,全面落实资助缴费、报销倾斜、应保尽保、医疗救助制、大病专项集中救治等政策措施。

(二) 政策倾斜,实现贫困人口应保尽保

围绕"减轻贫困人口医疗费用负担"工作目标,云南省医疗保障政策重点是对建档立卡贫困人口实施医保倾斜政策。首先,实行"一补两免三提四做到"。"一补"即由财政全额补贴贫困人口参保的个人缴费部分;"两免"即免除贫困人口基层门诊一般诊疗费个人自付部分和乡镇卫生院住院报销"门槛费";"三提"即提高贫困人口普通门诊年度报销限额 5 个百分点,提高 28 种疾病门诊政策范围内报销比例到 80%,提高贫困人口住院费用报销比例,乡镇卫生院从原来的 85%~95% 提高到 90%~95%,县级医疗机构从原来的 65%~85% 提高到 80%~85%,州市级和省级医疗机构从原来的 50%~65% 提高到 70%;"四做到"即做到贫困人口县域内住院实际报销比例不低于 70%,符合转诊转院规范到县域外住院的单人单次住院政策范围内报销比

例不低于70%,36种国家谈判药品纳入医保报销范围,20项新增残疾人康复项目纳入医保报销范围。其次,针对大病保险,实行"一降二提一扩大"的优惠政策。即:大病保险住院起付线降低50%,年度报销限额提高50%,政策范围内费用报销比例提高到70%(比其他城乡居民高10~20个百分点),保障范围扩大到罹患25种特殊病的建档立卡贫困人口门诊医疗费用,大病保险的保障功能进一步发挥。针对医疗救助,采取的策略是不断加大救助力度。

（三）综合保障,提升贫困人口保障水平

在实施贫困人口医保倾斜政策的同时,全面推进城乡居民基本医保制度整合,均衡城乡保障待遇,提高保障水平,扩大门障范围,减轻广大人民群众医疗费用负担。与此同时,推进医保支付制度改革、控制不合理医疗费用增长;落实基本医疗保障范围规定,促进医疗服务公平可及;提升基层医保经办管理服务能力, 做好"一站式服务、一窗口办理、一单制结算"。

三、云南省贫困人口医疗保障制度

医疗保障是减轻群众就医负担、增进民生福祉、维护社会和谐稳定的重大制度安排,随着健康扶贫工程的深入推进,医疗保障制度在有效防止因病致贫返贫上发挥了巨大作用。2018年,《关于打赢脱贫攻坚战三年行动的指导意见》《医疗保障扶贫三年行动实施方案(2018—2020)》等重要政策提出要形成立足"基本医保+大病保险+医疗救助"三重保障为基础的覆盖全体贫困人口的多层次医疗保障体系,充分发挥医疗保险"保基本、救大病、托底线"的反贫困功能,坚持普惠政策与特惠措施相结合,降低贫困人口的健康风险脆弱性。2020年,党中央、国务院发布了《关于深化医疗保障制度改革的意见》[6](简称《意见》),提出了构建多层次医疗保障体系的制度目标。

云南省委、省政府深刻领会习近平总书记关于"我们建立全民医保的根本目的,就是要解除全体人民的疾病医疗后顾之忧"和精准扶贫重要论述,深入贯彻党中央、国务院脱贫攻坚决策部署,聚焦贫困人口"基本医疗有保障"的目标任务,组织省卫生计生委、医疗保障局、扶贫办等多个部门认真研究、广泛试点、深入推进,持续改革,在"实践—认识—再实践"的过程中,逐步形成以"三重保障"为核心的具有云南特色的综合医疗保障体系,在脱贫攻坚的决战阶段发挥了关键性的作用。

（一）三重保障

1. 城乡居民基本医保　为贯彻落实《国务院关于整合城乡居民基本医疗保险制度的意见》(国发〔2016〕3号)精神,完善城乡居民基本医疗保险制度,2016年8

月,云南省人民政府颁发《云南省人民政府关于整合城乡居民基本医疗保险制度(云政发〔2016〕72号)》文件,要求2017年1月1日起,全省各地统一执行城乡居民基本医保政策。在有效政策的推动下,云南省城乡居民基本医保建立,其参保范围覆盖统筹区域内除职工基本医保应参保人员以外的其他所有城乡居民,参保居民不再区分农村和城镇居民,不受城乡户籍限制,城乡居民基本医保的具体情况如表3-2所示。针对建档立卡贫困人口的城乡居民基本医保,云南省从参保、就医管理、待遇保障、信息管理等方面入手,确保建档立卡贫困人口100%参保以及住院政策范围报销比例达到70%。

表3-2　云南省建档立卡贫困人口城乡居民基本医保政策

保险类型			城乡居民基本医保	
人群类型			非贫困人口	贫困人口
覆盖范围			统筹区域内除职工基本医保应参保人员以外的其他所有城乡居民	100%参保
筹资	方式		个人缴费+政府补助,鼓励社会扶持	政府补助
	2016年	补助标准	政府补助(420元/人/年)	政府全额补助
	2019年	补助标准	(1) 财政补助增加30元,达到不低于520元/人/年 (2) 个人缴费增加30元,达到每人每年250元	(1) 财政补助180元 (2) 个人缴费增加30元,达到每人每年70元
保障待遇	2016年	普通门急诊	(1) 乡村两级：50% (2) 县(市、区)：25% (3) 年度支付限额由统筹地区确定	(1) 先诊疗后付费 (2) 一般诊疗费由基本医保基金全额支付
		慢病门诊	由统筹地区确定;慢病门诊医疗费不纳入年度最高支付限额	提高慢病门诊报销比例10~20个百分点
	2019年	慢病门诊	(1) 规范诊断的高血压、糖尿病患者降压药、降糖药纳入保障范围 (2) 支付比例不低于50%,年度最高支付限额与普通门诊合并累计计算,不得低于400元/人	提高慢病门诊报销比例10~20个百分点
		特殊病门诊	(1) 支付比例统一：70%,门诊起付线1200元 (2) 年度支付限额：按各统筹地区基本医保和大病保险住院最高支付限额执行 (3) 封顶线：门诊与住院合并计算	大病保险年度支付限额提高50%

续　表

保障待遇	2016 年	住院	（1）报销比例：① 省级和省外：符合转诊转院的 60%；不符合转诊转院的 40%；② 州（市）级：符合转诊转院的 60%，不符合转诊转院的 50%；③ 县级 60%～80%；④ 乡级：80%～90% （2）起付线：① 省级和省外：1 200 元/次；② 州（市）级 700～1 000 元/次；③ 县级：400～600 元/次；④ 乡级：100～300 元/次 （3）封顶线：原则上不低于 15 万元，特殊病门诊费用和住院报销费用合并 （4）支付比例在 75% （5）超过最高支付限额的住院医疗费用由城乡居民大病保险支付	（1）乡镇卫生院不设起付线 （2）合规费用全部纳入报销 （3）按规范转诊转院住院的，报销比例提高 5% （4）适当降低大病保险起付线

2. 大病保险　　大病保险是构建多层次医疗保障体系的一项重要制度安排。2016 年 1 月 1 日起，云南省全面建立城乡居民大病保险，实行市级统筹和城乡统筹，与医疗救助等制度紧密衔接，共同发挥托底保障的功能，有效缓解因病致贫返贫问题，其保障对象为全体城乡居民基本医保参保人，大病保险资金从城乡居民基本医保基金中筹集，个人不缴大病保险费；其保障范围为住院费用经居民医保支付后，个人自付政策范围内医疗费用累计超过大病保险起付线的部分；其保障水平按全省上一年度居民人均可支配收入的 50% 确定，支付比例不低于60%。针对建档立卡贫困人口，云南省大病保险采用精准倾斜的策略（表3-3），实行"一降二提一扩大"的优惠政策，即大病保险住院起付线降低 50%，年度报销限额提高 50%，政策范围内费用报销比例提高到 70%（比其他城乡居民高 10～20 个百分点），保障范围扩大到罹患 25 种特殊病的建档立卡贫困人口门诊医疗费用，大病保险的保障功能进一步发挥。

表 3-3　云南省贫困人口大病保险政策倾斜

	非贫困人口	贫困人口
覆盖范围	大病患者	100%
筹　资	（1）从基本医保基金中划拨，个人不缴 （2）新增财政补助一半用于提高大病保险保障能力（在 2018 年基础上增加 15 元） （3）人均筹资标准不低于 65 元	每人每年 180 元定额参保补助
待　遇	（1）起付线：全省上年度居民人均可支配收入的 50% 确定，2018 年云南居民人均可支配收入 20 084 元，2019 年大病保险起付线不高于 10 000 元 （2）报销比例：不低于 60%	（1）起付线：5 000 元 （2）支付比例：65% 以上 （3）全面取消建档立卡贫困人口大病保险封顶线

3. 医疗救助　　2019 年 10 月，云南省根据国务院办公厅等部门颁发的《关于进一步完善医疗救助制度全面开展重特大疾病医疗救助工作意见的通知》，云南省医保局对医疗救助制度进行系统安排。明确医疗救助对象主要经当地民政部门确定，具有当地户口的最低生活保障家庭成员、特困供养人员、低收入家庭中的老年人和未成年人、重度残疾人、重病患者及符合县级以上政府有关规定的其他特殊困难人员。医疗救助内容为住院医疗救助为主，门诊救助、临时救助、慈善救助为补充。针对建档立卡贫困人口，云南省将其全部纳入医疗救助范围，取消医疗救助起付线，对因病致贫家庭重特大疾病患者，年度累计救助封顶线不低于 10 万元，符合转诊转院规范住院发生的医疗费用，政策范围内经基本医保、大病保险报销后达不到 90% 的，通过医疗救助报销到 90%，具体情况如表 3 - 4 所示。

表 3 - 4　云南省医疗救助制度

制度框架		具 体 内 容
管理原则		属地化原则
救助内容	资助参保 全额资助	特困供养人员按当年城乡居民基本医保个人缴费标准予以全额资助
	资助参保 定额资助	（1）城乡低保对象、丧失劳动能力的一、二级重度残疾人、低收入家庭中 60 岁以上的贫困老年人和未成年人（含农村三级残疾中国的智力和精神残疾人），参保缴费按每人每年 120 元的标准定额资助 （2）25 个边境县、市一线行政村的农村居民，经批准的迪庆州、怒江州除农村低保对象和特困供养人外的农村居民给予每人每年 70 元定额资助 （3）居住在边境县、市一线行政村的农村重点优抚对象，按照个人缴费标准全额资助。其中，在医疗救助资金中定额资助 120 元，不足部分由优抚对象医疗补助资金中资助
	门诊救助	慢性病需要长期服药，或患重特大疾病需要在医保定点医疗机构长期门诊治疗，导致自付医疗费用较高的医疗救助对象
	住院救助	（1）医保政策范围内发生的住院费用，经城乡居民基本医保、大病保险及各类补充医保、商业保险报销后的个人负担费用，在年度救助限额内按不低于 70% 的比例予以救助 （2）年度最高救助限额由县级以上地方人民政府视具体情况而定
重特大疾病医疗	对象	重点救助对象、低收入救助对象、因病致贫家庭重病患者
	内容	政策范围内经基本医保、大病保险、补充医保补偿后仍难以负担的住院和门诊医疗费用
	范围 22 种	儿童白血病、儿童先心病、食管癌、结肠癌、直肠癌、肺癌、胃癌、乳腺癌、宫颈癌、血友病、急性心肌梗死、终末期肾病、耐多药结核病、慢性粒细胞性白血病、脑梗死、唇腭裂、儿童尿道下裂、艾滋病机会感染、儿童苯丙酮尿症、重性精神疾病、1 型糖尿病、甲状腺功能亢进
	标准	（1）视具体情况制定救助比例和封顶线 （2）全面取消救助起付线 （3）对因病致贫家庭重病患者可适当设置起付线，年度累计救助封顶线不低于 10 万元

> 贫困群众从"小病拖、大病挨、重病才往医院抬"到"看病不再贵、不再难、不再远"，因病致贫返贫有效解决
>
> 　　怒江州医保政策"全覆盖"，建立"基本医保+大病保险+医疗救助"的三重保障机制。所有建档立卡贫困人口全部予以身份标识，对符合参保条件的建档立卡贫困人口100%参加城乡居民基本医保和城乡居民大病保险，参保基金按标准及时收缴到位，实现"应保尽保、应缴尽缴"。为防止因病致贫返贫，对符合参保条件的"边缘户"100%参加城乡居民基本医保和大病保险，做到健康扶贫政策"应享尽享"。"先诊疗，后付费"和"一站式"即时结算"更便民"，在全州县域内定点医疗机构实施农村贫困住院患者"先诊疗，后付费"医疗服务模式，联合州人力资源和社会保障、民政、财政等部门共同研究解决资金管理、费用结算支付等问题，实现医疗费用"一站式"结算，让贫困患者少垫资、少跑路。
>
> 　　健康扶贫工程实施以来，怒江州因病致贫返贫减少0.39万户1.5万人；建档立卡贫困人口住院报销比例由68.1%提高到90.3%，人均自付费用从1 447.14元降低到552.33元。
>
> 　　　　　　　　——资料来源：云南省卫生健康委原健康扶贫办公室（内部资料）

（二）重点人群、重点疾病

　　1. 大病专项救治　2017年5月8日，云南省卫生计生委与省人社等部门联合下发了《关于印发云南省农村贫困人口大病专项救治工作方案的通知》（云卫医发〔2017〕33号），开始启动大病专项救治工作（表3-5）。对食管癌、胃癌、结肠癌、直肠癌、终末期肾病、重性精神疾病、儿童白血病等9类15个病种进行救治。7月25日，云南省卫生计生委下发《关于做好农村贫困人口大病专项救治有关工作的通知》，从成立专家组、明确定点医院、规范诊疗、费用控制、信息报送等方面进行细化，进一步强化全省卫生系统开展农村贫困人口大病专项救治工作，推动工作的有效实施。

表3-5　云南省大病专项救治

覆盖病种	儿童白血病、儿童先心病、食管癌、结肠癌、直肠癌、肺癌、肝癌、乳腺癌、宫颈癌、神经母细胞瘤、儿童淋巴瘤、骨肉瘤、血友病、地中海贫血、急性心肌梗死、终末期肾病、耐多药结核病、白内障、肺尘埃沉着病、唇腭裂、尿道下裂、脑卒中、慢性阻塞性肺气肿、艾滋病机会感染、重性精神疾病，2020年新增4种（膀胱癌、卵巢癌、肾癌、风湿性心脏病）
筛　　查	（1）自上而下核准病例与自下而上筛查病例相结合 （2）健全专项救治台账
施　　治	发现一例、建档一例、救治一例、销号一例
救治质量	（1）充分利用三级医院对口帮扶优势资源 （2）充分利用信息化手段
费用支付	（1）先诊疗，后付费 （2）县域内定点医疗机构一律不收取押金

2. 三个一批　　随着健康扶贫工作的不断深入,对"精准健康扶贫"的要求更加细致。2017 年,云南省卫生计生委、人力资源社会保障厅、民政厅、财政厅、云南省扶贫办联合制定了《云南省健康扶贫工程"三个一批"行动计划实施方案》,推进全省贫困人口分类救治,将健康扶贫精准到人、精准到病。《云南省健康扶贫工程"三个一批"行动计划实施方案》的任务(表 3 - 6)是 2017~2020 年,对核准核实的患有大病和长期慢病的农村贫困人口(指建档立卡贫困人口、农村低保对象、农村特困人员、农村贫困残疾人)根据实际患病情况,对大病实施集中救治,对慢病实行签约服务管理,对重病实行医疗费用保障。

表 3 - 6　云南省健康扶贫工程"三个一批"行动计划实施方案

总目标	有效减少因病致贫、因病返贫		
政策范围	建档立卡贫困人口、农村低保对象、农村特困人员、农村贫困残疾人		
政策对象	9 类 15 种大病患者	慢病患者	住院治疗费用实际补偿比例达不到 90%和医疗费用仍然超过当地农村居民人均可支配收入的部分
行动措施	大病集中救治一批	慢病签约服务管理一批	重病保障一批
实施过程	(1) 确定定点医院。原则：保证质量、方便患者、管理规范；199 家公立医院 (2) 确定诊疗方案。原则：保基本、兜底线 (3) 确定收费标准。原则：有激励、有约束 (4) 确定费用报销比例 (5) 加强质量管理 (6) 加强责任落实 (7) 规范诊疗行为 (8) 做好大病救治的信息报送	(1) 建立农村贫困人口健康卡,落实基本公共卫生服务项目、每年 1 次健康体检 (2) 实行签约服务：服务内容为公共卫生、慢病管理、健康咨询和中医干预 (3) 开展健康管理。高血压、糖尿病、重性精神疾病、结核病患者规范管理 (4) 建档立卡贫困人口免交家庭医生签约费。签约服务费由医保基金、基本公共卫生服务补偿和各级财政共同承担	(1) 建立落实医疗费用保障机制 (2) 建立健康扶贫保障衔接机制 (3) 实行"先诊疗后付费"和"一站式"结算制度 (4) 动员社会力量救助
保障措施	(1) 强化组织领导,实行省级统筹、州市负责、县抓落实的工作机制 (2) 广泛动员部署,夯实工作基础 (3) 建立工作台账,实行动态管理 (4) 加强宣传引导,推动深入开展		

四、云南省贫困人口医疗保障制度减贫效果

(一) 资料来源与研究方法

1. 资料来源　本章的资料来源于三个部分：建档立卡贫困户医疗费用及医保报

销的相关数据来源于 2019 年云南省健康扶贫监测系统;非建档立卡贫困户医疗费用及医保报销的相关数据来源于 2019 年云南省医疗保障局数据库;为弥补上述现有资料提供信息的不足,对贫困人口卫生服务需求和利用、慢性病疾病经济负担等方面的数据通过入户现场问卷调查获得,建档立卡贫困户和非建档立卡贫困户卫生服务需求和利用方面的数据来源于 2020 年 12 月~2021 年 3 月昆明医科大学课题组开展的现场问卷调查资料。

2. 抽样方法　贫困人口医疗保障制度的减贫效果评估采用点面结合的方法,从全省情况和抽样县情况层面展开,抽样方法包括现有数据库的抽样和现场问卷调查抽样。

现有数据库的抽样是根据云南省 88 个贫困县的经济状况、人口规模、地理位置等,从 61 个非深度贫困县中抽取 3 个县,从 27 个深度贫困县中抽取 5 个县,共 8 个县作为研究的样本县,分别是祥云县、会泽县、凤庆县、永善县、西畴县、金平县、兰坪县和维西县,对 8 个抽样县的贫困人口医疗保障制度减贫效果进行评估分析。

现场问卷调查的抽样是从上述抽取的 8 个抽样县中,根据经济状况分别抽取了 1 个非深度贫困县(祥云县)和 2 个深度贫困县(会泽县和兰坪县),对 3 个抽样县的建档立卡贫困户和非建档立卡贫困户中 15 岁及以上成员进行一对一问卷调查。祥云县总人口 47.57 万人(男性 24.12 万人,女性 23.45 万人),辖 13 个乡镇;会泽县总人口 93.24 万人(男性 49.44 万人,女性 43.8 万人),辖 21 个乡镇;兰坪县总人口 22.04 万人(男性 11.73 万人,女性 10.31 万人),辖 8 个乡镇。问卷调查内容包括家庭成员基本情况、经济收入及支出情况、医疗保障和卫生服务利用情况、家庭参保情况、家庭成员慢性病患病情况和慢性病疾病经济负担情况等。

在开展调查的 8 个抽样县中,2019 年云南省健康扶贫监测系统中登记的建档立卡贫困户共 441 195 人(男性 238 565 人,女性 202 630 人),覆盖 112 787 个贫困家庭。其中,在 2019 年至少住院一次的建档立卡贫困人口有 35 429 人(男性 17 538 人,女性 17 891 人),涉及 22 517 个贫困家庭。现场调查 432 户共 1 044 人,其中建档立卡贫困户 237 户,非建档立卡贫困户 195 户。

3. 指标

(1) 卫生服务利用的相关指标:指实际利用卫生服务的数量,是人群卫生服务需要量和卫生资源供给量相互制约的结果。以两周患病率评价家庭成员的卫生服务需求,以两周就诊率和年住院率评价家庭成员的卫生服务利用情况。两周就诊率是指调查前两周内患病人数与调查人数的比值。1 年内住院率是指调查 1 年内住院人数与调查人数的比值。

(2) 减贫效果指标:国际经验表明,在其他因素不变的情况下,个人现金支付占卫生总费用比重较高的国家,更容易发生灾难性卫生支出。世界卫生组织(World Health Organization,WHO)定义的灾难性卫生支出是指[7]某地、某个时间段内,家庭的卫生支出大于或等于家庭支付能力(家庭支付能力=家庭年总收入−食品及教育支出)的 40%时,即认为该支出为灾难性的。通过大量文献查阅,从疾病导致的家庭灾难性卫生支出、因病致贫、患者住院自付比例三个方面进行评价,其中家庭灾难性卫生支出和因病致贫是目前国际上采用的评价疾病对家庭经济影响的主要经济学评价方法。根据国际上对家庭灾难性卫生支出和因病致贫的定义,确定合理的指标进行评价,指标包括灾难性卫生支出发生率、因病致贫发生率、患者住院自付比例。

灾难性卫生支出发生率(incidence of catastrophic health expenditure, incidence of CHE)是指发生灾难性卫生支出的家庭占全部样本家庭的百分比,反映了灾难性卫生支出的广度。

$$灾难性卫生支出发生率 = \frac{发生灾难性卫生支出的家庭数}{样本家庭数} \times 100\%$$

因病致贫发生率是指家庭成员在支付因慢性病产生的医疗卫生费用后,导致家庭陷入贫困的比例。根据《云南省2016年国民经济和社会发展统计公报》,农村贫困标准为每人2 300元/年,低于此值即为贫困。

$$因病致贫发生率 = \frac{因慢性病致贫家庭数(户)}{患慢性病家庭数(户)} \times 100\%$$

患者住院费用自付比例是指过去一年内住院患者自付住院费用占总住院费用的比例。

$$患者住院费用自付比例 = \frac{自付住院费用}{总住院费用} \times 100\%$$

(二)贫困人口医疗保障制度的减贫效果

1. 实现建档立卡贫困人口医疗保障全覆盖　从2016年精准脱贫、健康扶贫系列措施实施以来,全省医保系统层层压实细化扶贫任务,不断织密补牢医疗保障扶贫网,全省建档立卡贫困人口参加基本医保、大病保险、医疗救助全覆盖,县、乡、村三级医疗机构全面达标,实现基本医疗有保障突出问题年内基本解决的目标。截至2020年12月底,全省有36种大病建档立卡贫困患者184 535人,已救治183 919人,救治进度达99.67%;截至2020年12月底,全省因病致贫返贫人员累计减少28.30万户、112.60万人;建档立卡贫困人口县域内就诊率为92.94%,住院报销比例为89.45%。到2020年12月31日,全省16个州市756.15万贫困人口实现基本医保、大病保险、医疗救助全覆盖,参保率达到100%。

云南省8个抽样县调查结果显示(表3-7),2019年建档立卡贫困户住院患者前十大住院原因分别为高血压(10.3%)、重性精神疾病(5.2%)、类风湿性关节炎(5.1%)、糖尿病(4.6%)、脑血管病(4.1%)、慢性阻塞性肺疾病(3.7%)、冠心病(3.4%)、脑卒中(3.3%)、慢性支气管炎(3.2%)和哮喘(3.1%);男性住院患者前四大住院原因分别为高血压(9.92%)、重性精神疾病(5.59%)、类风湿性关节炎(5.13%)和糖尿病(4.42%),而女性住院患者前四大住院原因分别为高血压

（10.61%）、类风湿性关节炎（5.14%）、糖尿病（4.78%）和重性精神疾病（4.72%），男、女性住院患者后六大住院原因排序均一致（表3-7）。2019年云南省8个抽样县非贫困户住院患者前十大住院原因分别为慢性支气管炎（3.5%）、肺部感染（3.2%）、腰椎间盘突出（2.4%）、脑卒中（1.6%）、高血压（1.5%）、慢性阻塞性肺疾病（1.4%）、胆囊结石（1.2%）、关节炎（1.1%）、冠心病（0.9%）和糖尿病（0.8%）；男性和女性住院患者前三大住院原因相同,后六大住院原因排序略有不同（表3-8）。

表3-7 2019年云南省8个抽样县建档立卡贫困户住院患者10大住院原因 （单位：%）

住院原因	男性（排序）	女性（排序）	合计（排序）
高血压	9.92(1)	10.61(1)	10.31(1)
重性精神疾病	5.59(2)	4.72(4)	5.22(2)
类风湿性关节炎	5.13(3)	5.14(2)	5.13(3)
糖尿病	4.42(4)	4.78(3)	4.63(4)
脑血管病	4.18(5)	4.11(5)	4.09(5)
慢性阻塞性肺疾病	3.93(6)	3.52(6)	3.72(6)
冠心病	3.39(7)	3.38(7)	3.39(7)
脑卒中	3.42(8)	3.24(8)	3.32(8)
慢性支气管炎	3.19(9)	3.18(9)	3.18(9)
哮喘	3.13(10)	3.12(10)	3.13(10)

数据来源：2019年云南省卫生健康委全国健康扶贫动态管理系统（内部资料,未公开）。

表3-8 2019年云南省8个抽样县非贫困户住院患者10大住院原因 （单位：%）

住院原因	男性（排序）	女性（排序）	合计（排序）
慢性支气管炎	3.83(1)	3.39(1)	3.52(1)
肺部感染	3.71(2)	3.13(2)	3.21(2)
腰椎间盘突出	2.33(3)	2.59(3)	2.42(3)
脑卒中	1.64(5)	1.72(4)	1.63(4)
高血压	1.49(6)	1.48(5)	1.49(5)
慢性阻塞性肺疾病	1.74(4)	1.33(6)	1.42(6)
胆囊结石	1.29(7)	1.21(7)	1.22(7)
关节炎	1.24(8)	1.12(8)	1.13(8)
冠心病	0.98(9)	0.91(9)	0.92(9)
糖尿病	0.67(10)	0.89(10)	0.78(10)

数据来源：2019年云南省医疗保障局（内部资料,未公开）。

高血压、糖尿病、慢性阻塞性肺疾病、冠心病、脑卒中和慢性支气管炎均是云南省农村调查地区建档立卡贫困户和非贫困户住院患者排在前十位的住院原因。慢性病已成为农村贫困人群最大的健康威胁,治疗慢性病的高额住院费用是导致中国农村人口贫困的重要根源,因病致贫是造成农村建档立卡贫困户贫困的根本原因之一[5,8,9]。因此,要改善调查地区农村建档立卡贫困户的因病致贫、因病返贫情况,应加强慢性病的预防和治疗,并着重建立有效的医疗保险制度。

2. 建档立卡贫困患者住院自付比例明显降低　云南省健康扶贫监测系统数据分析结果显示,2019 年建档立卡贫困患者人均住院费用报销比例达到 89.71%,远高于同期云南省西双版纳、保山、大理、楚雄等 12 个州(市)农村人口医保平均报销比例 68.59%,比 2017 年全国农村建档立卡贫困人口医保报销比例平均水平 84% 有显著提升。

2019 年,云南省建档立卡贫困人口多重医疗保障的费用构成中,基本医保报销比例为 72.99%,大病保险报销比例为 3.62%,医疗救助报销比例 8.05%,表明以基本医保为主的建档立卡贫困人口多层次医疗保障体系在健康扶贫中取得显著成效。此外,2019 年云南省建档立卡贫困人口人均自付费用为 556 元,比 2017 年全国平均水平 1 062 元大大降低。全省不同地州、市建档立卡贫困人口住院费用的人均自付费用、报销比例等存在地区差异(表 3 - 9)。

表 3 - 9　2019 年云南省建档立卡贫困人口住院费用医保报销情况

行政区划	医疗总费用（万元）	人均自付费用（元）	报销比例（%）	基本医保（万元）	大病保险（万元）	医疗救助（万元）
云南省	32 417.16	556.3	89.71	23 659.89	1 172.55	2 609.38
昆明市	2 227.52	416.52	91.35	1 652.06	16.42	122.41
曲靖市	5 623.77	515.12	90.32	4 206.30	160.44	162.27
玉溪市	5.33	320.21	92.19	4.07	0.00	0.71
保山市	1 176.84	437.2	90.46	829.90	68.18	125.62
昭通市	4 076.65	974.59	86.50	2 719.28	321.60	339.94
丽江市	1 969.51	690.22	90.58	1 396.82	102.16	223.59
普洱市	2 716.99	444.43	89.71	1 882.71	59.79	276.96
临沧市	314.74	780.09	89.62	233.45	19.28	19.58
楚雄州	3 384.74	472.01	90.36	2 679.66	37.32	242.35
红河州	3 904.98	587.09	89.35	2 800.34	155.71	454.89
文山州	3 490.20	567.95	90.64	2 706.94	139.37	218.61

续　表

行政区划	医疗总费用 （万元）	人均自付 费用（元）	报销比例 （%）	基本医保 （万元）	大病保险 （万元）	医疗救助 （万元）
西双版纳州	172.07	577.48	90.74	134.39	2.02	13.61
大理州	2 978.03	478.74	89.38	2 158.65	71.10	373.57
德宏州	199.43	724.52	89.28	139.72	9.95	10.86
怒江州	4.50	479.94	88.28	3.41	0.00	0.50
迪庆州	171.84	708.93	90.68	112.21	9.21	23.92

数据来源：2019年云南省卫生健康委健康扶贫动态监测系统（内部资料，未公开）。

从门诊报销情况看，2019年云南省建档立卡贫困人口医疗门诊费用负担较低，人均自付费用仅为118.85元，三重保障实际报销比例高达83.48%。显然，通过实施综合施策、分类救治、多重保障的医保扶贫政策，云南省建档立卡贫困人口医疗费用负担大大减轻，医疗服务可负担性提升，医保扶贫效果显著。全省不同地州、市建档立卡贫困人口门诊费用的人均自付费用、报销比例等存在地区差异（表3-10）。

表3-10　2019年云南省建档立卡贫困人口门诊费用医保报销情况

行政区划	医疗总费用 （万元）	人均自付费用 （元）	报销比例 （%）	基本医保 （万元）	大病保险 （万元）	医疗救助 （万元）
云南省	1 590.91	118.85	83.48	1 229.81	12.79	9.03
昆明市	72.92	81.26	82.59	21.66	0.00	1.29
曲靖市	79.78	570.98	90.62	67.33	0.04	0.04
玉溪市	13.69	156.46	92.23	12.62	0.00	0.00
保山市	96.75	132.72	82.40	72.43	4.93	1.23
昭通市	108.21	164.22	81.77	75.88	0.52	1.21
丽江市	43.74	165.17	86.97	36.25	0.24	0.32
普洱市	499.32	204.32	86.36	408.78	5.64	1.52
临沧市	9.98	67.4	74.27	7.41	0.00	0.00
楚雄州	29.34	13.43	96.93	28.42	0.00	0.01
红河州	107.55	54.4	76.56	81.28	0.14	0.75
文山州	337.47	121.44	82.64	272.46	0.54	1.15
西双版纳州	9.95	134.55	82.15	7.56	0.00	0.12

续 表

行政区划	医疗总费用 （万元）	人均自付费用 （元）	报销比例 （%）	基本医保 （万元）	大病保险 （万元）	医疗救助 （万元）
大理州	147.80	118.36	76.07	110.10	0.72	1.36
德宏州	25.97	101.59	79.70	20.50	0.00	0.03
怒江州	0.04	34.18	66.67	0.03	0.00	0.00
迪庆州	8.40	396.05	84.92	7.10	0.03	0.00

数据来源：2019 年云南省卫生健康委健康扶贫动态监测系统（内部资料，未公开）。

如表 3－11 所示，云南省 8 个抽样县建档立卡贫困户住院患者平均住院费用最高的是严重精神疾病，最低的是类风湿性关节炎；而住院费用自付比例最高的是类风湿性关节炎患者（16.19%），自付比例最低的是严重精神疾病患者（8.86%）。云南省 8 个抽样县非贫困户住院患者住院费用自付比例最高的是胆囊结石（39.25%），自付比例最低的是慢性支气管炎（27.32%）。云南省 8 个抽样县贫困户住院患者高血压、糖尿病、慢性阻塞性肺疾病、冠心病、脑卒中和慢性支气管炎的住院费用自付比例明显低于非贫困户。

表 3－11 2019 年云南省 8 个抽样县贫困户与非贫困户住院患者前 10 位住院
原因次均住院费用及自付比例

贫 困 户				非 贫 困 户			
位次	住院原因	次均住院 费用（元）	患者自付 比例（%）	位次	住院原因	次均住院 费（元）	患者自付 比例（%）
1	高血压	6 144.63	16.16	1	慢性支气管炎	5 595.60	27.32
2	严重精神疾病	17 585.68	8.86	2	肺部感染	6 493.20	34.74
3	类风湿性关节炎	5 589.24	16.19	3	腰椎间盘突出	4 087.50	36.61
4	糖尿病	9 686.50	14.13	4	脑卒中	9 118.86	32.52
5	脑血管病	12 109.96	12.41	5	高血压	6 751.86	31.40
6	慢性阻塞性肺疾病	13 667.19	11.66	6	慢性阻塞性肺疾病	9 407.87	36.60
7	冠心病	14 377.80	14.86	7	胆囊结石	10 302.56	39.25
8	脑卒中	13 402.30	10.21	8	关节炎	8 322.76	32.84
9	慢性支气管炎	7 988.57	10.02	9	冠心病	21 381.56	34.58
10	哮喘	14 146.91	9.99	10	糖尿病	7 911.37	35.56

数据来源：① 2019 年云南省卫生健康委全国健康扶贫动态管理系统（内部资料，未公开）；② 2019 年云南省医疗保障局（内部资料，未公开）。

许多研究表明[10-12],人们因高额的自付费用而陷入贫困。云南省 8 个抽样县立卡贫困户住院患者的慢性病住院费用自付比例(最低的是严重精神疾病患者)为 8.86% ~ 16.19%,远低于 2017 年全国平均水平(28.77%)[13]。此外,8 个抽样县贫困户住院患者的慢性病住院费用自付比例(10% 左右)也明显低于非贫困户(30% 左右)。该结果表明医疗保障制度能有效降低农村建档立卡贫困户患者特别是对于大病患者的住院费用和自付比例,显著提高医疗保障水平。

　　3. 抽样县贫困人口医疗保障制度的减贫效果

　　(1) 建档立卡贫困户门诊和住院服务利用(表 3 - 12):2020 年,对云南省祥云县、会泽县和兰坪县开展入户问卷调查,随机抽取了建档立卡贫困户和非建档立卡贫困户进行入户调查,共调查 1 044 人,其中男性 535 人(51.2%),女性 509 人(48.8%),建档立卡贫困户致贫的最主要原因为缺乏劳动力(47.2%)和因疾病丧失劳动能力(33.2%)。

表 3 - 12　2020 年调查人群卫生服务需求和利用情况　　　　(单位:n,%)

变　量	建档立卡贫困户 (n =521)	非建档立卡贫困户 (n =523)	合计 (n =1 044)
医疗服务可及性			
好	92(90.2) *	105(99.05)	197(94.70)
差	10(9.71)	1(0.95)	11(5.30)
两周患病人数(患病率)	134(25.72) **	76(14.53)	210(20.11)
两周门诊情况			
门诊就诊			
是	88(65.67)	56(73.68)	144(68.57)
否	46(36.33)	20(26.32)	66(31.43)
门诊就诊机构			
村卫生室	360(69.09)	405(77.44)	765(73.28)
乡镇卫生院	231(44.33)	210(40.15)	441(42.24)
县级及以上医院	231(43.33) *	194(37.09)	425(40.71)
私立医院或诊所	49(9.40)	34(6.50)	83(7.95)
近一年住院情况			
是否住院治疗			
是	132(25.34) **	81(15.49)	213(20.40)
否	389(74.66)	442(84.51)	831(79.60)
住院机构			

变　　量	建档立卡贫困户 (n =521)	非建档立卡贫困户 (n =523)	合计 (n =1 044)
乡镇卫生院	26(19.70)	27(33.33)	53(24.88)
县级及以上医院	106(80.30)*	54(66.67)	160(75.12)
近一年有需要住院而未住院的 情况	13(10.62)	8(7.14)	21(8.89)
对医疗保障制度的满意度	237(100.00)	192(98.50)	429(99.32)

* P<0.05；** P<0.01。
数据来源：2020 年云南省 3 个抽样县现场问卷调查资料。

　　建档立卡贫困户两周患病率和一年内住院率均明显高于非建档立卡贫困户；建档立卡贫困户选择县级及以上医院门诊就诊和住院的比例均高于非建档立卡贫困户；而两类调查人群对医疗保障制度的满意度基本一致。

　　3 个现场调查地区建档立卡贫困户的卫生服务需要以及对县级及以上医疗机构的卫生服务利用率均明显高于非建档立卡贫困户。建档立卡贫困户的两周患病率高于非建档立卡贫困户，表明农村建档立卡贫困户因病致贫的风险更高。此外，调查地区建档立卡贫困户的医疗服务利用率高于非贫困人群，也明显高于 2018 年全国第六次卫生服务调查结果，表明医疗保障制度在改善云南省农村贫困人群的医疗服务可及性和卫生服务利用方面取得了明显成效。

　　(2) 医疗保障制度对防止灾难性卫生支出和因病致贫成效明显：2019 年在调查的 22 517 户建档立卡贫困家庭中，医保报销前灾难性卫生支出的发生率为 25.37%，医保报销后发生率仅为 1.30%(表 3-13)。在调查的 22 517 户建档立卡贫困户家庭中，医保报销前因病致贫发生率为 15.76%，医保报销后发生率仅为 0.63%(表 3-14)。

表 3-13　2019 年云南省建档立卡贫困户医保报销前后灾难性卫生支出发生情况

建档立卡贫困 家庭数 (户)	灾难性卫生支出 (报销前)		灾难性卫生支出 (报销后)	
	家庭数 (户)	发生率 (%)	家庭数 (户)	发生率 (%)
22 517	5 712	25.37	293	1.30

数据来源：2019 年云南省卫生健康委健康扶贫办公室扶贫监测系统(内部资料，未公开)。

表 3-14　2019 年云南省建档立卡贫困户医保报销前后因病致贫发生情况

建档立卡贫困 家庭数 (户)	因病致贫 (报销前)		因病致贫 (报销后)	
	家庭数 (户)	发生率 (%)	家庭数 (户)	发生率 (%)
22 517	3 549	15.76	142	0.63

数据来源：2019 年云南省卫生健康委健康扶贫办公室扶贫监测系统(内部资料，未公开)。

　　2019 年在调查的 22 517 户建档立卡贫困户家庭中,10 种慢性病者家庭共 5 418户,医保报销前其家庭灾难性卫生支出发生率为 22.43%,报销后仅为 1.27%(表 3 - 15);其中,医保报销前灾难性卫生支出发生率排在前三位的分别为哮喘患者家庭(43.59%)、脑卒中患者家庭(40.00%)和重性精神疾病患者家庭(36.79%),医保报销后哮喘和冠心病患者家庭均消除了灾难性卫生支出的发生;各疾病在医保报销后的灾难性卫生支出发生率均有显著下降。

表 3 - 15　2019 年云南省建档立卡贫困户 10 种慢性病医保报销前后灾难性卫生支出发生情况

疾　　病	患者家庭数(户)	灾难性卫生支出 (报销前)		灾难性卫生支出 (报销后)	
		家庭数 (户)	发生率 (%)	家庭数 (户)	发生率 (%)
高血压	2 428	365	15.03	10	0.41
类风湿性关节炎	738	135	18.29	4	0.54
重性精神疾病	742	273	36.79	33	4.44
糖尿病	546	126	23.08	12	2.20
脑血管病	400	127	31.75	5	1.25
慢性阻塞性肺疾病	248	80	32.26	3	1.21
冠心病	112	41	36.61	0	0.00
脑卒中	75	30	40.00	1	1.33
慢性支气管炎	90	21	23.33	1	1.11
哮喘	39	17	43.59	0	0.00
合计	5 418	1 215	22.43	69	1.27

数据来源:2019 年云南省卫生健康委健康扶贫办公室扶贫监测系统(内部资料,未公开)。

　　在调查的建档立卡贫困户家庭中,10 种慢性病患者家庭共 5 418 户,医保报销前其因病致贫发生率为 14.05%,报销后仅为 0.66%;其中,医保报销前因病致贫发生率排在前三位的分别为严重精神疾病患者家庭(26.15%)、冠心病患者家庭(24.11%)和脑卒中患者家庭(21.33%),医保报销后冠心病和哮喘患者家庭均消除了因病致贫的发生;各疾病在医保报销后的因病致贫发生率均有显著下降(表 3 - 16)。

　　调查人群中 4 种救治分类患者家庭共 26 245 户,医保报销前后灾难性卫生支出发生率分别为 22.64% 和 1.12%。其中,重病保障家庭灾难性卫生支出医保报销前的发生率最高(39.35%),其次为大病集中救治家庭(33.25%);医保报销后各类救治分类患者家庭的灾难性卫生支出发生率均有明显下降(表 3 - 17)。

表 3-16　2019 年云南省建档立卡贫困户 10 种慢性病医保报销前后因病致贫发生情况

疾　病	患者家庭数（户）	因病致贫（报销前）		因病致贫（报销后）	
		家庭数（户）	发生率（%）	家庭数（户）	发生率（%）
高血压	2 428	223	9.18	6	0.25
类风湿性关节炎	738	80	10.84	3	0.41
严重精神疾病	742	194	26.15	16	2.16
糖尿病	546	75	13.74	5	0.92
脑血管病	400	78	19.50	2	0.50
慢性阻塞性肺疾病	248	47	18.95	2	0.81
冠心病	112	27	24.11	0	0.00
脑卒中	75	16	21.33	1	1.33
慢性支气管炎	90	13	14.44	1	1.11
哮喘	39	8	20.51	0	0.00
合计	5 418	761	14.05	36	0.66

数据来源：2019 年云南省卫生健康委健康扶贫办公室扶贫监测系统(内部资料,未公开)。

表 3-17　2019 年云南省建档立卡贫困户家庭 4 种救治分类患者医保报销前后
　　　　　家庭灾难性卫生支出发生情况

疾　病	患者家庭数（户）	灾难性卫生支出（报销前）		灾难性卫生支出（报销后）	
		家庭数（户）	发生率（%）	家庭数（户）	发生率（%）
常见多发病	15 621	3 158	20.22	116	0.74
大病集中救治	3 020	1 004	33.25	87	2.88
慢病签约服务	7 327	1 671	22.81	82	1.12
重病保障	277	109	39.35	10	3.61
合计	26 245	5 942	22.64	295	1.12

数据来源：2019 年云南省卫生健康委健康扶贫办公室扶贫监测系统(内部资料,未公开)。

　　调查人群中 4 种救治分类患者家庭共 26 245 户,医保报销前后因病致贫发生率分别为 14.03% 和 0.55%(表 3-18);其中,重病保障家庭因病致贫医保报销前发生率最高(22.74%),其次为大病集中救治家庭(22.48%);医保报销后各类救治分类患者家庭的因病致贫发生率均有明显下降。

表 3 - 18　2019 年云南省建档立卡贫困户家庭 4 种救治分类患者医保
报销前后家庭因病致贫发生情况

疾　病	患者家庭数（户）	因病致贫（报销前）		因病致贫（报销后）	
		家庭数（户）	发生率（%）	家庭数（户）	发生率（%）
常见多发病	15 621	1 924	12.32	59	0.38
大病集中救治	3 020	679	22.48	41	1.36
慢病签约服务	7 327	1 017	13.88	40	0.55
重病保障	277	63	22.74	4	1.44
合计	26 245	3 683	14.03	144	0.55

数据来源：2019 年云南省卫生健康委健康扶贫办公室扶贫监测系统（内部资料，未公开）。

多因素 Logistic 回归分析结果显示（表 3 - 19），家庭人均年收入高、户主文化程度高和家庭参保是家庭灾难性卫生支出和因病致贫的保护因素，而家庭有慢性病患者是家庭灾难性卫生支出和因病致贫的危险因素，提示急需改善家庭年人均收入和文化程度较低农村人口医疗服务的可获得性，并侧重提升对教育程度和收入水平较低人群的医疗服务能力。

表 3 - 19　2019 年云南省建档立卡贫困户家庭灾难性卫生支出和因病致贫的影响因素分析

影响因素	β	S. E.	P	OR（95%CI）
灾难性卫生支出				
家庭年人均收入	-0.92	0.10	<0.000 1	0.38(0.31~0.49)
户主文化程度	-0.94	0.04	<0.000 1	0.91(0.57~0.98)
有慢性病患者	1.26	0.18	<0.000 1	3.49(2.50~5.12)
参保	-0.46	0.14	<0.000 1	3.61(2.54~5.14)
因病致贫				
家庭年人均收入	-0.95	0.15	<0.000 1	0.41(0.35~0.52)
户主文化程度	-0.86	0.07	<0.000 1	0.88(0.54~0.96)
患慢病	1.22	0.16	<0.000 1	3.38(2.38~5.04)
参保	-0.42	0.11	<0.000 1	3.77(2.50~5.42)

数据来源：2019 年云南省卫生健康委健康扶贫办公室扶贫监测系统（内部资料，未公开）。

五、云南省医保扶贫的经验与启示

（一）抓实应保尽保，奠定医保扶贫的坚实基础

贫困人口基本医疗有保障的重要基础是将贫困人口全部纳入基本医保、大病保险和医疗救助等制度保障范围。云南省卫生健康委、医保局准确把握基本医疗有保障的标准和要求后，把"应保尽保"、贫困人口"三重保障"全覆盖作为首要任务来抓。首先，坚决做到参保底数清，各级医保部门安排专人，精准掌握动态调整和信息数据变更情况，同时按月做好贫困人口数据横向纵向比对，确保建档立卡贫困人口参保底数清、信息准。其次，坚决做到参保缴费结果清。严格执行资助参保标准、做到缴费信息无缝对接、及时获取贫困人口参保缴费情况，准确标识并动态管理、分类解决贫困人口缴费困难问题。最后，坚决做到贫困人口参保标识状态清。各地医保部门要及时维护医保数据库信息，精准完成参保信息标识及参保信息交换。通过系列措施，织密织牢医疗保障扶贫网，确保全省建档立卡贫困人口基本医保、大病保险和医疗救助全覆盖，实现贫困人口"应保尽保"，实现建档立卡贫困人口 100%参保。

（二）构建"三重保障"，综合释放梯次减负效应

自云南省开展健康扶贫工程以来，云南省委、省政府把健康扶贫摆在脱贫攻坚突出位置，省委书记、省长、省委副书记、分管扶贫和分管卫生计生工作的副省长亲自调研、亲自部署、亲自协调、亲自督促，建立高位推动机制，制定了《医疗保险健康扶贫工作方案》《关于切实做好医疗救助工作的实施意见》《大病专项救治工作方案》等可操作性强、精准度高的政策文件，从广度和深度形成合力，全面落实全员参保、报销倾斜、医疗保障、慢病签约、大病集中救治等各项重点工作，逐步构建起云南省贫困人口医疗费用负担的"三重保障"制度，即"基本医保+大病保险+医疗救助"。云南省贫困人口"三重保障"制度，为贫困人口构筑起三道因病致贫返贫的防线，有效防止因病致贫返贫。

（三）压实责任，确保保障待遇全面落实

为确保按时取得脱贫攻坚的全面胜利，云南省在推进医保扶贫的进程中，层层压实工作责任，狠抓政策任务全面落实。具体体现在以下几个方面：第一，在落实三级局长负责制，即省、州（市）、县（市、区）三级医疗保障部门党政一把手要作为医保扶贫第一责任人，加强统筹协调，一项一项抓落实。第二，实行挂牌督战责任制。聚焦基本医疗有保障，统筹督与战的关系，重点"督"贯彻落实党中央、国务院和省委、省政府决策部署落实情况，"督"应保尽保、待遇兑现、问题整改等医保扶贫责任、政策工作落实情况。"战"工作重点难点痛点、短板弱项、形式主义等。第三，建立定期调

度工作制。全省各级医疗保障部门要设立"总攻战"调度室,按照定期调度工作制度,明确专人定期值守,落实定期调度各项工作任务,做到责任人到岗,形成上下实时联动、问题立即解决、障碍及时破除的工作机制。

（四）加强监督管理,精准实施医保政策

结合边疆、山区、民族、贫困的地域特征,云南省医保扶贫工作采取精准施策、因地制宜、分类指导的方法。首先,做到脱贫标准精准。对深度贫困地区和尚未脱贫人口,医保扶贫政策重点防止降低标准、搞数字脱贫;对已经脱贫的地区,重点防止盲目拔高标准,层层加码,把完成任务的达标赛搞成互相攀比的锦标赛;对明显超出标准的,要予以纠正;对没有明显超标的,要保持政策稳定性和连续性,确保全省贫困退出工作前后有序衔接,不走偏、不走样、不反复、不折腾。药品供应保障是医保政策落实的关键。其次,做到医保基金监管精准。开展扶贫领域医疗费用全面核查工作,对降低住院标准、分解住院、过度医疗、转嫁费用、冒名就医、虚列费用等负面清单问题进行严肃处理。第三,做到返贫预警机制精准。努力提高医保扶贫信息化应用水平,通过"互联网+医保"和大数据应用,有力支撑预警监测工作。对深度贫困县、贫困人口较多的县实施省级动态监测;对贫困发生率高、贫困人口多的乡镇,由州（市）进行动态监测;对贫困人口较多的村,由县（市、区）级实行动态监测。对重大疾病、致贫风险高的非贫困人口,及时预警,通过三重保障制度实现梯次减负,做到"事前预防、事中救治、事后保障"。

六、云南省医保扶贫面临的挑战与展望

（一）医疗保障总体筹资水平不高,应提高医疗保障治理能力

云南省农村贫困面广,贫困地区的灾难性卫生支出和因病致贫发生率较高,但医疗保障总体筹资水平不高。为全面提升贫困人口的健康水平,防范健康扶贫目标实现后可能依然存在居民因病致贫、因病返贫的风险,并及时捕捉面临较高健康风险的潜在帮扶对象,实现健康扶贫精准帮扶,需建立农村医疗保障多元化筹资机制,全面提升医疗保障筹资水平,建立精准扶贫跟踪机制,构建多元协同治理的医疗保障模式,提高医疗保障治理能力,为云南的乡村振兴打下坚实的基础。

（二）慢性病家庭因病致贫风险较高,应加大医保补偿力度

云南省家庭有慢性病患者发生家庭灾难性卫生支出和因病致贫的可能性较高,慢性病是3个现场调查地区建档立卡贫困户住院的主要原因,成为农村贫困人群最大的健康威胁,治疗慢性病的高额住院费用是导致中国农村人口贫困的重要根源。我们的调查结果与中国其他调查结果一致,因病致贫是造成农村建档立卡贫困户贫

困的根本原因之一。综上,要改善3个现场调查地区农村建档立卡贫困户的"因病致贫,因病返贫"情况,应加强慢病的预防和治疗,并着重建立有效的医疗保障制度。

(三)多层次医疗保障体系不够完善,应扩大商业医疗保险范围

尽管云南农村贫困人口多层次医疗保障体系已经建立,但云南在健康扶贫方面社会力量参与程度不高,社会团体组织、社会资金参与健康扶贫力度不足。应在现有各项医疗保险制度的基础上,明确不同保障制度的层次定位和衔接机制,通过不同制度之间的互助补充、互助共济,形成有效衔接机制、实现保障水平的均衡,逐步优化多层次的医疗保障体系。加强商业医疗保险规范化建设,推动贫困地区政府为农村贫困人口购买补充商业医疗保险工作,探索个人购买商业医疗保险。充分发挥公益慈善机构的医疗救助作用,充分发挥社会力量的作用,鼓励支持社会公益团体、慈善组织积极参与健康扶贫工作,提升贫困人口的健康水平。

(四)完善医疗保障相关技术支撑体系,应提升医疗保障服务水平

随着医疗卫生改革的不断推进,医疗信息技术和健康大数据在医疗保障体系中的重要作用十分凸显,这既要求基础数据的连续共享,也要求服务流程的标准统一。构建统一的经办服务平台,整合资源、明确分工、实现资源共享、统一结算系统等,都需要通过专业化团队建立信息系统,制定标准、应用标准、建立完善的技术支撑体系。

(蔡 乐 赵科颖)

本章参考文献

[1] 中国人口与发展研究中心.中国健康扶贫研究报告[M].北京：人民出版社,2019：208.

[2] 国家卫生计生委,国务院扶贫办,国家发展和改革委员会,等.关于实施健康扶贫工程的指导意见(国卫财务发〔2016〕26号)[Z]. 2016-06-21.

[3] 胡静林.在新的历史起点推进医疗保障改革发展[WB/OL]. http://www.nhsa.gov.cn/art/2019/7/26/art_14_1571.html[2022-06-05].

[4] 云南省卫生健康委员会,等.云南省健康扶贫行动计划(2016—2020年)[Z]. 2016-10-25.

[5] 云南省人民政府办公厅.云南省人民政府办公厅关于印发云南省健康扶贫30条措施的通知(云政发办〔2017〕102号)[Z]. 2017-09-30.

[6] 中共中央,国务院.中共中央 国务院关于深化医疗保障制度改革的意见[Z]. 2020-02-25.

[7] Xu K, Evans DB, Kawabata K, et al. Household catastrophic health expenditure: a multicountry analysis[J]. Lancet, 2003, 362(9378): 111-117.

［8］　国家医保局,财政部,国务院扶贫办.国家医保局、财政部、国务院扶贫办关于印发《医疗保障扶贫三年行动实施方案(2018—2020年)》的通知(医保发〔2018〕18号)［Z］. 2018-10-19.

［9］　云南省人民政府.云南省人民政府关于印发云南省脱贫攻坚规划(2016—2020年)的通知(云政发〔2017〕44号)［Z］. 2017-08-15.

［10］　Chen Q, Chu X, Wang S, et al. A triple-difference approach to re-evaluating the impact of China's new cooperative medical scheme on incidences of chronic diseases among older adults in rural communities［J］. Risk Manag Healthc Policy, 2020, 13: 643-659.

［11］　Zhou Y, Guo Y, Liu Y. Health, income and poverty: evidence from China's rural household survey［J］. Int J Equity Health, 2020, 19(1): 36.

［12］　Wang N, Xu J, Ma M, et al. Targeting vulnerable groups of health poverty alleviation in rural China — what is the role of the new rural cooperative medical scheme for the middle age and elderly population? ［J］. Int J Equity Health, 2020, 19(1): 161.

［13］　卫生部统计信息中心.2008中国卫生服务调查研究——第四次家庭健康询问调查分析报告［R］. 2010-09-21.

第四章 | 云南省贫困县卫生体系建设与贫困人口医疗卫生服务

一、概 述

消除贫困是联合国的千年发展目标及其后续的可持续发展目标中包含的一项重要全球目标。

贫困有多种多样的复杂原因,可导致对贫困的个人、家庭和社区的多方面负面影响和剥夺。除其他原因外,人们普遍认为健康问题是导致贫困的主要因素。在世界各地进行的大量研究已证明了贫困与健康问题之间的联系[1~3]。因病致贫、因病返贫是导致我国农村人口贫困的主要原因之一[4]。因此,健康扶贫是同贫困作斗争的重要组成部分。

健康扶贫是中国减贫战略的主要组成部分。在卫生健康部门为减轻贫困而采取的诸多行动中,加强卫生体系的建设是一个重要组成部分。近十五年来,加强卫生体系建设已被公认为是实现全民健康覆盖的关键[5~9]。WHO 和世界银行等国际组织积极呼吁发展中国家的政府采取行动加强其卫生体系[10~12]。自 1949 年以来,我国一直在发展和改革卫生体系,并在 20 世纪 70 年代建立了农村初级卫生保健系统,通过使用简单、负担得起的社区医疗卫生技术和人员,覆盖了 90% 的农村人口,取得了巨大的成功,为 WHO 于 1978 年启动的全球初级卫生保健项目树立了行之有效,可推广的典范。在当前由中国共产党领导、中国政府组织实施的脱贫工作中,为加强贫困地区的卫生体系也开展了大量的工作,从这一前所未有的健康扶贫工作中吸取的经验和教训可以为其他发展中国家的健康扶贫工作提供借鉴。

本章介绍了政府为加强贫困县的卫生体系建设而采取的行动,分析迄今为止取得的成果,总结成功经验,分析存在的问题和挑战,为将来进一步巩固健康扶贫的成果及向世界讲好中国健康扶贫故事作出贡献。

二、理论框架和数据来源

(一)理论分析框架

卫生体系由医疗保健机构、卫生人力资源、药品和医疗保健技术、筹资机制、信息系统、连接机构和资源的组织结构及管理机构等部分组成。卫生体系是影响人群健康的重要因素,也是反映一个国家社会经济发展水平的重要方面。一个国家人民的健康水平直接与该国的卫生体系密切相关,如何更好地建设和发挥其功能得到世界各国的普遍关注。不同时期、不同国家、不同政体、不同经济文化环境和政策导向会形成不同的卫生体系,不同的卫生体系又会对政治、经济、社会、文化、健康等各个领域产生不同程度的影响。全球各国的卫生体系是多样而复杂的,许多学者和国际组织对卫生体系的定义也有所不同[13]。但是,目前全球广泛认可的一个卫生体系的定义将卫生体系划分为 6 大组成部分,即领导和治理、卫生筹资、卫生服务提供、卫生人力资源、医学产品和技术和卫生信息[14,15]。本章以这一定义为理论分析框架,探讨云南贫困地区的卫生体系如何在健康扶贫中得到加强及改善的卫生体系所产生的效果。

(二) 主要研究方法和数据来源

本章将云南省的 88 个贫困县按照贫困程度分为非深度贫困县(61 个)和深度贫困县(27 个),采用随机抽样的方法从 61 个非深度贫困县抽取 3 个贫困县,从 27 个深度贫困县(含"三区三州"7 个县)中抽取 5 个县,组成一个 8 个县的样本进行深入研究。其中,非深度贫困县为祥云县、凤庆县、西畴县;5 个深度贫困县为会泽县、永善县、金平县、兰坪县、维西县。出于研究伦理的考虑,在本章的分析中采用匿名的方式,用 1~8 号县来分别代表这 8 个抽样县,即 1~3 号县是非深度贫困县,4~8 号县是深度贫困县。这一样本在数量上更偏重深度贫困县,更多地反映云南省深度贫困县的情况。

本章采用的主要研究方法包括对云南省和 8 个抽样县的卫生体系相关现有统计报表数据的收集和分析、访谈,以及对 3 号县进行了深入的案例研究和对 7 号贫困县的现场考察。对于现有数据,从与健康扶贫相关的各个政府部门和医疗机构收集、审阅和分析了云南省和县级卫生体系的 6 个组成部分的资料。包括质性资料和定量资料。质性资料主要是党中央、国务院和各级政府发布的有关健康扶贫的政策文件;定量资料为关于卫生人力资源、医疗设施和提供的医疗服务等方面的数据,数据资料主要来自不同级别的卫生信息系统。访谈的对象为云南省负责健康扶贫的省卫生健康委、省扶贫办及省健康医疗大数据中心、健康发展研究中心等机构的工作人员,以深入了解这些数据背后的故事。

本章选择了位于云南省石漠化地区的文山壮族苗族自治州的 3 号县(88 个贫困县之一)进行了深入的案例研究,以进一步了解云南省采取的加强卫生体系的健康扶贫行动及迄今为止所取得的成效。3 号县共有 42 名工作人员接受了访谈,包括县政府、县扶贫办、县卫生健康局、县财政局、县医疗保险局、县民政局、县残联、县人民医院、县妇幼保健院、县疾病预防控制中心、2 个乡镇卫生院和 1 个村卫生室;从这些县级政府部门和医疗卫生机构收集了现有数据。此外,对怒江州的 7 号县进行了为期两天的现场考察,访谈了该县卫生健康局副局长、3 个村驻村扶贫工作队第一书记、3

名村医、若干建档立卡贫困户。

三、云南省健康扶贫工作中的卫生体系建设行动及成效

新中国成立后，逐步建立了具有中国特色的卫生体系，并持续改革发展。本章基于 WHO 卫生体系框架，聚焦县及以下卫生体系，重点介绍健康扶贫在加强和改善贫困县卫生体系方面的做法和成效。针对卫生体系的每一个组成部分，本章先描述和总结云南省在健康扶贫方面采取的措施，然后采用定量定性的分析方法展现取得的效果。

（一）领导和治理

本章将领导和治理定义为中国共产党领导下的各级立法和行政机关颁布的法律、法规、政策和法令，以及医疗卫生管理体系及组织机构的职能和运作。本章涉及两种不同但相互关联的治理问题，一种是关于健康扶贫的领导和治理，另一种是县及县以下卫生体系的常规治理，将分别进行描述和分析。

1. 健康扶贫的领导和治理：强化领导，提升治理能力 2015 年我国政府将消除贫困确立为到 2020 年要实现的主要目标之一，《中华人民共和国国民经济和社会发展第十三个五年规划纲要（2016—2020）》明确提出了 2020 年消除绝对贫困的目标，并将精准扶贫精准脱贫确定为实现这一目标的基本方略。党中央、国务院印发了《关于打赢脱贫攻坚战的决定》（中发〔2015〕34 号），在国家的层面确定了脱贫攻坚的目标和策略。自此，脱贫攻坚成为各级党委政府的重要任务。各级党委政府层层签订脱贫攻坚的责任状，实施脱贫攻坚工作的问责制，以确保在政治、行政、财政和人力资源各个方面对脱贫攻坚战的政策支持和投入保障。此外，中国的民主党派（如农工民主党）履行民主监督的职责，定期访问贫困县，检查脱贫工作进展情况，找出需要关注和解决的问题并提出意见建议。这些制度安排有力地促进了脱贫攻坚工作，各级党委政府的主要领导干部在脱贫工作中起着主导作用，他们创新扶贫工作机制和模式，动员多种资源开展精准扶贫精准脱贫工作。

卫生健康部门将健康扶贫作为工作重点。2016 年，国家卫生计生委与其他 14 个部委联合发布了《关于实施健康扶贫工程的指导意见》（国卫财发〔2016〕26 号）的政策文件，吹响了健康扶贫的号角。自此，各级卫生健康行政部门采取了诸多健康扶贫行动，包括但不限于：制定当地健康扶贫政策；组织和实施各种健康扶贫项目；建立组织机构和信息系统以统筹、协调和监督健康扶贫工作等。

2017 年 5 月，云南省人民政府成立了云南省健康扶贫领导小组，组长由分管卫生计生的副省长担任，成员单位由省卫生计生委、省发展改革委、省民政厅、省财政厅、省人力资源社会保障厅、省扶贫办等 12 家单位组成，领导小组办公室设在省卫生计生委，办公室主任由省卫生计生委主任担任。同年 9 月，省卫生计生委相应成立了

健康扶贫领导小组和办公室,以计划、组织、协调和监督在云南开展的健康扶贫工作。省卫生健康委健康扶贫领导小组和办公室在 2019 年 8 月得到进一步加强:云南省卫生健康委主任和党组书记担任组长,副主任担任副组长,各处室负责人担任该小组成员;省卫生健康委健康扶贫办公室有 10~11 名专职工作人员,由卫生健康委财务处负责人任办公室主任。领导小组每季度召开 1 次会议以分析情况、研究工作,解决健康扶贫过程中遇到的困难和问题,并在需要时召开临时会议进行补充。办公室每月召开一次会议,跟踪健康扶贫的进度,开展研究找出健康扶贫的关键问题、指标和优先需要解决的问题,并做出相应的安排。办公室利用全国健康扶贫动态管理系统监测、监督和管理健康扶贫工作,定期通报健康扶贫的重要指标推进完成情况。办公室还汇编了一份简报,用于总结和推广健康扶贫工作的经验和做法,供各州(市)、县(市、区)相互学习。

　　2017 年,云南省政府制定发布了《云南省健康扶贫 30 条措施》,这是一项系统性、全局性和综合性的健康扶贫政策,确定了到 2020 年要实现的健康扶贫目标,规定了具体措施,明确了负责实施的责任部门。其中和卫生体系有关的内容包括:采取疾病分类救治的方式,对患病的建档立卡贫困人口实施分类救治;组建家庭医生团队,为建档立卡贫困人口提供签约服务,包括定期健康检查和慢病管理;通过培训新的医疗卫生人员,上级医院对下级医院的对口支援及为愿意在贫困县工作的人员提供优惠的待遇等措施,提高县级及以下医疗卫生机构的服务能力以实现"县域人口90%的医疗服务利用发生在县域范围内"的目标;建立远程医疗服务系统;促进县、乡、村三级医疗卫生机构之间的医疗联合体(医疗共同体)建设;预防和控制传染病和非传染病等。实际上,这项政策成为云南省健康扶贫工作的总体指南和行动计划。随后,云南省卫生健康委陆续出台了一系列的健康扶贫政策,以确保按时完成健康扶贫设定的目标,其中包括 2018 年出台的《云南省健康扶贫攻坚行动实施方案》、2019年出台的《云南省基本医疗有保障工作标准》、2019 年出台的《云南省解决贫困人口基本医疗有保障突出问题工作实施方案》和 2020 年出台的《云南省卫生健康委健康扶贫挂牌督战工作方案》等。

　　2. 县级及以下卫生体系的领导和治理:承上启下,筑牢卫生体系基石　我国在县级及以下的卫生体系包括县卫生健康局;位于县域内的公立和民营医院(包括综合医院、中医民族类医院和专科医院等);乡镇卫生院/社区卫生服务中心;村卫生室/社区卫生服务站;县级专业公共卫生机构(县疾病预防控制中心、妇幼保健机构以及县卫生监督所)等。县卫生健康局负责领导、管理和监督这些医疗卫生机构,组织实施本县的健康扶贫工作。这些医疗卫生机构的主要任务是执行健康扶贫政策和提供医疗卫生服务。县、乡、村三级医疗卫生服务机构相互连接,形成了中国农村的三级医疗卫生保健网。其中,上级医疗卫生机构有责任对下级机构提供指导和技术支持,这些是从 20 世纪 70 年代建立的农村卫生体系继承而来的宝贵财产。健康扶贫政策的实施对贫困县的三级医疗卫生保健网络产生了深远的影响,以下各部分内容将对此进行阐述和分析。图 4-1 显示了我国健康扶贫的组织结构。

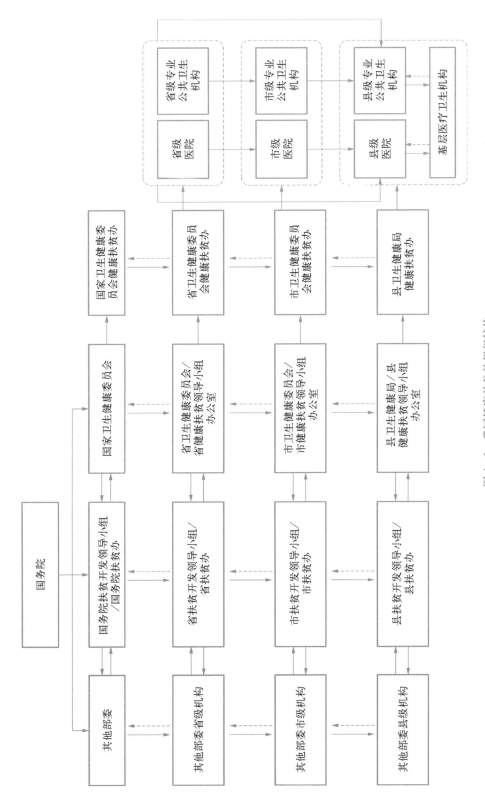

图 4 - 1 我国健康扶贫的组织结构

（二）卫生筹资

本章定义的卫生筹资是指如何筹集、分配和使用资金以提供医疗卫生保健服务和维持卫生体系的日常运行和功能以及卫生体系的发展。在健康扶贫工作中，有政府划拨的健康扶贫专项资金和社会各界的捐赠为贫困县的健康扶贫工作提供资金保障。

1. 中央和省级财政通过转移支付为贫困县的健康扶贫工作提供资金保障　按照财政支出事权和支出责任划分改革要求，各级政府都有责任安排资金以支持其管辖范围内的公立医疗卫生保健设施、提供基本公共卫生服务、补贴城乡居民基本医保等。例如，县级财政负责支持其管辖范围内所有公立医疗卫生机构的建设，包括县人民医院、县疾病预防控制中心和乡镇卫生院等。但是，贫困县的财政收入通常不足以支付其所有的政府支出，上级政府通过财政转移支付来支持贫困县政府履行其各种职责。

表4-1显示了2015~2020年云南省和8个抽样县的地方财政卫生健康支出占其政府支出和GDP的比重。2015~2020年，云南省和8个抽样县的地方财政卫生健康支出占其财政支出的比重上下波动，其中5个县的比重有所增加，其余3个县的比重有所下降；到2020年，8个抽样县中有5个县的地方财政卫生健康支出占其财政总支出的比重高于全国平均水平（8.96%）[16]，而有2个县的比重不到8%。从地方财政卫生健康支出占其GDP的比重来看，2015~2020年间8个抽样县的这一指标的数值均有波动，但在2020年，全省和其中7个抽样县的地方财政卫生健康支出占其GDP的比重都超过了同年全国平均水平（2.17%）[17]，说明云南省及其贫困县的政府对卫生健康事业的财政支持力度较大。

2. 政府安排资金，支持贫困县的健康扶贫工作　除上述常规卫生经费外，国家、省和州（市）政府还安排资金来支持贫困县的健康扶贫工作。表4-2显示了2016~2020年中央和省级财政用于支持云南省和8个抽样县健康扶贫工作的资金量。这些资金主要用于补贴贫困县人口参加城乡居民基本医保、大病保险和医疗救助；提供基本公共卫生服务；提供基本药物补助及家庭医生签约服务（图4-2、图4-3、表4-3）。例如，针对建档立卡贫困人口，省级财政给予每人每年定额参保补助和家庭医生签约服务补助（个人自缴的参保费180元，脱贫前省级给予补助108元，脱贫后省级给予补助72元；个人自缴的家庭医生签约服务费12元，脱贫前省级给予补助7.2元，脱贫后省级给予补助4.8元）。课题组通过使用各个抽样县的人口数作为分母，计算了2016~2020年政府在8个抽样县中对健康扶贫投入的人均资金数量，以了解政府对健康扶贫的资金投入程度。结果表明，各县之间的差异不大，资金投入范围在人均2 109~2 657元之间（表4-3）。

表4-1 2015~2020年云南省和8个抽样县地方财政卫生健康支出占其财政支出和GDP比重*

（单位：%）

	财政卫生健康支出占财政支出比重						财政卫生健康支出占GDP比重					
	2015年	2016年	2017年	2018年	2019年	2020年	2015年	2016年	2017年	2018年	2019年	2020年
云南省	8.97	9.30	9.57	9.47	8.99	10.20	2.83	2.85	2.96	2.76	2.62	2.90
非深度贫困县												
1号县	21.18	23.32	17.74	17.60	20.85	15.55	5.17	5.73	4.34	4.35	4.34	2.97
2号县	7.72	10.87	12.42	12.98	13.92	9.73	3.11	3.34	3.71	3.87	3.85	2.46
3号县	8.67	8.77	8.87	9.89	9.21	15.97	5.39	6.20	6.25	6.13	4.78	4.67
深度贫困县												
4号县	—	20.17	10.95	11.91	8.23	4.31	5.38	5.97	3.47	4.15	3.58	1.54
5号县	10.40	5.81	9.30	9.38	5.94	7.34	3.86	1.73	2.91	3.01	2.90	2.35
6号县	9.04	10.05	9.69	7.80	7.00	9.40	5.24	4.94	4.86	3.35	3.60	4.03
7号县	6.28	7.42	8.99	6.18	4.05	8.89	2.82	3.27	3.87	3.22	2.88	4.50
8号县	6.44	6.79	6.43	5.96	6.38	9.08	4.58	4.97	3.93	4.34	4.63	5.94

* 2015~2020年云南省财政卫生健康支出数据来源：国家统计局．分省年度数据．https://data.stats.gov.cn/easyquery.htm?cn=C01[2022-06-01]；2015~2020年云南省财政支出和GDP数据来源：云南省统计局．政府信息公开．http://stats.yn.gov.cn/tjsj/index.html[2022-06-01]；2015~2020年云南省8个抽样县地方财政卫生健康支出、财政支出和GDP数据来源：各县卫生健康局（内部资料，未公开）。

表 4 - 2　2016～2020 年云南省和 8 个抽样县接收到的中央和省级健康扶贫资金统计

（单位：千万元）

	2016 年			2017 年			2018 年			2019 年			2020 年		
	中央	省级	合计	中央	省级	合计	中央	省级	合计	中央	省级	合计	中央	省级	合计
云南省	1 532.83	437.40	1 970.23	1 623.20	466.44	2 089.63	1 789.24	503.70	2 292.94	1 987.54	380.36	2 367.89	2 103.18	404.82	2 508.00
非深度贫困县															
1 号县	15.77	5.62	21.39	16.70	5.26	21.96	18.72	5.69	24.41	21.02	3.92	24.94	22.32	4.07	26.39
2 号县	14.08	5.30	19.38	15.49	5.66	21.15	17.05	6.09	23.14	19.52	4.54	24.06	4.03	4.40	8.44
3 号县	8.06	3.07	11.13	8.57	3.24	11.81	9.89	3.52	13.41	11.48	2.58	14.05	2.19	2.49	4.68
深度贫困县															
4 号县	30.89	11.49	42.38	34.24	12.08	46.32	37.22	13.17	50.37	42.14	8.01	50.15	45.07	8.32	53.39
5 号县	14.01	5.44	19.45	15.64	5.43	21.06	16.17	5.88	22.05	18.48	4.14	22.63	3.64	4.02	7.65
6 号县	12.07	4.32	16.39	12.78	3.58	16.36	14.26	3.88	18.15	15.99	2.93	18.92	17.20	3.31	20.52
7 号县	6.85	2.55	9.40	7.41	2.72	10.13	8.16	2.95	11.11	9.31	2.29	11.60	9.68	2.38	12.07
8 号县	5.22	1.86	7.09	5.55	2.02	7.57	6.22	2.28	8.51	6.93	1.69	8.61	7.31	1.75	9.06

数据来源：云南省卫生健康委健康扶贫办公室（内部资料，未公开）。

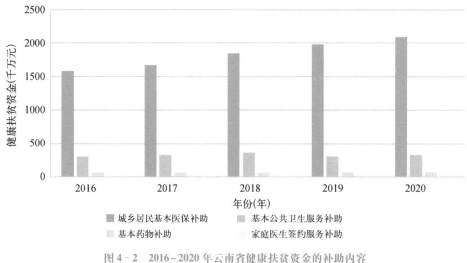

图 4-2 2016~2020 年云南省健康扶贫资金的补助内容

家庭医生签约服务补助因金额过小,无法在图中显示

数据来源:云南省卫生健康委健康扶贫办公室(内部资料,未公开)

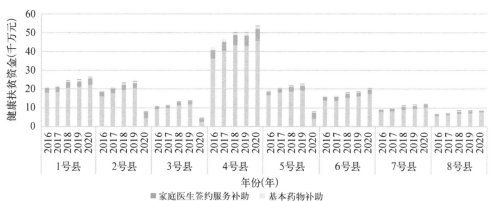

图 4-3 2016~2020 年云南省 8 个抽样县健康扶贫资金的补助内容

数据来源:云南省卫生健康委健康扶贫办公室(内部资料,未公开)

表 4-3 2016~2020 年云南省和 8 个抽样县人均健康扶贫资金投入* (单位:元)

地 区	人均城乡居民基本医保补助	人均公共卫生服务补助	人均基本药物制度补助	人均家庭医生签约服务补助	合 计
云南省	1 915.35	347.14	76.39	2.52	2 341.40
非深度贫困县					
1 号县	2 188.10	307.63	78.07	1.16	2 574.96
2 号县	1 721.61	311.79	72.73	2.62	2 108.76

地　区	人均城乡居民基本医保补助	人均公共卫生服务补助	人均基本药物制度补助	人均家庭医生签约服务补助	合　计
3 号县	1 784.98	320.67	73.13	2.22	2 181.01
深度贫困县					
4 号县	2 276.82	293.89	79.79	6.55	2 657.06
5 号县	1 900.92	313.29	74.78	5.64	2 294.63
6 号县	2 099.73	284.79	81.44	6.58	2 472.54
7 号县	2 099.97	323.18	98.93	8.34	2 530.42
8 号县	2 099.74	336.02	111.70	4.49	2 551.95

＊ 2016～2020 年云南省和 8 个抽样县常住人口数数据来源：云南统计年鉴(2017～2021)(后同)；2016～2020 年云南省和 8 个抽样县的健康扶贫资金数据来源：云南省卫生健康委健康扶贫办公室(内部资料，未公开)。

此外,中央财政还以项目的方式提供了其他资金,用于支持贫困县的卫生基础设施建设。例如,3 号县在这类资金的支持下建立了县妇幼保健中心新院区,其中一所乡镇卫生院建设达到公立二级医院标准,县医院计划利用该项资金建造新的住院大楼。对口支援的地方政府和机构也为贫困县提供资金支持,如珠海市对口帮扶 7 号县,在 2017～2019 年间先后为该县提供了 1 235 万元的资金支持,用于购买医疗设备如电子胃肠镜、救护车,支持重大传染病防治、村卫生室建设、中医院卫生人才支援等。

3. 对"三区三州"等深度贫困县实行重点倾斜　中央和省级财政在安排健康扶贫资金时对深度贫困县给予重点倾斜。例如,为提高深度贫困地区农村贫困人口医疗保障水平,2018 年、2020 年中央分别给云南省深度贫困县医疗救助资金为 64 638 万元、63 269 万元和 65 353 万元。2019 年,中央给"三区三州"每个县补助资金 100 万元,共 700 万元。为提高深度贫困县医疗服务与保障能力(医疗卫生机构能力建设),2018～2020 年,中央分别安排云南省补助资金 24 290 万元、23 300 万元、20 400 万元,每个县每年约为 700 万元。这些专项资金为深度贫困县的医疗卫生机构提供了财政支持,为贫困人口提供更好的医疗保障和医疗卫生服务。

(三)卫生服务提供

以公平、有效和高效的方式提供卫生服务是卫生体系的一项主要任务。为了提高贫困县医疗卫生机构的服务能力,云南省政府采取了若干行动,包括但不限于:上级医院对下级医院的对口支援;提高县级医院的服务质量,使其达到国家县级医院医疗服务能力基本标准;帮助贫困县县级医院加强针对当地疾病谱的临床专科建设,提升内科、外科、妇产科、儿科、急诊科的常见多发病和部分急危重症的诊疗能力并填补医院的临床服务空白;在县级医院建设"五大中心",分别是胸痛中心、卒中中心、创伤救治中心、危重孕产妇急救中心和危重新生儿急救中心;加强乡镇卫生院和村卫生室的建设,消除边远贫困地区的医疗卫生机构和人员的"空白点";开展家庭医生签约服务等。

1. 医院对口支援以提升县级及以下医疗卫生机构的服务能力　云南省卫生健康委提供的统计资料显示,2016 年以来,三级医院派驻医务人员 3 760 人次,接诊患者超过 118 万人次,查房 12 万次,推广适宜技术 2 406 项,代教指导手术 13 万台,开展教学培训 20 万人次,接受进修培训 1 310 名骨干医师,建设临床重点专科 452 个。2016~2020 年,共计有来自云南和省外的 90 家三级医院对口帮扶 88 个贫困县的 151 家县级医院(含中医院)。云南省 88 个贫困县的所有县医院都得到了至少一家三级医院的支援。实际上,医疗卫生领域的对口支援在健康扶贫开展以前就已经实施,但健康扶贫极大地提升了对口支援的广度和深度。其中影响面较大的包括东西部扶贫协作服务和农工党中央对镇雄县的对口帮扶(见文本框)。例如,3 号县的县医院自2005 年起与云南省第一人民医院"结对子",云南省第一人民医院在过去 15 年中一直为该县医院和其他医疗机构不断提供技术、人力、物力、资金及其他方面的支持。健康扶贫开展以来,云南省第一人民医院每年都会派遣由 10 名医生和护士组成的驻县医疗团队,以"师带徒"的帮扶方式,在 3 号县县医院与当地员工并肩工作一年,为他们提供在职培训和指导。云南省第一人民医院还与制药公司一起向 3 号县捐赠了6 辆救护车,为 3 号县的乡村医生组织了数次培训班,并提供了资金来支持两个标准化村卫生室的建设。

这些努力的成果是: 8 个抽样县中的 1 号县的县医院在 2019 年晋升为三级医院,2 号县和 4 号县的县医院在 2020 年晋升为三级医院;到 2020 年底 8 个抽样县的所有县医院都达到了国家卫生健康委发布的县医院医疗服务能力基本标准,表明这些县医院提供的医疗保健服务的范围和质量达到了国家标准。这些县医院的"五大中心"的建设也取得较好成果。表 4-4 列出了 2020 年云南省 41 个非贫困县和 88 个贫困县中三级医院的数量、达到国家县医院医疗服务能力基本标准的县医院数量和得到认证的"五大中心"的数量及其占比,从中可以看出,虽然非贫困县的指标仍然优于贫困县,但两者的差距已经缩小。

表 4-4　2020 年云南省 41 个非贫困县与 88 个贫困县县级公立医院质量提升效果比较

	41 个非贫困县		88 个贫困县	
	达标县数量(个)	占比(%)	达标县数量(个)	占比(%)
县医院医疗服务能力基本标准	40	97.56	82	93.18
三级医院	4	9.76	8	9.09
胸痛中心	39	95.12	65	73.86
卒中中心	38	92.68	58	65.91

续　表

	41 个非贫困县		88 个贫困县	
	达标县数量(个)	占比(%)	达标县数量(个)	占比(%)
创伤救治中心	23	56.10	42	47.73
危重孕产妇救治中心	10	24.39	20	22.73
危重新生儿救治中心	12	29.27	18	20.45

数据来源：云南省卫生健康委(内部资料,未公开)。

东部医疗机构对口帮扶

沪滇协作健康扶贫成果丰硕。2016~2020 年,上海市拨付资金 10 813.20 万元实施"沪滇对口帮扶卫生人才培养和医疗卫生机构对口支援项目",共派出工作 6 个月以上的医务人员 10 批 1 349 人次对口支援云南,举办管理干部、卫生健康专业人才培训班 90 期,培训人员 8 700 余人次。共接诊患者 46.05 万人次;开展教学查房 2.09 万次,教学培训 13.6 万人次,手术示教培训 1.6 万人次,手术 3.90 万台次;开展新技术、新业务 4 511 项,建立特色专科 282 项;为 23 个县约 2 万名建档立卡贫困人口进行健康体检。云南省共选派 90 名卫生管理骨干到上海挂职学习,选送 210 名传染病医、护、技等专业技术人员到上海市公共卫生中心进修学习 3~6 个月;291 名符合条件的临床医师(包含中医)到上海接受为期 3 年的住院医师规范化培训,上海市共接受免费进修人员 1 268 人次。截至 2020 年 10 月 31 日,28家受援县医院全部通过云南省二级甲等医院评审,25 家受援县医院通过提质达标验收。

聚焦深度贫困地区,珠海对口帮扶怒江州。珠海 18 家医疗卫生机构与怒江州 14 家医疗卫生机构结成"一对一"对口帮扶。共派出 8 批 220 人次驻点医疗帮扶,接诊 2.7 万余人次,开展手术 340 余台,开展新技术、新项目 210 项,开创了怒江州首例妇科腹腔镜手术、首例冠脉造影手术、首例心脏支架植入术等众多"怒江首例"。制定《珠海-怒江结核病防治精准帮扶项目工作方案》,先后开展了 11 期结核病防治专项技术培训,培训专业技术人员 944名,在全州范围内对 2.44 万人开展结核病筛查,帮助怒江州完善结核病防治体系;累计为怒江州投入医疗帮扶资金 5 745.48 万元。怒江州卫生健康委共选 8 批 161 人次医务人员到珠海进修学习。

——资料来源：云南省卫生健康委(内部资料,未公开)

农工党中央牵线四川大学华西医院对口帮扶镇雄县人民医院

农工党中央发挥在卫生健康领域的界别优势,帮助镇雄县发展医疗卫生事业。2017 年10 月农工党中央帮助镇雄县人民医院与四川大学华西医院建立对口帮扶关系,并挂牌成立了四川大学华西医院区域联盟中心医院,形成了以农工党专家为核心,以农工党华西专家工作站为平台的创新帮扶模式,采取多种形式进行帮扶。一是"在线+在位"帮扶,在线帮扶是指开通华西远程教学会诊系统,开展远程教学和医疗指导;在位帮扶是指华西专家在镇雄设工作站抓实重点学科建设,提高当地人员的服务和技术水平。二是专科联盟,帮扶镇雄人民医院重症医学科。高原病医学科、胸外科和四川大学华西医院建立紧密型专科联盟,通过联合门诊、联合查房、病案讨论,提升专科重大疾病的救治能力。三是人才培养帮扶,建立人才队伍建设机制。对口帮扶有力促进了镇雄县卫生事业的发展:在卫生人才方面,建立了以提升专项技术为目标的团队项目制人才培养模式,培养了 24 个专业 104 名紧缺专业技术人员和 58 名医院管理人员,举办医学学术讲座 910 次,培训医护人员 1.5 万人次。在学科建设方面,指导新建重症医学科、肿瘤科等九个专科,建立农工党华西专家工作站七个,帮助创建胸痛中心、卒中中心、创伤中心、心衰中心。目前,镇雄县人民医院能成功开展食管癌手术、胶质瘤手术等新技术及适宜技术 170 余项,成为昭通首家通过"县级医院医疗服务能力"提质达标建设的医院和首家晋升"三级综合医院"的县级医院。在救治能力方面,2017 年以来县医院年门诊人次、急诊人次、住院病人年均分别增长 11.28%、37.56%、8.56%,患者转院转诊率下降到3.50% 以内,外埠住院人次年均增长 60.89%,危重患者救治人次年均增长 23.29%,手术台次平均增长 22.0%。

——资料来源:昭通市人民政府(内部资料,未公开)

2. 贫困县的医院病床、医疗设备和业务用房得到跨越式提升,群众对医疗服务利用增加　云南省在健康扶贫工作中着力加强贫困县的县、乡、村医疗卫生机构的建设,按照国家卫生健康委提出的"机构三个一""人员三合格""能力三条线"和医疗保障全覆盖的指导标准及相关文件要求结合云南省实际,率先在全国第一家制定出"基本医疗有保障"的具体标准,随后认真组织排查,2019 年 5 月在全省 88 个贫困县共排查出 2 个村卫生室、181 个乡镇卫生院,4 个县级医院未达省级标准。随后立即采取多种措施,扎实推进县、乡、村三级医疗机构达标工作,及时解决贫困人口"看病有医生、有地方的问题"。工作中建立了"领导挂州(市)、处室包县、责任到人"的长效机制,同时,对迪庆、怒江、昭通等深度贫困县实施健康扶贫"专帮项目",资金、人员、技术指导向深度贫困县进一步倾斜。到 2020 年底,全省 88 个贫困县的所有村卫生室、乡镇卫生院和县级医院均已达标。通过这些努力,贫困县的病床、医疗设备和医疗机构占地面积得到了很大改善。2015~2020 年,8 个抽样县的医疗卫生机构的每千人口床位数、每千人口万元以上设备数和医疗机构占地面积均有明显增加(表 4-5~表 4-7)。尽管到 2020 年,8 个抽样县与全省平均水平之间仍存在差距,但其中 3 个县的每千人口床位数与全省平均水平差距缩小(表4-5);有 1 个县的每千人口万元以上设备数超过全省平均水平(表 4-6)。从每千人口乡镇卫生院床位数来看,2015~2020 年,全省及 8 个抽样县的该指标都有所增加(表4-8)。

表 4-5　2015~2020 年云南省和 8 个抽样县每千人口床位数情况　　　　　　(单位:张)

地　区	2015 年	2016 年	2017 年	2018 年	2019 年	2020 年
云南省	5.01	5.32	5.72	6.03	6.42	6.89

续　表

地　区	2015 年	2016 年	2017 年	2018 年	2019 年	2020 年
非深度贫困县						
1 号县	3.43	3.92	3.48	4.10	4.40	4.96
2 号县	2.02	2.10	2.87	3.60	3.94	4.59
3 号县	2.12	2.30	2.52	3.29	3.57	4.57
深度贫困县						
4 号县	2.86	3.88	4.64	4.90	5.67	6.88
5 号县	4.50	5.01	5.01	5.09	4.87	6.31
6 号县	4.30	4.34	4.41	4.75	5.15	6.12
7 号县	3.14	3.37	3.41	3.40	3.37	5.25
8 号县	1.96	1.98	2.12	2.56	2.98	3.38

数据来源：云南省卫生健康委"国家卫生统计信息网络直报系统"（内部资料，未公开）。

表 4 – 6　2015～2020 年云南省和 8 个抽样县每千人口万元以上设备数情况*　（单位：台）

地　区	2015 年	2016 年	2017 年	2018 年	2019 年	2020 年
云南省	3.25	3.76	4.11	4.56	5.22	6.12
非深度贫困县						
1 号县	2.36	2.66	3.15	3.31	3.72	5.62
2 号县	0.76	1.82	2.15	1.67	2.34	3.52
3 号县	1.11	1.30	1.55	1.92	2.11	3.71
深度贫困县						
4 号县	1.34	1.35	1.52	1.81	2.06	3.00
5 号县	1.03	1.49	1.43	2.34	2.38	3.44
6 号县	1.58	1.94	1.73	2.01	2.41	2.89
7 号县	1.67	1.79	2.03	2.31	2.86	3.94
8 号县	2.27	2.49	3.34	3.13	4.72	6.96

* 2015～2020 年云南省和 8 个抽样县常住人口数数据来源：云南统计年鉴（2016～2021）；2015～2020 年云南省和 8 个抽样县万元以上设备数数据来源：云南省卫生健康委"国家卫生统计信息网络直报系统"（内部资料，未公开）；每千人口万元以上设备数 = $\dfrac{\text{万元以上设备数}}{\text{常住人口数}}$ ×1 000。

表 4-7 2015~2020 年云南省和 8 个抽样县医疗机构占地面积情况*

（单位：平方千米）

地区	2015 年		2016 年		2017 年		2018 年		2019 年		2020 年	
	房屋建筑	业务用房	房屋建筑	业务用房	房屋建筑	业务用房	房屋建筑	业务用房	房屋建筑	业务用房	房屋建筑	业务用房
云南省	20.14	16.93	21.37	18.48	22.57	19.59	24.13	21.39	25.83	23.13	27	21.84
非深度贫困县												
1 号县	0.17	0.13	0.19	0.15	0.19	0.15	0.22	0.19	0.23	0.2	0.21	0.18
2 号县	0.12	0.09	0.11	0.09	0.11	0.09	0.13	0.12	0.14	0.11	0.13	0.09
3 号县	0.05	0.04	0.05	0.04	0.06	0.05	0.08	0.07	0.08	0.07	0.09	0.08
深度贫困县												
4 号县	0.16	0.11	0.25	0.21	0.28	0.26	0.29	0.28	0.3	0.29	0.37	0.29
5 号县	0.11	0.11	0.11	0.11	0.1	0.11	0.11	0.11	0.12	0.12	0.12	0.1
6 号县	0.09	0.07	0.09	0.07	0.09	0.07	0.09	0.07	0.13	0.11	0.12	0.1
7 号县	0.07	0.05	0.08	0.05	0.08	0.05	0.07	0.05	0.07	0.05	0.1	0.08
8 号县	0.06	0.05	0.06	0.05	0.07	0.06	0.08	0.07	0.08	0.07	0.08	0.06

数据来源：云南省卫生健康委"国家卫生统计信息网络直报系统"（内部资料，未公开）。其中，2015~2019 年，租房占地面积没有区分业务用房面积和非业务用房面积，故将租房面积统算为业务用房面积。

* 业务用房占地面积包括自有产权的业务用房和租房面积两部分。用房面积。

表 4 - 8 2015~2020 年云南省和 8 个抽样县每千人口乡镇卫生院床位数情况* （单位：张）

地　　区	2015 年	2016 年	2017 年	2018 年	2019 年	2020 年
云南省	0.94	0.97	1.04	1.10	1.12	1.16
非深度贫困县						
1 号县	0.66	0.65	0.71	0.69	0.77	0.90
2 号县	0.46	0.52	0.73	0.99	1.06	1.28
3 号县	1.16	1.34	1.44	1.70	2.04	2.83
深度贫困县						
4 号县	1.19	1.55	1.60	1.71	1.74	1.29
5 号县	1.67	1.67	1.72	1.64	1.64	1.89
6 号县	0.96	0.99	1.04	1.03	1.13	1.33
7 号县	0.99	0.98	0.99	0.99	0.98	1.11
8 号县	0.53	0.48	0.47	0.45	0.64	0.77

* 2015~2020 年云南省和 8 个抽样县常住人口数数据来源：云南统计年鉴（2016~2021）；2015~2020 年云南省和 8 个抽样县乡镇卫生院床位数数据来源：云南省卫生健康委"国家卫生统计信息网络直报系统"（内部资料，未公开）；每千人口乡镇卫生院床位数 = $\dfrac{乡镇卫生院床位数}{常住人口数} \times 1\,000$。

怒江州健康扶贫加强医疗卫生体系建设，保障群众"有地方看病"

怒江州卫生健康系统发扬"怒江缺条件，但不缺精神、不缺斗志"的脱贫攻坚精神，聚焦脱贫出列指标和成果巩固要求，对照医疗卫生机构"三个一"，医疗技术人员"三合格"，医疗服务能力"三条线"，着力补齐短板。通过整合专项资金、三峡帮扶资金，争取"传化"基金等方式，提升改造 194 个村卫生室，改扩建 8 个乡镇卫生院和 3 个县级医疗机构，整体迁建 3 个县级医院，夯实了医疗卫生机构建设基础。同时，根据全州易地扶贫搬迁集中安置点规划，新建 20 个易地扶贫搬迁集中安置点医疗卫生机构，为搬迁群众提供服务保障，消除了医疗卫生服务的"空白点"。

目前，全州 255 个行政村均有一所标准化村卫生室，建筑面积均在 60 m² 以上，诊断室、治疗室、公共卫生室、药房四室分设，透亮、宽敞、干净；设备从原始"三件套"（听诊器、体温表、血压计）提升到拥有智慧村医、健康一体机等便捷设备；药品从 20 多种增加到 80 余种；乡村医生均有乡村医生执业证书。28 个乡镇卫生院在达到巩固提升标准的基础上，完成慢病管理中心和心脑血管救治站建设，所有乡镇卫生院至少能诊治 50 种疾病。4 所县级公立医院均达到二级医院标准，通过实施提质达标建设，兰坪县人民医院达到《县级综合医院服务能力基本标准》要求。医疗卫生机构全面达标，提高了怒江州医疗卫生服务能力水平。截至 2020 年 9 月 30 日，全州 2 747 名大病患者得到了及时救治，累计为 266 人建档立卡白内障患者实施了复明手术。县域内就诊占比为 89.67%，县域外就诊省内占比为 10.24%、省外就诊占比为 0.09%，贫困群众常见病、慢病基本能够就近获得及时诊治，越来越多的大病在县域内就可以得到有效救治，提升了群众看病就医的获得感幸福感。

此外，积极开展针对贫困人口的大病专项集中救治，按照"定诊疗方案和临床路径、定救治医院、定单病种付费、定报销和救助比例，加强医疗质量管理，加强责任落实"原则，严格落实"一人一档一方案"管理，实现大病专项救治覆盖所有建档立卡贫困人口，做到"应治尽治"。家庭医生签约服务优先将服务覆盖到建档立卡贫困人口、四种慢病患者、老年人、孕产妇、儿童、残疾人和计划生育特殊家庭等重点人群，形成家庭医生与重点人群长期稳定的契约服务关系。2018 年至 2020 年 9 月，全州家庭医生团队数增加 227 个，建档立卡贫困人口签约数逐年提升，四类慢病重点人群签约服务覆盖率由 74.86% 提高到 100%。家庭医生签约履约服务工作步入规范化轨道。

——资料来源：云南省卫生健康委健康扶贫办公室（内部资料）

在此期间，全省和 5 个抽样县的病床使用率略有下降，而另外 3 个县有所上升，且全省和 8 个抽样县和云南省的病床使用率在 2020 年保持在 70%~80%，表明全省、贫困县县域医院病床得到了合理使用（表 4-9）。从乡镇卫生院床位使用来看，全省和 8 个抽样县中的 7 个县的乡镇卫生院的床位使用率下降了，其中 7 号县在 2020 年仅为 15.61%，还有 3 个县低于 30%，表明乡镇卫生院的病床利用不足。

随着贫困县医疗服务条件的改善，贫困县人口的两周就诊率和年住院率有了明显增加。如表 4-10 所示，2015~2020 年期间除了 8 号县的两周就诊率以外，其余 7 个抽样县居民的门诊和住院服务利用率均有所增加。到 2020 年，1 号县的两周就诊率高于全省平均水平，表明 1 号县的门诊服务利用率更高，但是其余 7 个抽样县的门诊利用指标均低于全省平均水平；从住院服务利用来看，除了 5 号县在 2020 年的年住院率高于全省平均水平外，其余 7 个抽样县的年住院率都低于全省平均水平，提示尽管在 2015~2020 年间有所改善，贫困县居民的服务利用与云南省平均水平之间仍存在一定差距。

3. 对患大病的贫困人口开展专项救治，改善和提高其健康水平　各贫困县组织医疗团队对建档立卡贫困户进行免费健康体检，并为患有儿童先天性心脏病和终末期肾病等 36 种疾病的贫困人口实施大病专项集中救治，采用定病种范围、定点医院、定临床路径、定诊疗方案、定单病种收费标准、定报销比例，加强医疗质量管理、加强责任落实"六定两加强"的方式，主要在县级开展专项集中救治。根据云南省卫生健康委扶贫办的统计，到 2020 年底全省有 36 种大病建档立卡贫困患者 184 535 人，其中已经救治或签约 183 919 人，救治率达到 99.67%。

4. 开展家庭医生签约服务，对贫困人口"应签尽签"　云南省委、省政府制定的《云南省健康扶贫 30 条措施》提出建档立卡贫困人口享受家庭医生签约服务。为此，每个县都组织了由乡和村两级医疗卫生服务人员组成的家庭医生签约团队，为贫困人口提供包括基本医疗和基本公共卫生服务在内的卫生服务。基本公共卫生服务

表 4-9　2015~2020 年云南省和 8 个抽样县病床使用率

（单位：%）

地 区	2015 年		2016 年		2017 年		2018 年		2019 年		2020 年	
	医院	乡镇卫生院	医院	乡镇卫生院	医院	乡镇卫生院	医院	乡镇卫生院	医院	乡镇卫生院	医院	乡镇卫生院
云南省	82.89	54.56	83.02	53.36	83.19	51.38	85.76	50.6	83.77	49.17	77.46	46.28
非深度贫困县												
1 号县	93.04	62.67	83.16	62.09	104.64	60.58	90.45	24.81	81.22	14.89	80.72	21.67
2 号县	81.89	22.38	92.59	40.46	90.7	31.67	80.28	38.04	79.02	42.42	79.13	28.9
3 号县	98.58	67.78	99.26	58.79	91.05	55.86	98.21	62.56	97.68	49.33	95.76	53.17
深度贫困县												
4 号县	79.34	57.89	79.7	44.76	66.24	45.56	88.13	75.64	79.29	64.95	73.34	53.52
5 号县	73.34	66.19	68.84	61.06	64.14	57.47	71.73	67.06	82.14	60.43	69.76	65.72
6 号县	63.12	72.56	75.1	41.22	79.33	35.85	83.43	27.6	81.28	25.22	71.23	21.81
7 号县	75.85	31.53	84.34	27.62	87.29	29.44	95.39	29.05	89.68	22.22	76.72	15.61
8 号县	77.29	38.56	75.04	47.38	64.19	46.8	65.61	40.6	66.78	46.51	69.95	38.06

数据来源：云南省卫生健康委"国家卫生统计信息网络直报系统"（内部资料，未公开）。

表4-10 2015~2020年云南省及8个抽样县年住院率与估算的两周就诊率*

(单位:%)

地区	2015年		2016年		2017年		2018年		2019年		2020年	
	年住院率	两周就诊率	年住院率	两周就诊率	年住院率	两周就诊率	年住院率	两周就诊率	年住院率	两周就诊率	年住院率	两周就诊率
云南省	15.79	18.07	17.18	19.25	18.59	19.97	19.91	20.18	20.82	21.78	20.55	21.55
非深度贫困县												
1号县	14.03	21.45	15.08	23.41	16.19	23.87	15.09	23.35	13.55	24.70	15.18	26.90
2号县	7.20	14.05	8.90	14.93	10.86	16.82	12.61	16.16	13.67	18.50	14.06	20.96
3号县	12.29	7.99	12.18	8.50	13.68	9.11	15.02	9.01	14.94	9.76	17.87	12.68
深度贫困县												
4号县	11.80	7.95	12.56	8.89	14.30	9.03	17.23	9.54	16.89	10.91	19.86	13.41
5号县	22.13	16.59	22.18	15.56	20.04	14.69	21.61	14.98	20.67	16.59	24.61	18.78
6号县	14.56	10.15	15.18	10.28	16.98	9.91	17.46	10.65	17.53	12.93	17.91	15.30
7号县	7.58	14.88	8.82	16.07	9.15	15.29	10.25	15.61	9.92	16.85	12.03	19.72
8号县	5.26	15.03	5.60	16.61	5.07	16.68	5.25	16.71	5.36	12.73	6.14	14.91

* 2015~2020年云南省和8个抽样县常住人口数数据来源:云南统计年鉴(2016~2021);2015~2020年云南省和8个抽样县的门急诊人数和入院人数数据来源:云南省卫生健康委"国家卫生统计信息网络直报系统"(内部资料,未公开);年住院率 = $\frac{入院人数}{常住人口数}$ ×100%;两周就诊率 = $\frac{门急诊人数}{常住人口数}$ ÷26×100%。

项目年度报表显示,到 2020 年,全省在册建档立卡贫困人口中家庭医生签约率为74.68%,高于全省常住人口的家庭医生签约率 31.85%。在 8 个抽样县中,有 3 个县家庭医生签约率高于全省平均水平(表 4 - 11)。在全省和 8 个抽样县中,家庭医生签约服务对贫困人口的覆盖率远远高于非贫困人口,表明此项服务优先考虑了建档立卡贫困人口。

表 4 - 11　2017~2020 年云南省和 8 个抽样县家庭医生签约率*　　　　(单位：%)

地　区	常住人口家庭医生签约率				建档立卡贫困人口家庭医生签约率			
	2017 年	2018 年	2019 年	2020 年	2017 年	2018 年	2019 年	2020 年
云南省	45.92	41.59	32.15	31.85	100	100	73.81	74.68
非深度贫困县								
1 号县	37.88	38.91	43.86	37.71	100	100	99.46	98.46
2 号县	53.86	40.92	32.88	26.23	100	100	98.2	83.56
3 号县	48.48	37.54	21.11	18.86	100	100	60.31	58.60
深度贫困县								
4 号县	56.26	42.79	28.82	32.09	100	100	56.82	63.39
5 号县	62.46	63.04	34.6	33.53	100	100	45.8	46.55
6 号县	47.71	51.30	20.05	36.67	100	100	86.22	81.87
7 号县	68.66	65.02	63.63	52.12	100	100	92.01	72.52
8 号县	43.39	11.76	9.52	12.94	100	100	21.58	24.96

数据来源：云南省卫生健康委基层处“基本公共卫生服务项目年度报表”(内部资料,未公开)。

* 常住人口家庭医生签约率 = $\dfrac{\text{常住人口签约人数}}{\text{辖区内常住居民数}} \times 100\%$；建档立卡贫困人口家庭医生签约率 = $\dfrac{\text{建档立卡贫困人口签约人数}}{\text{建档立卡贫困人口数}} \times 100\%$。

　　5. 大力提高贫困县中医药服务能力,让贫困人口看病就医有更多的选择　中医一直是中国卫生体系所提供的医疗服务的重要组成部分,进入新时代以来中医和其他少数民族医药得到了极大的推广和发展,这在贫困地区也不例外。云南省卫生健康部门在健康扶贫工作中采取各种措施,加强贫困县的中医药机构建设和人才培养,极大地提高了贫困县的中医药服务能力,贫困县人口对中医药服务的利用不断增加,特别是自 2016 年开展健康扶贫以来上升更加明显。资料分析结果表明,在有数据的6 个抽样县中,中医卫生技术人员数在 2016~2020 年间有所增加(表 4 - 12)。此外,有 5 个县的中医类医疗机构床位数在 2015~2018 年间均增加(表 4 - 13);有 7 个县的中医门诊和住院服务量也有所增加(表 4 - 14)。

表4-12 2015~2020年云南省和8个抽样县每千人口中医类医疗机构医院人员数*

（单位：人）

县区	2015年			2016年			2017年			2018年			2019年			2020年		
	每千人口人员数	每千人口卫生技术人员数	每千人口中医执业（助理）医师数	每千人口人员数	每千人口卫生技术人员数	每千人口中医执业（助理）医师数	每千人口人员数	每千人口卫生技术人员数	每千人口中医执业（助理）医师数	每千人口人员数	每千人口卫生技术人员数	每千人口中医执业（助理）医师数	每千人口人员数	每千人口卫生技术人员数	每千人口中医执业（助理）医师数	每千人口人员数	每千人口卫生技术人员数	每千人口中医执业（助理）医师数
云南省	0.43	0.37	0.12	0.49	0.41	0.14	0.56	0.49	0.15	0.61	0.53	0.17	0.70	0.62	0.20	0.78	0.68	0.22
非深度贫困县																		
1号县	0.40	0.35	0.10	0.44	0.35	0.10	0.48	0.43	0.12	0.54	0.48	0.17	0.58	0.52	0.19	0.56	0.64	0.24
2号县	0.17	0.14	0.06	0.21	0.19	0.13	0.41	0.39	0.15	0.48	0.45	0.19	0.60	0.53	0.21	0.72	0.64	0.18
3号县	—	—	—	—	—	—	—	—	—	—	—	—	—	—	—	—	—	—
深度贫困县																		
4号县	0.18	0.14	0.06	0.19	0.16	0.07	0.24	0.22	0.08	0.29	0.26	0.09	0.34	0.30	0.11	0.40	0.37	0.14
5号县	0.57	0.47	0.13	0.61	0.52	0.13	0.65	0.55	0.16	0.66	0.57	0.16	0.70	0.61	0.21	1.01	0.90	0.27
6号县	—	—	—	—	—	—	—	—	—	—	—	—	—	—	—	—	—	—
7号县	0.40	0.37	0.10	0.40	0.37	0.10	0.41	0.39	0.12	0.40	0.38	0.12	0.40	0.38	0.16	0.46	0.43	0.18
8号县	—	—	—	0.21	0.18	0.09	0.23	0.19	0.09	0.28	0.24	0.08	0.28	0.22	0.09	0.23	0.20	0.08

* 2015~2020年云南省和8个抽样县常住人口数据来源：云南统计年鉴（2016~2021）；2015~2020年云南省和8个抽样县的中医医院的中医院人员数、卫生技术人员数和执业（助理）医院人员数：云南省卫生统计网络直报系统："国家卫生统计网络直报系统"（内部资料，未公开）；"—"部分数据无法获得；每千人口中医类医疗机构人员数 = $\dfrac{中医医院人员数}{常住人口数} \times 1000$；每千人口中医类医疗机构卫生技术人员数 = $\dfrac{中医医院卫生技术人员数}{常住人口数} \times 1000$；每千人口中医类医疗机构中医执业（助理）医师数 = $\dfrac{中医执业（助理）医师数}{常住人口数} \times 1000$。

表4-13　2015~2020年云南省和8个抽样县中医类医疗机构床位数与每千人口床位数*

（单位：张）

县区	2015年		2016年		2017年		2018年		2019年		2020年	
	床位数	每千人口床位数	床位数	每千人口床位数	床位数	每千人口床位数	床位数	每千人口床位数	床位数	每千人口床位数	床位数	每千人口床位数
云南省	31 327	0.66	34 116	0.72	37 938	0.79	40 978	0.85	46 551	0.96	50 903	1.08
非深度贫困县												
1号县	185	0.40	265	0.56	255	0.54	345	0.71	325	0.68	285	0.70
2号县	164	0.35	190	0.40	275	0.59	337	0.71	349	0.73	344	0.89
3号县	15	0.06	15	0.06	230	0.87	230	0.87	230	0.86	54	0.26
深度贫困县												
4号县	384	0.41	420	0.45	599	0.64	800	0.83	857	0.92	872	1.10
5号县	228	0.56	256	0.62	305	0.72	339	0.81	325	0.77	363	1.04
6号县	38	0.10	39	0.10	33	0.09	36	0.10	36	0.10	67	0.20
7号县	251	1.16	159	0.73	156	0.72	156	0.70	158	0.71	257	1.31
8号县	25	0.15	38	0.23	40	0.24	40	0.24	43	0.27	51	0.35

* 2015~2020年云南省和8个抽样县常住人口数据来源：云南统计年鉴（2016~2021）；2015~2020年云南省和8个抽样县的中医类医疗机构床位数数据来源：云南省卫生健康委"国家卫生统计信息网络直报系统"（内部资料，未公开）；每千人口中医类医疗机构床位数＝$\dfrac{\text{中医类医疗机构床位数}}{\text{常住人口数}}×1\,000$。

表4-14　2015~2020年云南省和8个抽样县中医类医疗机构每千人口诊疗人次及出院人数*

（单位：次）

县区	2015年		2016年		2017年		2018年		2019年		2020年	
	每千人口诊疗人次	每千人口出院人数	每千人口诊疗人次	每千人口出院人数	每千人口诊疗人次	每千人口出院人数	每千人口诊疗人次	每千人口出院人数	每千人口诊疗人次	每千人口出院人数	每千人口诊疗人次	每千人口出院人数
云南省	480.64	19.66	524.41	21.35	571.58	24.35	602.36	27.86	668.19	30.62	666.47	32.80
非深度贫困县												
1号县	397.63	16.10	486.19	19.52	509.85	20.71	596.28	22.91	664.25	24.17	781.27	26.91
2号县	307.66	12.72	344.02	18.91	468.30	26.47	485.75	29.74	546.76	32.14	577.99	32.25
3号县	78.42	2.91	78.72	2.92	292.22	43.51	313.64	48.74	371.85	48.29	43.48	6.30
深度贫困县												
4号县	140.76	17.92	162.88	17.79	206.12	21.55	219.78	33.87	295.38	30.21	388.47	34.60
5号县	342.25	23.80	375.65	22.75	356.32	24.84	393.57	31.14	518.34	34.64	605.91	45.91
6号县	56.97	2.17	64.31	2.51	68.24	3.54	50.25	3.78	53.00	3.48	131.75	4.02
7号县	585.13	28.29	237.52	14.90	274.32	19.09	513.34	22.91	557.04	23.00	701.56	30.89
8号县	350.24	3.80	373.54	4.13	390.98	4.94	396.51	6.05	272.04	4.94	316.10	3.53

* 2015~2020年云南省和8个抽样县常住人口数数据来源：云南统计年鉴（2016~2021）；2015~2020年云南省和8个抽样县的中医类医疗机构诊疗人次、出院人数数据来源：云南省卫生健康委"国家卫生统计信息网络直报系统"（内部资料，未公开）；每千人口中医类医疗机构诊疗人次 = $\dfrac{中医类医疗机构诊疗人次}{常住人口数}×1000$；每千人口中医类医疗机构出院人数 = $\dfrac{中医类医疗机构出院人数}{常住人口数}×1000$。

6. 加强贫困地区国家基本公共卫生服务的提供　国家基本公共卫生服务是一套由政府筹资,由县级专业公共卫生服务机构负责技术指导,乡、村两级医疗专业卫生机构具体实施,为每个公民提供的卫生保健服务。自 2009 年实施以来,基本公共卫生服务内容不断扩展,经费从人均 15 元提高到 2020 年的人均 74 元。云南省所有县在中央、省、州(市)和县四级财政支持下,为居民提供基本公共卫生服务。本部分选取了基本公共卫生服务中的若干主要指标,分析了 8 个抽样县在 2015～2020 年间的变化情况。

(1) 居民健康档案:2015 年和 2020 年云南省和 8 个抽样县的健康档案和电子健康档案建档率及健康档案使用率如表 4-15 所示。全省和 7 个抽样县的健康档案建档率均有所提高。到 2020 年 8 个抽样县的电子健康档案建档率均超过 80%,其中 3 个抽样县超过全省平均水平。虽然 8 个抽样县健康档案使用率总体不高,但有 3 个抽样县超过全省平均水平,6 号抽样县达到了 62.71%。

表 4-15　2015 年和 2020 年云南省和 8 个抽样县城乡居民健康档案管理情况* (单位:%)

地　区	健康档案建档率		电子健康档案建档率		健康档案使用率
	2015 年	2020 年	2015 年	2020 年	2020 年
云南省	90.19	91.87	87.25	90.76	37.71
非深度贫困县					
1 号县	91.38	94.43	90.35	94.43	32.82
2 号县	90.02	84.32	90.02	83.93	42.23
3 号县	86.44	86.83	86.44	82.85	32.44
深度贫困县					
4 号县	88.64	95.58	85.18	94.32	23.35
5 号县	85.56	95.92	85.21	93.85	40.77
6 号县	89.71	90.65	86.39	90.65	62.71
7 号县	66.25	86.52	64.83	85.44	27.25
8 号县	77.46	81.44	73.98	81.44	34.58

数据来源:云南省卫生健康委基层处"基本公共卫生服务项目年度报表"(内部资料,未公开)、云南省妇幼保健院(内部资料,未公开)。
* 2015 年健康档案使用率数据因不统计而不可获得。

(2) 65 岁及以上老年人健康管理:2020 年 8 个抽样县中有 4 个县的 65 岁及以上老年人的健康档案建档率和 6 个县的健康体检率均高于全省平均水平(表 4-16)。

表 4-16 2017~2020 年云南省和 8 个抽样县 65 岁及以上老年人健康管理情况 （单位：%）

地 区	健康档案建档率				健康体检率			
	2017 年	2018 年	2019 年	2020 年	2017 年	2018 年	2019 年	2020 年
云南省	90.34	95.93	92.26	94.20	60.96	69.33	64.22	69.13
非深度贫困县								
1 号县	92.10	100.00	99.88	100.00	60.51	75.22	73.51	72.26
2 号县	91.23	100.00	100.00	100.00	58.85	75.99	73.05	78.44
3 号县	96.74	100.00	99.85	100.00	67.22	75.76	67.95	68.67
深度贫困县								
4 号县	88.76	100.00	87.09	94.17	67.2	75.12	67.52	72.85
5 号县	71.15	99.88	93.87	93.98	50.98	79.90	74.00	93.98
6 号县	81.71	82.78	75.00	76.58	68.42	75.71	66.49	69.53
7 号县	67.97	100.00	83.33	87.63	31.7	62.34	40.62	38.41
8 号县	100.00	100.00	100.00	100.00	60.12	65.51	57.12	76.68

数据来源：云南省卫生健康委基层处和云南省疾病预防控制中心"基本公共卫生服务项目年度报表"（内部资料，未公开）；65 岁及以上老年人健康档案建档率 = $\frac{\text{建立健康档案的 65 岁及以上老年人人数}}{\text{辖区内 65 岁及以上常住居民数}} \times 100\%$ ；65 岁及以上老年人健康体检率 = $\frac{\text{65 岁及以上老年人健康体检人数}}{\text{辖区内 65 岁及以上常住居民数}} \times 100\%$ 。

（3）基本公共卫生服务中的妇幼保健：2015~2020 年,基本公共卫生服务项目中包含由乡村医生提供的新生儿访视率、儿童健康管理率、早孕建册率和产后访视率 4 个妇幼保健服务指标,有 3 个指标在全省略有下降,这 3 个指标在 8 个抽样县中的 6~7 个县也略有下降或者增加不多,这主要是由于执行了更严格的妇幼保健服务标准所致。2020 年,在这 4 个妇幼保健服务指标中,有 2 个抽样县的新生儿访视率、5 个抽样县的儿童健康管理率、5 个抽样县的早孕建册率和 3 个抽样县的产后访视率均高于全省平均水平(表 4-17)。除了 2 号、4 号、7 号和 8 号县以外,其他 4 个县的这 4 个指标在 2020 年都达到 90%以上(表 4-17)。

表 4-17 2015 年和 2020 年云南省和 8 个抽样县基本公共卫生服务中的
4 个妇幼保健服务指标情况
（单位：%）

地 区	新生儿访视率		儿童健康管理率		早孕建册率		产后访视率	
	2015 年	2020 年	2015 年	2020 年	2015 年	2020 年	2015 年	2020 年
云南省	97.60	96.66	92.81	94.27	93.43	88.25	97.66	96.19
非深度贫困县								
1 号县	98.83	96.54	89.03	93.32	96.03	92.06	98.80	95.98

续　表

地　区	新生儿访视率		儿童健康管理率		早孕建册率		产后访视率	
	2015 年	2020 年	2015 年	2020 年	2015 年	2020 年	2015 年	2020 年
2 号县	99.17	95.87	96.76	95.20	96.68	79.59	98.90	95.72
3 号县	97.26	93.53	93.10	93.14	95.78	93.15	96.56	91.23
深度贫困县								
4 号县	99.07	98.72	91.07	96.35	96.34	89.28	97.95	97.63
5 号县	99.26	99.45	87.27	95.32	95.96	93.03	97.73	99.66
6 号县	88.44	90.67	88.39	94.34	92.79	92.16	91.84	91.95
7 号县	99.16	52.99	90.71	84.92	66.78	59.82	99.62	53.17
8 号县	96.65	96.23	95.48	94.46	88.90	80.01	97.24	96.59

数据来源：云南省卫生健康委基层处和云南省妇幼保健院"基本公共卫生服务项目年度报表"（内部资料，未公开）。

（4）疫苗接种：2015~2020 年，在 8 个抽样县中基本公共卫生服务覆盖的 8 种疫苗的报告免疫接种率均达到 98%以上，包括位于最贫困的"三区三州"的 7 号县和 8 号县（表 4-18），说明免疫接种服务在最贫困的县也做到了全覆盖。

（5）中医药健康管理：中医药健康管理也是基本公共卫生服务项目的内容之一。2015~2020 年，在 8 个抽样县中，65 岁及以上老年人中医药健康管理服务率有 6 个县都增加，只有 2 个县减少；0~36 个月儿童中医药健康管理服务率 4 个县减少，4 个县增加；2020 年，除了 7 号县外，7 个县这两项指标都超过 50%，其中有 4 个县的 65 岁及以上老年人中医药健康管理服务率高于全省平均水平，2 个县的 0~36 个月儿童中医药健康管理服务率高于全省平均水平（表 4-19）。

（6）慢病患者健康管理：关于高血压、糖尿病和严重精神障碍患者的健康管理，2020 年比 2015 年有改善。其中，5 个县 2 型糖尿病患者规范管理率、3 个县高血压患者规范管理率、4 个县严重精神障碍患者规范管理率均增加（表 4-20）；7 个县管理人群血糖控制率和 6 个县管理人群血压控制率提高，6 个县管理人群血糖控制率和 4 个县管理人群血压控制率均高于全省平均水平。反映出贫困县慢病患者健康管理服务质量提升。

（四）卫生人力资源

卫生人力资源是卫生体系中最活跃的部分，也是提供医疗卫生服务的主要力量。针对云南贫困地区卫生人员数量不足、业务素质不高，人才招聘难、留不住的问题，云南省政府根据云南省卫生人员的状况及省情出台政策，采取了一系列措施，努力补齐卫生人力资源短板。例如，在 2020 年 8 月云南省卫生健康委印发了《云南省促进卫生健康人才队伍发展 30 条措施任务分工方案》，将卫生健康人才队伍发展的

表4-18 2015年和2020年云南省和8个抽样县报告免疫接种率

（单位：%）

地区	接种率		乙肝疫苗接种率		卡介苗接种率		脊灰疫苗接种率		百白破疫苗接种率		含麻疹成分疫苗接种率		流脑疫苗接种率		乙脑疫苗接种率		甲肝疫苗接种率	
	2015年	2020年	2015年	2020年	2015年	2020年	2015年	2020年	2015年	2020年	2015年	2020年	2015年	2020年	2015年	2020年	2015年	2020年
云南省	93.58	99.91	99.83	99.84	99.81	99.80	99.75	99.82	99.77	99.85	99.79	99.85	99.73	99.32	99.74	99.84	99.72	99.80
非深度贫困县																		
1号县	100	99.94	99.69	100	99.71	100	99.81	100	99.47	100	99.61	100	99.69	100	99.56	100	99.69	100
2号县	100	99.95	99.59	100	99.00	100	99.12	100	99.31	100	99.43	100	99.04	100	99.36	100	99.32	100
3号县	100	99.90	99.93	99.89	100	100	99.94	99.89	99.79	99.91	99.88	99.95	99.88	99.94	99.8	99.91	99.86	99.88
深度贫困县																		
4号县	100	99.97	99.48	99.85	99.58	99.84	99.57	99.89	99.34	99.85	99.50	99.92	99.38	96.94	99.40	99.94	99.37	99.9
5号县	100	99.88	99.57	99.53	99.67	99.42	99.42	99.35	99.26	99.60	99.65	98.82	99.49	98.52	99.63	99.43	99.48	99.55
6号县	100	99.95	99.75	99.6	99.96	99.55	99.91	99.65	99.74	99.73	99.97	99.45	99.43	98.41	99.76	99.50	99.80	99.46
7号县	100	99.90	99.89	99.87	100	99.76	99.97	99.87	99.93	99.81	99.91	99.87	99.91	99.28	99.93	99.8	99.86	99.81
8号县	100	99.91	99.89	100	99.83	100	99.94	100	99.96	100	99.93	99.94	99.97	100	99.92	100	99.84	100

数据来源：云南省卫生健康委基层处和云南省疾病预防控制中心"基本公共卫生服务项目年度报表"（内部资料，未公开）。

表 4-19　2015 年和 2020 年云南省和 8 个抽样县中医药健康管理服务情况　（单位：%）

地　区	65 岁及以上老年人中医药健康管理服务率		0～36 个月儿童中医药健康管理服务率	
	2015 年	2020 年	2015 年	2020 年
云南省	57.27	68.66	71.83	76.36
非深度贫困县				
1 号县	41.08	75.45	57.16	80.99
2 号县	64.34	67.38	84.94	75.51
3 号县	70.83	70.96	57.27	58.83
深度贫困县				
4 号县	61.37	73.19	86.72	76.29
5 号县	89.41	62.12	89.97	74.26
6 号县	50.03	61.72	46.14	63.39
7 号县	53.11	48.54	66.01	53.61
8 号县	40.06	73.50	40.01	84.28

数据来源：云南省卫生健康委基层处和云南省中医中药研究院"基本公共卫生服务项目年度报表"（内部资料，未公开）

表 4-20　2015 年和 2020 年云南省和 8 个抽样县糖尿病、高血压、
严重精神障碍健康管理情况　（单位：%）

地　区	2 型糖尿病患者规范管理率		管理人群血糖控制率		高血压患者规范管理率		管理人群血压控制率		严重精神障碍患者规范管理率	
	2015 年	2020 年	2015 年	2020 年	2015 年	2020 年	2015 年	2020 年	2015 年	2020 年
云南省	90.15	83.79	48.23	55.60	91.44	85.27	53.25	61.38	44.83	83.02
非深度贫困县										
1 号县	99.23	92.75	30.33	36.87	92.55	59.37	40.8	40.69	41.52	91.05
2 号县	85.6	76.44	44.6	25.44	84.02	75.17	44.33	36.28	92.18	97.6
3 号县	94.08	90.68	48.64	67.32	93.69	90.86	54.23	68.88	93.72	76.46
深度贫困县										
4 号县	79.18	83.6	21.79	63.01	84.04	83.21	30.35	62.79	50.76	81.12
5 号县	49.3	92.56	23.83	59.69	56.88	89.97	32.46	60.65	75.9	85.51
6 号县	82.43	85.76	40.36	62.62	81.05	80.96	42.12	55.02	85.86	54.78

地 区	2 型糖尿病患者规范管理率		管理人群血糖控制率		高血压患者规范管理率		管理人群血压控制率		严重精神障碍患者规范管理率	
	2015 年	2020 年	2015 年	2020 年	2015 年	2020 年	2015 年	2020 年	2015 年	2020 年
7 号县	52.83	76.92	23.42	63.58	60.99	84.71	28.65	64.11	68.88	65.87
8 号县	78.43	88.37	36.33	80.79	71.14	89.62	17.11	79.37	96.91	76.88

数据来源：云南省卫生健康委基层处和云南省疾病预防控制中心"基本公共卫生服务项目年度报表"（内部资料，未公开）。

任务细化到部门、责任到人，采取措施，狠抓落实。这些措施为实现让贫困人口"有地方看病""看得好病"的健康扶贫目标打下了坚实的卫生人力资源基础，取得良好效果。

1. 实施农村订单定向免费医学生培养计划，为贫困地区输送"新鲜血液" 为了补齐贫困地区卫生人力资源短板，云南省计划和实施了农村订单定向免费医学生培养计划，重点为乡镇卫生医疗卫生机构培养卫生人才，在该计划中，省政府与医学院校合作，为缺少卫生人力资源的农村地区招募和培训医学生。这些医学生可免交学费并在学习期间获得一定的生活补贴（免除学费 5 000 元/年、补助住宿费 800 元/学期、补助生活补贴 400 元/月），并自愿与县级卫生行政部门签订服务合同，毕业后至少应在乡镇卫生机构工作 3 年。在"十三五"期间（2016~2020 年），累计招录农村订单定向免费医学生 4 608 人（其中，本科 4 025 人，专科 583 人），并将 3 000 余名订单定向免费医学生纳入全省全科专业住院医师规范化培训和助理全科医生培训。目前一些医学生已经毕业，并在乡级医疗卫生机构工作。

2. 培训在岗医疗卫生人员，提升其专业技术水平和服务质量 为了提升在岗人员的专业技术水平，省、州（市）和县政府组织为期数月至 3 年的面向医疗卫生专业人员的中长期培训项目，其中，包括 10 000 名 3 年住院医师规范化培训项目（计划培训 10 000 名住院医师）、县级骨干医师培训项目（培训 1 480 名医师）及乡村医生的在职教育等。除了上述长期的培训项目外，上级医疗卫生机构经常为下级机构的医疗卫生人员提供 3~5 天短期培训。这些短期培训班覆盖范围和频率很高，每位卫生人员每年均有一次及以上参加此类培训的机会。

3. 实施各种培训项目，提升基层卫生人员的学历和技术水平 云南省鼓励各州（市）持续开展面向村卫生室的免费医学生培训，组织县级医院和乡镇卫生院对乡村医生开展实用技能和适宜技术培训，提高乡村医生常见病、多发病诊治能力和中医药服务能力。实施基层医疗卫生机构医务人员学历提升工程，计划到 2022 年底，全省所有乡镇卫生院在职在编中专以下专业技术人员基本达到中专以上学历，中专学历专业技术人员基本达到大专学历；所有在岗 55 周岁以下乡村医生基本达到中专以上学历。

4. 对口支援单位帮扶,提高贫困县医疗卫生人员技术水平　除了由各级医疗机构组织的培训项目之外,对口支援的医院也为其受援县医疗卫生人员提供进修学习的机会和培训项目。例如,云南省第一人民医院是 3 号县医院的对口支援医院,自 2005 年与 3 号县"挂钩"以来,已经为该县村医举办了 8 次培训班,共有 400 多名村医参加了培训。

基层卫生人员到上级卫生机构接受培训和进修外,各级卫生行政部门组织相应级别卫生专业技术人员到县级及以下机构工作一年及以上,为当地提供技术指导和在岗培训[18]。2017~2020 年,每年全省有 2 500 名医生在县及县以下卫生机构工作一年。这一"双向"的支持方式提高了县及以下基层卫生人员的业务素质。

5. 贫困县医疗卫生人员数量和质量得到大幅度提升　2015~2020 年,尤其是开展健康扶贫的 2016~2020 年,云南省和 8 个抽样县的每千人口卫生技术人员数、每千人口执业(助理)医师数、每千人口注册护士数、每万人口全科医生数均大幅度甚至成倍增加(表 4-21~表 4-24、图 4-4~图 4-6)。在 2020 年,虽然从每千人口卫生技术人员数、每千人口执业(助理)医师数、每千人口注册护士数来看,8 个抽样县的这 3 个指标都低于全省平均水平(表 4-21~表 4-24);但从每万人口全科医生数来看,8 个抽样县中有 5 个超过了全省平均水平(表 4-22);8 个县的每千人口乡村医生和卫生员数均超过全省平均水平(表 4-25)。2015~2020 年,云南省和 8 个抽样县的每千人乡村医生数和卫生人员数几乎保持不变(表 4-25)。鉴于贫困县有许多中青年人到城市打工,乡村医生主要服务于留守人群,因此人均乡村医生数相对比过去更多。

表 4-21　2015~2020 年云南省和 8 个抽样县每千人口卫生技术人员数*　(单位:人)

地　区	2015 年	2016 年	2017 年	2018 年	2019 年	2020 年
云南省	4.81	5.25	5.91	6.25	6.99	7.76
非深度贫困县						
1 号县	4.16	4.14	4.52	5.45	5.96	7.11
2 号县	2.33	2.39	3.20	4.12	4.48	5.39
3 号县	2.27	2.28	2.70	3.04	3.62	5.38
深度贫困县						
4 号县	1.65	2.16	2.79	3.07	3.56	4.88
5 号县	3.44	3.70	3.88	4.07	4.42	5.81

续　表

地　区	2015 年	2016 年	2017 年	2018 年	2019 年	2020 年
6 号县	2.41	2.49	2.70	3.17	3.46	4.04
7 号县	3.19	3.07	3.13	3.13	3.18	3.78
8 号县	2.79	2.90	3.68	4.32	4.71	5.97

数据来源：云南省卫生健康委"国家卫生统计信息网络直报系统"（内部资料，未公开）。

＊ 云南省数据中包含城市区县中国家、省、州（市）级医疗机构的医务人员数。

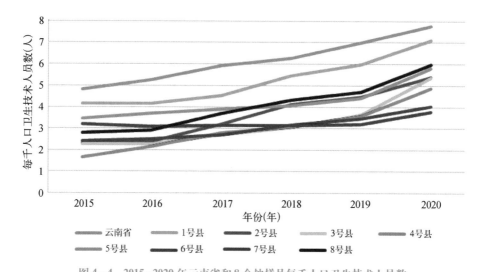

图 4 - 4　2015~2020 年云南省和 8 个抽样县每千人口卫生技术人员数

数据来源：云南省卫生健康委"国家卫生统计信息网络直报系统"（内部资料，未公开）

表 4 - 22　2015~2020 年云南省和 8 个抽样县每万人口全科医生数　　（单位：人）

地　区	2015 年	2016 年	2017 年	2018 年	2019 年	2020 年
云南省	0.90	0.99	1.09	1.32	1.81	2.01
非深度贫困县						
1 号县	0.75	0.38	0.55	0.72	1.35	2.56
2 号县	0.38	0.57	0.72	1.05	1.64	2.05
3 号县	1.07	1.03	1.14	1.89	1.84	2.30
深度贫困县						
4 号县	0.62	0.74	0.55	0.43	0.47	0.72

续　表

地　区	2015 年	2016 年	2017 年	2018 年	2019 年	2020 年
5 号县	0.10	0.19	0.41	0.45	0.85	1.52
6 号县	0.43	0.51	0.56	0.79	0.84	0.73
7 号县	3.38	3.18	3.07	2.81	2.66	2.96
8 号县	0.31	0.67	0.79	1.27	1.62	3.42

数据来源：云南省卫生健康委"国家卫生统计信息网络直报系统"（内部资料，未公开）。

表 4 - 23　2015~2020 年云南省和 8 个抽样县每千人口执业（助理）医师数　（单位：人）

地　　区	2015 年	2016 年	2017 年	2018 年	2019 年	2020 年
云南省	1.68	1.80	1.96	2.06	2.35	2.60
非深度贫困县						
1 号县	1.16	1.20	1.37	1.99	2.15	2.47
2 号县	0.68	0.85	1.05	1.11	1.32	1.71
3 号县	0.74	0.79	0.8	0.81	0.92	1.30
深度贫困县						
4 号县	0.70	0.87	1.00	1.09	1.19	1.61
5 号县	0.82	0.84	1.12	1.13	1.35	1.78
6 号县	0.77	0.83	0.79	0.99	1.10	1.27
7 号县	0.93	0.92	1.02	0.91	1.15	1.38
8 号县	1.27	1.27	1.45	1.30	1.52	1.99

数据来源：云南省卫生健康委"国家卫生统计信息网络直报系统"（内部资料，未公开）。

表 4 - 24　2015~2020 年云南省和 8 个抽样县每千人口注册护士数　（单位：人）

地　　区	2015 年	2016 年	2017 年	2018 年	2019 年	2020 年
云南省	1.97	2.23	2.68	2.83	3.26	3.67
非深度贫困县						
1 号县	1.77	1.85	2.00	2.37	2.86	3.47
2 号县	0.82	0.81	1.30	1.65	1.83	2.31

续　表

地　　区	2015 年	2016 年	2017 年	2018 年	2019 年	2020 年
3 号县	0.85	0.84	1.14	1.29	1.56	2.37
深度贫困县						
4 号县	0.59	0.90	1.36	1.48	1.81	2.43
5 号县	1.24	1.38	1.51	1.61	1.79	2.41
6 号县	0.79	0.77	0.99	1.20	1.31	1.43
7 号县	1.12	1.22	1.21	1.20	1.21	1.38
8 号县	0.74	0.79	1.37	1.51	1.65	1.99

数据来源：云南省卫生健康委"国家卫生统计信息网络直报系统"（内部资料，未公开）。

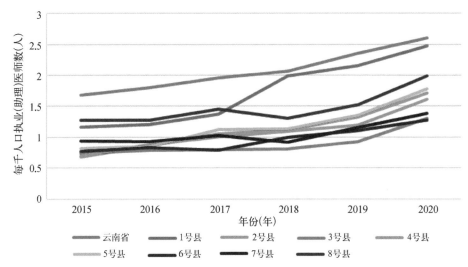

图 4 - 5　2015~2020 年云南省和 8 个抽样县每千人口执业（助理）医师数

数据来源：云南省卫生健康委"国家卫生统计信息网络直报系统"（内部资料，未公开）

表 4 - 25　2015~2020 年云南省和 8 个抽样县每千人口乡村医生和卫生员数　（单位：人）

地　　区	2015 年	2016 年	2017 年	2018 年	2019 年	2020 年
云南省	0.75	0.76	0.78	0.80	0.77	0.77
非深度贫困县						
1 号县	0.87	0.89	0.89	0.87	0.88	1.05
2 号县	0.85	0.81	0.84	0.85	0.82	0.96

续　表

地　　区	2015 年	2016 年	2017 年	2018 年	2019 年	2020 年
3 号县	0.97	1.05	1.07	0.93	0.90	1.21
深度贫困县						
4 号县	1.30	1.33	1.30	1.25	1.23	1.28
5 号县	0.80	0.68	0.79	0.74	0.78	0.85
6 号县	0.50	0.51	0.52	0.61	0.72	0.78
7 号县	1.08	1.06	1.06	1.04	1.05	1.05
8 号县	0.68	0.69	0.95	1.04	1.05	0.99

* 2015~2020 年云南省和 8 个抽样县常住人口数数据来源：云南统计年鉴(2016~2021)；2015~2020 年云南省和 8 个县的乡村医生和卫生员数数据来源：云南省卫生健康委"国家卫生统计信息网络直报系统"(内部资料，未公开)；每千人口乡村医生和卫生人员数＝$\dfrac{乡村医生和卫生人员数}{常住人口数}$×1 000。

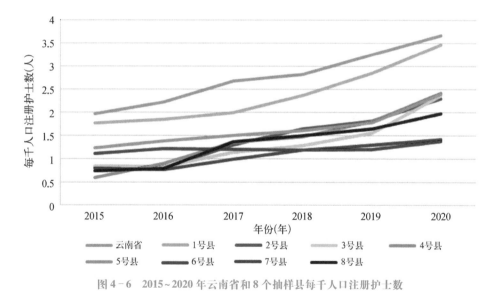

图 4－6　2015~2020 年云南省和 8 个抽样县每千人口注册护士数

数据来源：云南省卫生健康委"国家卫生统计信息网络直报系统"(内部资料，未公开)

提升村医学历待遇，稳定基层服务人员

乡村医生是农村居民的健康守护者。但因收入较低，怒江州之前人员流失严重，加之多数村卫生室基础设施建设滞后，村级医疗卫生机构建设已成为健康扶贫的一大短板。脱贫攻坚战打响以来，怒江州贡山县为切实解决乡村医生之忧，稳定乡村医生队伍，充当"先行军"，在全省超前谋划、部署、落实乡村医生待遇保障。提高乡村医生每月基本工资、规范养老待遇标准、明确其他社会保障标准、建立医疗风险共担机制，强化乡村医生岗位吸引

力。同时,通过实施学历提升工程、借助对口帮扶力量开展"村医课堂"培训,制定《村卫生室管理制度》,加强村医队伍管理,持续提升村医服务能力。贡山县推动乡村医生队伍建设的经验做法得到国家卫生健康委的重视,并在国家卫生健康委基层卫生健康专刊刊发供全国交流。2019 年 9 月,吸取贡山县成功经验,怒江州制定《关于进一步落实好乡村医生保障措施的通知》,从 2020 年起,乡村医生每月固定工资在现有 769 元的基础上,按每人每月增加 500 元的标准进行补助,县(市)列入本级财政预算,达到省级要求乡村医生基本工资不得低于 1 200 元/月的标准。从健全乡村医生养老机制、解决离岗乡村医生一次性生活补助方面进一步提高乡村医生待遇,困扰怒江州多年的乡村医生养老保障问题得以解决,稳定和推动乡村医生队伍健康发展,筑牢农村医疗卫生服务网底。

——资料来源：云南省卫生健康委健康扶贫办公室(内部资料)

2015 年,云南省和 8 个抽样县的女性医疗卫生工作者占总数的三分之二以上,到 2020 年这一比例进一步提高,部分县几乎达到了总数的 80%(表 4 - 26)。医疗卫生工作者的女性化在中国是普遍现象,在贫困县也不例外。2020 年,8 个抽样县中有 5 个县的卫生人力中 60%以上的年龄在 35 岁以下,略高于全省平均水平,表明大多数贫困县的卫生技术人员都比较年轻。同样在 8 个抽样县中有 6 个县有超过三分之一的医疗卫生工作者工作经验不足 5 年,这一比例同样高于全省平均水平,意味着较多的贫困县的医疗卫生服务人员相对缺乏经验。其中,位于"三区三州"的 7 号县是一个例外,其年龄在 25 岁以下且工作经验少于 5 年的医疗卫生工作者的比例较小,这可能是由于该县缺少新的医学毕业生所致。

从 2015 年到 2020 年,这 8 个抽样县和云南省均提高了其卫生技术人员的教育水平,表现为大学本科的比例有所增加而中级职业医科学校毕业生的比例有所降低。但是,2020 年云南省和 8 个抽样县占比最大的医疗卫生工作人员的学历仍然是大专及以下,医学研究生的比例很小,甚至在两个县为零。在 8 个抽样县中,有 5 个县其受过高等教育的医疗卫生工作者的比例明显低于全省平均水平,只有 3 个县超过了全省平均水平(表 4 - 26,图 4 - 7~图 4 - 11)。

尽管健康扶贫工作极大地提升了贫困县卫生人力的数量和质量,但在 3 号县进行的访谈发现,由于贫困县的工资较低且职业发展机会有限,贫困县很难留住合格和经验丰富的医疗卫生工作者。在过去的几年中,该县尽管每年都招聘医生和技术人员,但仍有 5 名左右的经验丰富的医护人员离职去市级或其他条件较好的县级医疗机构。欠发达地区卫生人力人才的不断流失,是贫困县卫生系统可持续改善的一个障碍。

（五）医学产品和技术

药品、疫苗、医疗设备及预防、诊断和治疗技术等在内的医疗产品和技术是卫生体系的重要组成部分。受数据可获得性的限制,本部分将重点关注药物和设备。

表4-26 2015年和2020年云南省和8个抽样县卫生技术人员基本情况

(单位：%)

	云南省 2015年	云南省 2020年	1号县 2015年	1号县 2020年	2号县 2015年	2号县 2020年	3号县 2015年	3号县 2020年	4号县 2015年	4号县 2020年	5号县 2015年	5号县 2020年	6号县 2015年	6号县 2020年	7号县 2015年	7号县 2020年	8号县 2015年	8号县 2020年
性别																		
男	27.13	23.40	22.55	20.30	26.31	23.10	28.49	22.80	30.13	22.80	32.45	28.10	32.06	28.80	26.77	25.70	31.96	26.40
女	72.87	76.60	77.45	79.70	73.69	76.90	71.51	77.20	69.87	77.20	67.55	71.90	67.94	71.20	73.23	74.30	68.04	73.60
年龄																		
25岁以下	10.17	11.30	14.13	10.50	20.24	15.90	6.43	18.20	5.66	14.60	14.08	15.00	17.11	22.80	2.26	1.30	4.57	13.60
25岁~	39.05	46.50	48.33	51.50	42.16	52.60	59.93	53.50	38.78	40.20	50.49	45.80	35.63	43.50	26.13	29.90	30.82	42.90
35岁~	25.43	20.70	23.41	20.90	18.66	16.30	19.12	18.20	29.05	22.30	18.17	20.70	21.20	14.80	44.84	26.60	36.07	19.70
45岁~	16.61	13.10	9.33	12.20	11.01	8.90	13.79	7.80	18.18	15.60	10.06	10.10	20.18	10.50	21.94	35.50	21.23	16.10
55岁及以上	8.74	8.30	4.80	4.90	7.93	6.30	0.73	2.20	8.33	7.30	7.21	8.50	5.88	8.30	4.84	6.80	7.30	7.80
工作年限																		
5年以下	28.23	30.20	37.32	27.30	45.24	40.10	31.62	42.50	19.70	37.70	41.33	41.60	44.96	43.50	12.26	9.70	19.86	35.10
5年~	20.92	27.40	25.46	33.20	15.76	31.10	26.47	25.50	14.74	21.20	26.01	27.50	17.75	28.60	12.58	19.50	19.63	19.80
10年~	19.75	20.00	18.23	21.90	12.31	12.20	20.96	19.30	30.88	18.30	14.01	17.50	8.56	10.70	28.39	17.00	18.26	17.60
20年~	18.55	12.40	11.81	10.80	15.49	9.60	15.63	7.90	22.11	11.90	10.12	6.80	17.11	8.20	35.00	37.70	36.99	17.60
30年及以上	12.55	10.00	7.17	6.90	11.19	7.00	5.33	4.80	12.58	10.90	8.53	6.60	11.62	9.10	11.77	16.20	5.25	9.80

续 表

	云南省		1号县		2号县		3号县		4号县		5号县		6号县		7号县		8号县	
	2015年	2020年	2015年	2020年	2015年	2020年	2015年	2020年	2015年	2020年	2015年	2020年	2015年	2020年	2015年	2020年	2015年	2020年
学历																		
研究生	1.89	2.70	0.49	0.80	0.00	0.30	0.18	0.10	0.19	0.20	0.00	0.00	0.13	0.00	0.16	0.10	0.23	0.40
大学本科	26.95	33.60	25.51	35.00	20.52	36.20	12.87	36.80	24.08	28.40	11.23	19.70	7.66	22.80	13.71	21.40	21.46	25.80
大专	38.11	40.10	34.30	31.00	43.00	42.60	60.48	44.30	44.28	41.10	38.83	45.10	45.08	45.00	52.90	53.10	49.32	41.90
中技/高中及以下	33.05	23.60	39.70	33.20	36.47	21.00	26.47	18.80	31.45	30.30	49.93	35.10	47.13	32.20	33.22	25.40	28.99	31.90
专业技术资格																		
正高	1.25	1.50	0.43	0.80	0.09	0.50	0.00	0.60	0.95	0.60	0.35	0.90	0.00	0.10	0.00	0.60	0.23	0.50
副高	5.16	5.80	3.45	5.50	4.20	5.40	3.13	4.00	4.38	5.60	2.84	5.20	1.92	2.80	7.90	13.60	8.68	10.60
中级	18.70	14.30	10.41	11.90	16.70	11.40	13.05	10.10	15.31	13.50	11.51	9.30	11.75	7.00	26.45	21.40	23.74	13.20
助理/师级/士级	62.65	71.10	70.23	75.10	55.50	61.20	72.43	78.50	72.36	72.80	69.48	76.70	57.21	70.70	65.32	56.10	55.26	69.30
不详	12.24	7.30	15.48	6.60	23.51	21.50	11.40	6.80	6.99	7.40	15.81	7.80	29.12	19.40	0.32	8.40	12.10	6.50

数据来源：云南省卫生健康委"国家卫生统计信息网络直报系统"（内部资料，未公开）。

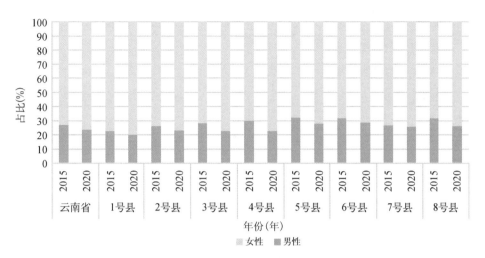

图 4 – 7　2015 年和 2020 年云南省和 8 个抽样县卫生技术人员性别构成

数据来源：云南省卫生健康委"国家卫生统计信息网络直报系统"（内部资料，未公开）

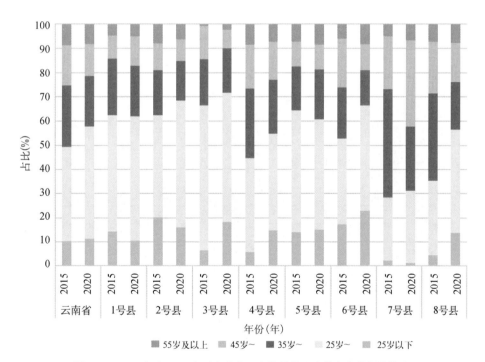

图 4 – 8　2015 年和 2020 年云南省和 8 个抽样县卫生技术人员年龄构成

数据来源：云南省卫生健康委"国家卫生统计信息网络直报系统"（内部资料，未公开）

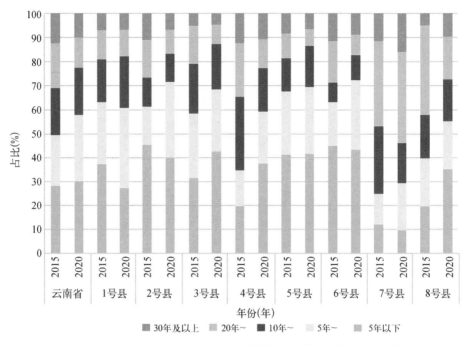

图 4 - 9　2015 年和 2020 年云南省和 8 个抽样县卫生技术人员工作年限构成

数据来源：云南省卫生健康委"国家卫生统计信息网络直报系统"（内部资料，未公开）

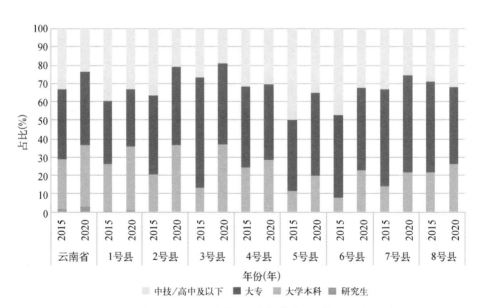

图 4 - 10　2015 年和 2020 年云南省和 8 个抽样县卫生技术人员学历构成

数据来源：云南省卫生健康委"国家卫生统计信息网络直报系统"（内部资料，未公开）

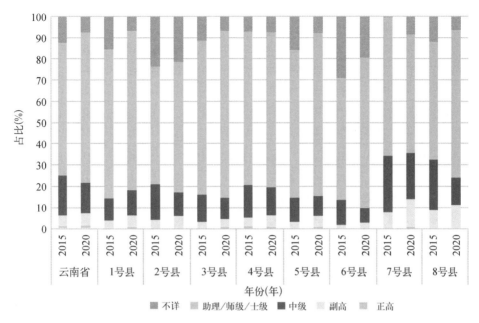

图 4-11　2015~2020 年云南省和 8 个抽样县卫生技术人员职称构成

数据来源：云南省卫生健康委"国家卫生统计信息网络直报系统"（内部资料，未公开）

在过去四十年中，药物的生产、供应和使用一直是中国医药卫生改革的重要领域，改革过程是动态，复杂和持续的[19,20]。本章重点关注县级及以下卫生机构的药品供应情况。

作为医药卫生体制改革的一部分，国家于 2009 年启动国家基本药物制度建设，由卫生部、国家发展改革委等 6 部门联合印发《关于建立国家基本药物制度的实施意见》，要求实行基本药物制度的县（市、区），政府举办的基层医疗卫生机构配备使用的基本药物实行零差率销售，实行省级集中网上公开招标采购、统一配送。同年，卫生部发布《国家基本药物目录（2009 年版）》，保障群众基本用药，减轻医药费用负担。2013 年，卫生部发布《国家基本药物目录（2012 年版）》，共 520 个品种，其中化药 307种，中成药 203 种。为巩固完善基本药物制度，建立健全国家基本药物目录遴选调整管理机制，2015 年，国家卫生计生委、国家发展改革委等 9 部门联合印发《国家基本药物目录管理办法》。2018 年，国务院办公厅发布《关于完善国家基本药物制度的意见》（国办发〔2018〕88 号），同年 11 月，国家卫生健康委发布《国家基本药物目录（2018 年版）》，共 685 个品种，其中化药 417 种，中成药 268 种。所有基本药物都包括在城乡居民基本医保的报销清单中，这些药物的报销比例高于非基本药物。其他与药品有关的改革包括实施省级药品集中在线公开招标和采购，统一配送以及在公立医疗卫生机构中以零附加利润使用这些药品的规定。

1. 出台政策，保障基层医疗卫生机构药品供应　云南省的所有县，无论是贫困县还是非贫困县都执行国家药品集中采购政策。国家和云南省政府提供资金（表

4-2、图4-2、图4-3)用于补助云南省的贫困县实施国家基本药物制度。为了保障公立医疗机构特别是村卫生室的药品供应和合理使用,云南省深化医药卫生体制改革领导小组于2020年发布了《关于进一步改革和完善药品供应保障办法的通知》。该通知提出了加强村卫生室药品供应和合理使用的具体措施。例如,规定村卫生室至少应有80种药品,接到药品订单的药品供应公司必须在48小时内将药品送到普通村卫生室,在72小时内将药品送到偏远村卫生室,对于急救药品必须在8小时内送到。本章没有定量的数据来显示云南贫困县医疗卫生机构中药物的供应情况,但是通过实地考察了3号县的2个乡镇卫生院和1个村卫生室,并访谈了乡镇卫生院负责人和在该村卫生室工作的村医生,发现在村卫生室中有140种药品可供使用,村卫生室的药品供应充足,远远超过了规定的80种药品。

2. 多元供给,补齐贫困县医疗卫生设备短板　从2015年至2020年,全省和8个抽样县,价值超过万元的医疗设备均大幅增加(表4-6)。快速增长的医疗设备来自三个方面,一是来自上级政府或医疗机构的支援,二是社会各界的捐赠,三是由这些医疗机构自行购买,自行采购在总数中占主导地位。这主要是由两个因素导致。一是医院标准规定了医院医疗设备的类型、数量和质量。例如,国家颁布的县级医院基本标准需要199项专业医疗设备,所有要达标的县医院都必须满足这些设备标准。二是由公立医院的现有筹资制度安排引起的逆向激励效应:政府只为公立医院提供部分资金,并允许后者收取服务费。因此,医院愿意在设备上进行投资。其影响是双重的:一方面人们对利用这些设备提供的医疗卫生服务有更好的可及性,另一方面医疗设备的过度使用可能会增加并会导致更高的医疗服务成本,增加了门诊和住院费用以及政府和群众的经济负担。

(六) 卫生信息系统

我国从1983年开始在妇幼保健和计划生育领域建立卫生信息系统(health information system, HIS),该系统是基于纸张的人工管理信息系统。从1990年代后期开始逐步建立了一个基于计算机的卫生信息系统,该系统由几个子系统组成,涵盖了妇幼保健、计划生育、疾病预防和控制、医院、卫生监督和药品管理等领域[21]。2003年SARS发生之后,国家投入了巨大资源来建立基于计算机和互联网的传染病和公共卫生突发事件报告、分析、响应和后续随访追踪信息系统。在2009年发布的国家卫生部门医改政策中,卫生系统信息化已成为卫生系统改革与发展的重要方向。在移动通信、大数据、新的数据处理软件等新的互联网技术的帮助下,我国的卫生信息系统经历了飞速发展,当前的卫生信息系统包含了许多垂直的子系统,从国家层面延伸到乡村层面,涵盖了许多卫生系统内部的领域,包括但不限于:疾病预防控制、妇幼保健/计划生育、药物管理、卫生监督、医院和初级卫生保健设施如乡镇卫生院和村卫生室等。中国的医疗卫生服务信息化已经进入一个新阶段,所有县级以上医疗机构和乡镇卫生院都使用计算机和基于互联网的医疗信息系统。绝大多数县级及以上医院都安装和使用医院信息系统(HIS),实验室信息系统(laboratory information management system，LIS），图片存档和通信系统（picture achiving and communication system，PACS）和电子病历（electronic medical record，EMR）系统。

1. 健康扶贫加快贫困县医疗卫生系统信息化建设的步伐　云南省的健康扶贫工作进一步加强了贫困县的卫生系统信息化建设。信息化被列入《国家县医院基本标准》中的指标之一，如果县级医院希望达到该标准，必须采取行动来提高其信息化水平。例如，为了达到县医院的国家基本标准，3 号县县医院把信息化建设作为其战略发展目标之一，成立了以院长为组长的领导小组，制定并实施了医院信息化建设的中长期计划。该医院还建立了由 3 名全职成员组成的信息科，并投入资金建立了信息系统。到 2020 年底，该医院已建立了功能齐全的医院信息系统，使实验室信息系统、图片存档和通信系统及电子病历，实现无缝连接。该县医院还建立了电子药物使用监测系统，包括不良事件报告系统和体格检查系统。2020 年，该医院已建立了 37 个信息系统应用模块，医院的信息化水平已达到国家标准 3 级，可以满足日常运营需求。所有的乡镇卫生院和村卫生室都配备了电脑，在家庭医生签约服务中，采用手机 APP 对村医的服务进行管理和监督。

2. 健康扶贫提升贫困县开展远程会诊的设备和水平　云南省积极开展远程医疗。截至 2020 年底，远程医疗已覆盖全省 16 个州（市）、129 个县（市、区）的 204 家医疗机构，部分县区已实现乡乡通，截至目前全省已累计超过 237 万例远程医疗服务。在健康扶贫工作中，贫困县的远程医疗也得到了加强和提升。例如，3 号县县医院建立了两个远程临床会诊系统。其中一个是由云南省统一部署的与一家公司合作的项目建立，该系统可以与数百家云南省内外的三级医院进行远程会诊。另外一套由云南省第一人民医院资助 45 万元安装，在两个医院之间建立了远程会诊系统，该系统无须与专家预约，可以在方便的时间进行咨询。该医院是 3 号县医院的"挂钩"扶贫支援单位。目前，云南省已经实现了贫困县县级医院远程医疗全覆盖，逐步推进"下级检查，上级诊断"的远程医疗服务，拓展服务内涵，丰富服务内容，通过远程会诊查房培训等形式，有效促进优质医疗资源下沉。

四、健康扶贫工作中加强卫生体系建设的经验与启示

上述结果表明，云南省的健康扶贫工作符合我国卫生改革和发展总体方向并全面加强了贫困县的医疗卫生体系。实际上，我国卫生体系一直在不断发展和改革，健康扶贫工作是建立在贫困县 40 多年卫生体系改革与发展基础之上，同时健康扶贫也极大地促进和推动了卫生体系的改革与发展措施在贫困地区的实施和落地。

贫困县的卫生体系改善主要体现在以下几个方面：一是改善了贫困县的卫生基础设施，包括房屋、设备和信息系统等，让贫困人口能"就近看病，有地方看病"。二

是提高了贫困县及县以下医疗卫生机构的服务能力，扩大了服务范围，提高了服务质量，不仅让贫困人口能"就近看病"，也能"看得好病"：8 个抽样县的县医院均达到了国家县级医院的基本标准，使其能够提供以前无法为人们提供的医疗服务，让人们能就近获得医疗服务，极大地增加了贫困县人口对医疗服务的地理可及性，提高了贫困人口对医疗服务的获得感和满意度；8 个抽样县的高血压和糖尿病控制率不断提高表明服务质量也得到了改善。三是贫困县卫生人员数量和质量的提高。四是健康扶贫加强了卫生机构内部和卫生机构之间的管理制度，加强了上级医疗卫生保健机构对下级机构的技术支持和督导。

到 2019 年底，云南省的所有贫困县已经全部实现了医疗卫生机构"三个一"的目标，即每个贫困县有一所县级公立医院（含中医院），具有相应的功能用房和设备设施；每个乡镇有一所政府办卫生院或社区卫生服务中心，具有相应功能用房和设施设备，能够开展常见多发病的诊治，危重患者初步现场急救和转诊等工作；每个行政村有一个村卫生室，具有相应功能用房和设施设备，能够开展基本医疗卫生服务。医疗技术人员实现了"三合格"的目标，即每个县医院至少有三名副主任医师以上职称的医师；每张病床至少配备 0.88 名卫生技术人员（包括至少配备 0.4 名护士）；每个乡镇卫生院注册全科医生或者执业医师不低于 1 名；每个村卫生室至少有 1 名人员持有《乡村医生执业证书》。医疗服务能力实现了"三条线"的目标，即每个贫困县至少有 1 所县级公立医院（含中医院）在床位数、业务用房面积、医疗设备等方面达到二级医院标准；每个乡镇卫生院设有床位 10 张以上，在面积、床位数、设备及科室设置方面达到标准；每个村卫生室在建筑面积、房间设置和基本医疗设备等方面达到标准和要求。历史上第一次在云南消除了医疗卫生服务的"空白点"。目前，云南省所有的贫困县其村卫生室、乡镇卫生院和县医院在人员、设备、房屋等方面均已达到了2019 年云南省扶贫开发领导小组印发的《云南省贫困退出标准和脱贫成果巩固要求指标》。

这些成就背后的原因是什么？有哪些经验和启示可以供将来进一步巩固健康扶贫的成效和供其他发展中国家借鉴？本部分深入分析了这些经验和启示，将其总结为"八个保障"。

（一）领导有力，政策支撑

云南省按照党中央、国务院印发的《关于打赢脱贫攻坚战的决定》以及国家卫生健康委和其他 14 个部委联合发布的《关于实施健康扶贫工作的指导意见》等文件的总体要求，成立了由分管卫生计生的副省长任组长、省卫生计生委、省发展改革委、省民政厅等 12 家成员单位组成的云南省健康扶贫领导小组，省卫生计生委也成立了相应的健康扶贫领导小组和办公室，把扶贫工作列为重要工作。同时，建立了工作机制和信息系统，并根据云南省的具体情况，精准施策，制定和出台了《云南省健康扶贫30 条措施》等一系列的健康扶贫政策，为云南省的健康扶贫工作确立了目标、策略和措施，这是云南省健康扶贫工作取得成效的政治和政策保障。

（二）多方筹资，经费保障

由于贫困县的地方财政财力极为有限，难以提供卫生体系建设所需经费，为此，中央、省和州（市）各级财政通过转移支付和项目提供了大量的经费；社会各界也多方支持，东西部协作、对口帮扶和定点挂钩帮扶也提供了一定的经费支持。这些经费用于贫困县医疗卫生机构的基础设施建设，包括房屋建设、设备和车辆购置、人员进修培养等，同时也用于支持贫困人口参加基本医保、大病救治、基本公共卫生服务等，为改善贫困地区的医疗卫生体系提供了资金保障。

（三）"对标对表"，狠抓落实

按照《云南省健康扶贫30条措施》作出的总体规划逐项落实并在落实的过程当中，根据遇到的情况和具体问题，对政策做出实时的调整。例如，最先规定的大病救治范围只包括9类15种大病，在健康扶贫工作的进程当中发现贫困人口的大病范围比较广，所以及时调整并逐年增加到目前的36种大病。2019年8月，根据国家卫生健康委等6部委关于印发《解决贫困人口基本医疗有保障突出问题工作方案的通知》（国卫扶贫发〔2019〕5号）的要求，云南省卫生健康委、云南省发展改革委、云南省财政厅、云南省扶贫办、云南省医疗保障局联合发布了《关于云南省解决贫困人口基本医疗有保障突出问题工作实施方案》。该方案以县医院能力建设、县乡一体、乡村一体机制建设、乡村医疗卫生机构标准化建设为主攻方向，全面解决贫困人口基本医疗有保障突出问题。这种积极务实的工作作风，是健康扶贫工作取得成效的机制保障。

（四）监督考核，督战促干

健康扶贫工作，特别是卫生体系的建设主要由卫生健康部门负责实施，纳入考核，加强督导。此外，为了保障工作的有效性，国家也充分发挥我国政治制度优势和统一战线作用，安排了民主党派对脱贫攻坚工作进行民主监督，其中负责监督云南省脱贫攻坚工作的是中国农工民主党。中国农工民主党的工作人员经常深入到云南省脱贫攻坚工作的第一线，监督检查健康扶贫工作，发现问题和分析问题，与卫生健康部门协商解决的办法。各类监督考核有力地促进了健康扶贫工作的开展，成为了健康扶贫工作的监督保障。

（五）对口帮扶，补齐短板

贫困地区的医疗卫生服务机构在基础设施、卫生人力资源以及服务能力方面与发达地区的医疗卫生机构相比存在一定的差距，导致服务的提供能力有限，不能满足当地居民医疗卫生服务需要，而仅靠其自身难以提升服务能力。针对这些突出问题，云南省卫生健康委认真落实国家提出的"对口帮扶"要求并建立相应的工作机制，要求三级医院对口帮扶县级医院，县级医院对口帮扶乡镇卫生院。2016~2020年，一共有来自云南和省外的90家三级医院对口帮扶88个贫困县的151家县级医院，全省

88 个贫困县县级医院都得到了至少一家三级医院的支持。这种帮扶长期而全面，重点通过"专科建设项目"补齐县级医院在医疗卫生工作当中的短板、不足和空白。例如，有的贫困县医院缺乏外科的服务能力，就帮扶其外科的服务能力；缺麻醉科的服务能力，重点加强其麻醉科的建设。"对口帮扶"极大地提高了贫困县的医疗卫生服务能力，为实现"方便看病，就近看病，看得好病"及"90%的医疗卫生服务发生在县域内"的健康扶贫目标提供了服务能力方面的保障。

（六）项目创新，能力提升

为了帮助贫困县的县级医疗机构提高服务能力，云南省卫生健康委通过"提质达标"项目和"五大中心"建设项目，采取多种措施，帮助贫困县的县级公立医院达到国家颁布的县级医院医疗服务能力基本标准。到 2020 年底，8 个抽样县的所有县级公立医院都达到了国家卫生健康委发布的县医院医疗服务能力达标标准，表明这些县医院提供的医疗保健服务的范围和质量达到了国家标准。"提质达标"项目也为实现"看得好病"及"90%的医疗卫生服务发生在县域内"的健康扶贫目标提供了服务能力和服务质量方面的保障。此外，在县级医疗机构建设"五大中心"，分别是胸痛中心、卒中中心、创伤救治中心、危重孕产妇急救中心和危重新生儿急救中心。省级财政对通过提质达标验收的县级医院每所给予 500 万元奖励，对通过"五大中心"验收的县级医院每个中心给予 100 万元奖励。云南省采取的这些措施极大地增强了贫困县的医疗卫生服务能力，与"对口帮扶"共同为实现"就近看病，看得好病"及"90%的医疗卫生服务发生在县域内"的健康扶贫目标提供了能力保障。

（七）订单定向，人才培养

卫生人力资源是卫生体系当中的重要组成部分，贫困地区的卫生人力资源在数量和质量方面与非贫困地区相比存在较大差距。为了解决这一问题，云南省卫生健康委采取了进修学习、在岗培训等多种措施，提升在职医疗卫生服务人员的服务能力和技术水平。同时，为了增加贫困地区卫生人力资源的数量和质量，以"订单定向"培养的方式，采取减免学费、提供生活补助、签订合同等方式，为贫困地区的医疗卫生机构培养了一批"留得住""用得上"的本科和大专毕业生，为可持续性地改善贫困地区的卫生服务人力资源提供了人才保障。

（八）基础设施，巩固提升

医疗卫生服务的提供离不开卫生基础设施的支撑。为了加强贫困地区的卫生体系，云南省卫生健康委充分利用各种卫生建设项目，多方寻求资源，加强对贫困县的卫生基础设施的建设，新建、改建、扩建了一批县级医疗卫生机构，乡镇卫生院和村卫生室，很多贫困县都新建了医院用房，购置了新的设备，改善了服务设施和服务条件，特别是基层的卫生设施和条件。每一个村卫生室都达到了 60 m² 的使用面积，做到了诊疗室、治疗室和观察室的分开并有公共卫生服务空间和相应的基本医疗设施和药品保障。云南省的所有贫困县的县、乡、村医疗卫生机构全部实现了医疗卫生机构"三个一"的目标,这些措施为贫困地区的卫生体系提供了基础条件方面的保障。

五、进一步加强原贫困农村地区卫生体系建设的挑战

2021 年,我国的所有贫困县均已脱贫出列,甩掉了贫困县的"帽子"。故在以下的阐述中,采用"脱贫县"代替"贫困县",用"脱贫地区"代替"贫困地区"。

经过五年的健康扶贫工作,云南省脱贫县的卫生体系得到了极大的改善加强,不断缩小与非贫困县的差距。但由于脱贫县原有基础薄弱,其卫生体系仍然存在着一些问题和挑战。对这些问题和挑战进行分析,有助于采取有针对性的措施,进一步巩固已取得的健康扶贫的成效,缩小脱贫县与非贫困县在卫生体系方面的差距,改善健康公平;同时,也有助于为将来的乡村振兴工作,打下坚实的健康基础。

(一)脱贫县卫生体系逐步改善,但与全省差距仍未消除

尽管与开展健康扶贫之前相比,脱贫县卫生体系的 6 个组成部分的许多指标得到了极大改善,而且脱贫县与其他县之间在若干指标上的差距已经缩小甚至消除。但是,一些指标,特别是位于"三区三州"的脱贫县的指标与其他县相比仍然存在差距,这表明脱贫县仍需继续努力以巩固、提升和改善其卫生体系。此外,近年来脱贫县在病床数、万元以上的医疗设备和卫生人力等指标方面与云南省平均水平之间的差距也在扩大,这意味着其他地区的卫生体系发展速度更快。所以,仍然需要付出更大的努力来弥补这些差距,以实现更好的健康公平。如何巩固脱贫县在医疗卫生体系方面取得的成果,进一步缩小其与其他地区的差距,改善健康公平,是云南省目前面临的一个挑战。

(二)脱贫县卫生服务提供有改善,但服务利用仍显不足

脱贫县人群对医疗卫生服务的利用有所增加,体现在从 2015 年到 2020 年其门诊和住院服务利用的指标持续上升,对中医药服务和基本公共卫生服务的利用逐年增加,特别是家庭医生签约服务。但是,云南省及 8 个抽样县的两周就诊率在 2018 年均低于同年的全国第六次卫生服务调查的 24% 的两周就诊率,也低于西部农村地区的 24.7% 的两周就诊率[22],其中,3 个抽样县的两周就诊率不到全国两周就诊率的 50%,说明云南省的门诊服务利用不足。从住院率来看,2018 年云南全省的年住院率以及 8 个抽样县中的 5 个县其住院率高于全国 13.7% 的水平,但有 3 个抽样县的住院率低于全国平均水平,也低于西部农村地区的水平(15.5%),特别是位于"三区三州"的 2 个脱贫县,其住院率分别只有 10.25% 和 5.25%。到 2020 年,这两个县的年住院率分别只有 12.03% 和 6.14%,仍然低于西部农村地区 2018 年的水平。与全国相比,云南省脱贫县人口的门诊服务利用差距较大,住院服务的利用差距较小。

如何提高云南省脱贫地区居民对卫生服务的利用是脱贫县医疗卫生体系面临的一个挑战。

（三）脱贫县亟须建立可持续的医疗卫生筹资机制

在5年的健康扶贫工作中，各级政府和社会各界对脱贫县投入了大量的资金用于开展健康扶贫工作，其中包括对供方的医疗卫生体系建设，包括用于基础设施建设、设备购置、人员培训等；也包括对需方的资助，包括资助建档立卡户参加基本医保和大病保险、对其开展大病救治、提供基本公共卫生服务和家庭生签约服务等。但是，这些经费的支持是临时性的，脱贫县并没有建立长期的、可持续的筹资机制。如果没有了上述资金的支持，脱贫县只靠自身的财政资源难以继续提供上述卫生服务。同时，健康扶贫是所有扶贫工作中最难啃的"硬骨头"，由于医疗卫生技术的有限性和医疗需求的无限性，因病致贫和因病返贫仍然有可能发生，不会随着2020年消灭绝对贫困以后消失，将长期持续存在。健康扶贫工作也需要长期持续开展，这就更需要长期的资金保障。因此，云南省和其脱贫县面临的挑战是如何建立可持续的卫生筹资机制，以持续性地向脱贫县的人口提供医疗卫生服务和医疗保障。

（四）脱贫县留住卫生人员提高其能力面临挑战

云南省采取了一系列措施加强脱贫地区的卫生人力资源，脱贫县卫生人力的数量和质量，包括教育水平和技术职称有了很大提高，但是与全省平均水平相比，仍然存在差距，而且部分脱贫县的全科医生、执业（助理）医师、注册护士的当前人数与《云南省"十三五"卫生规划》《健康中国2030规划纲要》《"健康云南2030"规划纲要》中设定的卫生人力资源标准尚有一定的差距。同时，脱贫地区的医疗卫生机构难以留住合格的医疗卫生人员，人才流失仍然是该类地区医疗卫生机构面临的挑战，这表明需要继续对改善和加强脱贫地区的卫生人力资源给予特别关注。

六、结 论 与 展 望

近15年来，国际社会强烈建议各国政府加强其卫生体系，以作为实现联合国《可持续发展目标》中提出的全民健康覆盖（universal health coverage）目标的一项关键策略。过去的40年，中国在实现全民健康覆盖和改善健康状况方面取得了巨大成功。但是，脱贫地区和其他地区之间在卫生体系和人群健康状况方面的差距仍然存在。2015年之后，精准扶贫成为了党和政府的重要任务，其中健康扶贫是精准扶贫的重要组成部分。云南省的案例清楚表明，健康扶贫有效地加强了脱贫县卫生体系的6个组成部分，包括领导与治理、卫生筹资、卫生服务提供、卫生人力资源、药品供应和信息系统，跨越式地提升了脱贫农村地区的医疗卫生服务水平，使该类地区的全民健康覆盖和人民健康状况得以持续性地改善，并极大地提高了健康公平，云南省加强脱贫县卫生体系的成功经验将为其他发展中国家提供有益的借鉴。

但是,脱贫县的医疗卫生体系仍然面临着若干挑战,加强脱贫地区的卫生体系需要长期持续的努力。

目前,党和国家已经作出了脱贫攻坚与乡村振兴有效衔接的战略部署,并提出了"四个不摘",即"摘帽不摘责任,防止松劲懈怠;摘帽不摘政策,防止急刹车;摘帽不摘帮扶,防止一撒了之;摘帽不摘监管,防止贫困反弹"。因此,云南省应该继续加强健康扶贫工作,针对现有的问题和挑战,采取更有针对性的措施,进一步巩固、建设和提升脱贫地区的卫生体系,为其人群健康的持续性改善提供坚实的卫生体系基础。

(方 菁 田丽春 沈 凌)

本章参考文献

［1］ Haan M, Kaplan GA, Camacho T. Poverty and health. Prospective evidence from the Alameda County Study［J］. American Journal of Epidemiology, 2017, 185（11）: 1161－1170.

［2］ Oshio T, Kan M. Multidimensional poverty and health: evidence from a nationwide survey in Japan［J］. International Journal for Equity in Health, 2014, 13(1): 128. 3.

［3］ Lund C, Silva DM, Plagerson S, et al. Poverty and mental disorders: breaking the cycle in low-income and middle-income countries［J］. Lancet, 2011, 378: 1502－1514.

［4］ 王培安. 实施健康扶贫工程防止因病致贫返贫. 人民日报［N］. 2017－03－21.

［5］ Garchitorena A, Miller AC, Cordier LF, et al. District-level health system strengthening for universal health coverage: evidence from a longitudinal cohort study in rural Madagascar, 2014－2018［J］. BMJ Global Health, 2020, 5(12): 1－15.

［6］ Ejughemre U. Donor support and the impacts on health system strengthening in Sub-Saharan Africa: assessing the evidence through a review of the literature［J］. American Journal of Public Health Research, 2013, 1(7): 146－151.

［7］ Sarkar A. The world bank and health systems strengthening: experiences from four indian states［J］. British Medical Journal Global Health, 2016, 1(1): A30. 1－A31.

［8］ Pandey Rahul. Health system strengthening for the control of non-communicable diseases and risk factors［J］. International Journal of Non-communicable Diseases, 2017, 2（4）: 94－101.

［9］ Kieny MP, Bekedam H, Dovlo D, et al. Strengthening health systems for universal health coverage and sustainable development［J］. Bull World Health Organ, 2017, 95（7）: 537－539.

［10］ Tichenor M, Sridhar D. Universal health coverage, health systems strengthening, and the

World Bank[J]. British Medical Association, 2017, 358: j3347.

[11] Kutzin J, Sparkes SP. Health systems strengthening, universal health coverage, health security and resilience[J]. Bull World Health Organ, 2016, 94(1): 2.

[12] World Health Organization. The world health report 2000: health systems: improving performance[EB/OL]. http://www.who.int/whr/2000/en/[2021-03-19].

[13] World Bank. Healthy development: the World Bank strategy for health, nutrition, and population results [EB/OL]. http://documents.Worldbank.org/curated/en/102281468140385647/healthy-development-the-world-bank-startegy-for-health-nutrition-population-results [2021-03-19].

[14] World Health Organization. Everybody's business-strengthening health systems to improve health outcomes: WHO's framework for action. Geneva[EB/OL]. http://www.who.int/healthsyetms/strategy/everybodys_business.pdf[2021-03-19].

[15] World Health Organization. Monitoring the building blocks of health systems: a handbook of indicators and their measurement strategies. Geneva Switzerland[EB/OL]. https://www.who.int/healthinfo/systems/monitoring/en/[2021-03-19].

[16] 国家卫生健康委.2020年我国卫生健康事业发展统计公报[EB/OL]. http://www.gov.cn/guoqing/2021-07/22/content_5626526.htm[2021-08-17].

[17] 国家统计局.中华人民共和国2020年国民经济和社会发展统计公报[EB/OL]. http://www.gov.cn/xinwen/2021-02/28/content_5589283.htm[2021-08-17].

[18] 云南省人力资源社会保障厅,云南省卫生计生委.云南省人力资源社会保障厅.云南省卫生计生委关于印发《云南省卫生技术高级职称评审条件》的通知[EB/OL]. http://www.yn.gov.cn/ztgg/lqhm/hmzc/nlpy/202112/t20211229_232346.html[2021-08-17].

[19] Chan L, Daim TU. Multi-perspective analysis of the Chinese pharmaceutical sector policy, enterprise and technology[J]. Journal of Technology Management in China, 2011, 6(2): 171-190.

[20] Chen PP, Yuan CC, Hu Q, et al. Balancing industry and drug policy objectives in the pharmaceutical sector: the case of China[J]. International Quarterly of Community Health Education, 2016, 37(1): 71-76.

[21] 胡红濮,秦盼盼,雷行云,等.我国全民健康信息化发展历程及展望[J]. 医学信息学杂志,2019,40(7): 2-6.

[22] 国家卫生健康委统计信息中心.2018年全国第六次卫生服务统计调查报告[M]. 北京:人民卫生出版社,2021: 43.

第五章 | 云南省贫困地区健康促进行动与成效

一、概　　述

除了让贫困人口能在患病后切实获得医疗服务,减少经济负担,健康扶贫工程还提出了针对贫困地区和贫困人口的健康促进策略。2018 年 11 月,国家卫生健康委、国家扶贫办印发了《贫困地区健康促进三年攻坚行动方案》,旨在加强公共卫生、健康教育和疾病防控,落实"预防为主""医防融合"的"大健康"理念,努力让贫困人口"少生病"。健康促进不仅是健康扶贫的重要组成,更是减少健康风险因素,降低疾病发生,减缓病痛进程的有效举措。

本章以健康促进的概念性框架和主要工作领域为切入点,聚焦健康扶贫中的预防策略,深入分析和总结云南省贫困地区人居卫生环境改善、全民健康素养提升、重点疾病防控的主要成效,多维度展现云南贫困地区普及健康生活和改善健康环境的力度和成效,阐释促进贫困人口"尽量少生病"的中国方案和云南实践经验。

二、健康扶贫中的健康促进

(一) 健康促进的概念与工作领域

1986 年 11 月,首届国际健康促进大会发表的纲领《渥太华宣言》提出了健康促进的概念,将其定义为"促使人们维护和改善他们自身健康的过程"[1]。健康促进的实施有 3 大基本原则:倡导、赋权和协同。主要工作领域涉及 5 方面:制定促进健康的公共政策,创造支持性环境、加强社区行动、发展个人技能和调整卫生服务方向。实质上,健康促进是一个内涵丰富的发展理念,不仅仅是狭义理解下由医疗卫生人员主导的健康维护,其核心支撑点包括有力的政府领导和组织保障、居民健康素养提升、健康环境建设和广泛的社会动员[2]。不同国家和地区可因地制宜,采取有效策略和途径,整合协调多方资源,统筹推进,形成全社会共同参与和维护健康的良好局面[3]。

（二）健康促进与卫生环境、健康教育和疾病管理的联系

全球健康促进大会是健康促进领域最高级别的会议，从 1986 年开始，每隔 2~4 年召开 1 次，截至 2020 年底，已共计召开 9 届，每一届都围绕健康促进的主要工作领域提出具有针对性的对策建议，推动健康促进的内涵和外延不断得到深化和丰富。2016 年，第九届全球健康促进大会在上海召开，大会以"可持续发展中的健康促进"为主题。各国政府、联合国组织的领导人和全球健康卫生专家在此次大会上做出了 2 项具有里程碑意义的承诺，即促进公众健康和消除贫困。大会发布的《上海宣言》明确指出："健康和福祉对可持续发展是不可或缺的，健康作为一项普遍权利，是日常生活的基本资源，是所有国家共享的社会目标和政治优先策略。各国政府需优先选择良好治理，以城市和社区为平台的地方行动和通过提高健康素养的人民赋权，创新发展，共享健康，并致力于解决最脆弱群体的健康问题。"[4]

可见，健康促进的内核与减少贫困、社会公平性改善密切相关，健康促进不仅是实现全民健康和健康平等的治理手段，也是实现可持续发展目标，应对当前全球化健康挑战的必要策略。在健康促进中，健康教育、健康环境改善，以及重点疾病管理是其核心措施，健康教育是通过改变目标对象的健康相关行为而使之处于健康状态的社会活动，而健康环境是阻止疾病传播和形成的关键前设干预，重点疾病管理是调整卫生服务方向，防范健康风险冲击扩大和恶化的手段。健康促进则是融卫生环境、健康教育和疾病管理等多领域为一体的"大健康"处方[5]，各部分密切联系、互为依托。

（三）健康促进的中国实践

从 20 世纪 80 年代开始，中国积极履行健康促进的国际承诺，肩负起了全民健康促进的使命。1989 年，原国家卫生部下发《关于加强健康教育工作的几点意见》；1997 年，党中央、国务院印发《关于卫生改革与发展的决定》，明确指出："健康教育是公民素质教育的重要内容，要十分重视健康教育，提高广大人民群众的健康意识和自我保健能力。"2005 年，原国家卫生部制定了《全国健康教育与健康促进工作规划纲要（2005—2010 年）》。此后，在国家的积极推动下，各地区、各行业陆续开展健康教育工作，探索健康教育模式，健康促进各行动领域也逐步与健康教育融合，形成了具有中国特色的"健康中国行"。党的十八大以后，健康促进工作迎来了新的战略历史机遇，健康中国建设明确把普及健康知识和建设健康环境作为未来 15 年中国医疗卫生事业发展的重点内容，健康促进也成为全面建成小康社会，协同打好防范化解重大风险、精准脱贫、污染防治三大攻坚战。我国在实践过程中也逐步探索出了一条健康促进协同治理的模式：一是国际协同，积极响应国际社会和全球卫生战略的倡议，倡导构建人类健康命运共同体；二是社会协同，在政府、市场和社会之间广泛开展合作，形成全民共建共享健康的价值引领和发展蓝图；三是跨部门协同，将健康融入所有政策，形成跨部门跨层级联动实施的健康促进行动格局[6]。

（四）健康扶贫总体框架中健康促进的定位及意义

1. 健康促进行动是斩断"贫—病—贫"因果链的基础　　贫困和健康是互为因果且息息相关的两个重要命题,贫困既是引发疾病的诱因,也可是疾病导致的结果,健康被剥夺甚至可被看作是贫困的一种表现,减贫脱贫是促进健康的根本,健康增进又是消除贫困的基础。一方面,贫困人口可因恶劣的就业和生活环境,面临较高疾病风险[7]。另一方面,病残是导致劳动力丧失的主因,无法就业和收入缺乏使病残者很快进入窘境,同时医疗费用的增加和持续性支出可再次将其家庭推向贫困旋涡[8]。在国家层面,贫困与健康的相互作用和掣肘同样可以形成"贫困陷阱":人群不良健康状况导致劳动力短缺,生产力下降,医保负担过重;而环境污染、营养补给不足、快节奏生活和高负荷工作量等则可使人群病残率加速提升[9]。

因此,斩断"贫—病—贫"因果循环链条的内在逻辑就需要从 2 个递进层次介入干预:一是疾病风险防控,采取干预措施尽量减少和阻止疾病发生,提高群众健康水平;二是疾病出现后,采取干预措施尽量避免患者陷入经济危机和劳动危机。两个递进层次的干预手段本质上均为预防性策略,与健康促进的核心理念不谋而合,健康促进强调个体健康行动力、支持性环境和社区行动,其主要目的就是通过个人到社区的干预措施努力阻止疾病发生,而调整卫生服务方向,实现全民健康覆盖就是通过基本公共卫生服务和健康管理防止疾病恶化进展,减轻患者经济负担的同时,提高其生存率和生活质量。

2. 健康素养提升是贫困人口"扶智"的重要环节　　因疾病导致的贫困也可视为"能力贫困",既涉及服务和制度的保障能力,更关切贫困主体自身的能力[10]。习近平总书记指出,扶贫先扶志,扶贫必扶智。同理,健康教育也可视为健康扶贫领域的"扶智"行动,旨在传授贫困人口健康知识和技能,从而使人们树立健康意识,采纳有利于自身健康的行为和生活方式。健康教育的根本目的就是提升人群健康素养,而健康素养是衡量个体和群体内在健康知识水平和技能的核心指标,健康素养水平越高的人,其健康状态也越佳,也更倾向于使用预防性医疗服务[11]。在当今复杂的医疗体系中,规避医疗风险的关键是减少医患双方的偏差行为,促进患者参与医疗过程,而患者对信息来源及其真伪的辨别,对医生、医疗机构和治疗方式的选择与信任都有赖于自身的健康素养[12]。因而,健康素养是个体健康能力运行的内部支撑,既关乎疾病风险的防范,也关系到患病后健康修复的能力。健康素养的提升也是个体赋权赋能的基础,让人们有能力做出利于自身健康的决定。

3. 环境卫生改善是降低贫困地区罹患疾病的关键要素　　基础卫生设施建设薄弱既是制约贫困地区社会经济发展的重要因素,也是影响人群健康的环境因素。到2030 年为全球所有人提供安全、负担得起的饮用水和卫生厕所是联合国可持续发展目标(United Nations sustainable development goals, SDGs)的主体目标之一。然而,2017 年,全球仍有 22 亿人缺少安全饮水,其中有 1.44 亿人仍在饮用地表水,42 亿人无卫生厕所,6.73 亿人甚至在野外排泄[13]。较大的城乡发展差异,也使得农村和贫困人口更容易面临基础卫生设施的缺口[14]。据 2018 年《中国卫生健康统计年鉴》显示,全国农村饮用自来水的人口占比从 2000 年的 55.2% 提高至了 2014 年 79.0%[15],农村卫生厕所普及率已从 2010 年的 67.4% 上升到了 2017 年的 81.8%[16],但地区差异十分突出,云南、贵州、甘肃、青海等地的普及率远远落后于上海、北京等发达城市。另一项跨度 11 年(2007~2018 年)的中国饮水问题的系统性回顾也揭示,中国城市的饮水合格率为 85.51%,明显高于农村地区的 51.12%[17]。

相关研究已揭示,水源和卫生设施与多类传染性疾病、寄生虫病和儿童营养不良的发生具有相关性,并影响着人群总体健康状况[18]。缺乏安全的饮用水和环保卫生的粪便排污设施不仅是贫困地区高疾病负担的重要社会环境归因,同时也不利于贫困人口健康行为生活方式的养成。除了健康方面的影响外,这些基础设施的缺失同样有可能对贫困人口的教育和就业机会产生深远影响,更有可能导致贫困的女性化[19]。据发展经济学家的测算,在卫生设施上每投入 1 美元,在节约医疗支出和提高生产力方面将能获得平均 7 美元的回报,卫生设施的改善可以同时提高健康、教育、生产力和旅游等产业发展,是一个地区或国家获益较高的投资方式之一[20]。尽管健康意识、健康知识和健康技能看似是个体自身健康能力的内化表现,但意识和行为的采纳、强化和固化是内外环境互动之结果。环境是现实条件,对个体行为的方向和强度具有指引作用,而行为也会促进环境改变以适应人的需求[21]。农村贫困地区的人群由于自身缺乏健康知识,健康素养水平偏低,外部生存环境发展滞后,涉及健康状态的一系列基本认知和学习能力未能获得外源性激励和强化,未形成个体内外认知交互作用的良性循环,也未形成可激励他人的外显健康行为示范和社会传播效应。因此,改进农村贫困地区的人居环境,不仅仅是脱贫攻坚的工程干预,同时也是降低贫困地区疾病负担,着眼于"大健康"和可持续发展的重要举措。

4. 重点疾病防控是贫困地区健康风险管理的前沿屏障　疾病三级预防是全球公认的健康管理模式,其核心就是针对疾病的发生和进展,采取病因预防、临床前期预防和临床预防 3 个层面递进累加的预防措施。虽然防止疾病发生是减少健康损伤的一个理想状态,但疾病本身也是生命历程中的常态,健康与疾病并非两个截然的对立面,健康促进的本质就是让机体保持良好的适应状态,尽可能降低疾病风险冲击的力度,尤其是重大疾病造成的致残致死风险和经济社会负担。而在贫困地区,造成贫困人口因病致贫的主要疾病正是许多慢性的传染性和非传染性疾病,不仅患病时间长,需要耗损大量的人力、财力和医疗资源,人口素质的降低也持续阻滞社会经济的发展。因此,除健康教育、健康环境改善、免疫接种等针对病因的预防措施外,针对重大疾病的临床前期和临床预防也同样是应对健康风险冲击的重要屏障。

（五）健康扶贫中健康促进的行动逻辑框架

1. 健康扶贫中健康促进的顶层设计与政策保障　2016 年 8 月,全国卫生与健康大会在北京举行,中国卫生健康事业的发展规划布局由此发生了深刻转变,树立了"大卫生""大健康"核心理念,健康成为了全社会多部门职责担当的共同倡议,明确了"把以治病中心转变为以人民健康为中心"的健康发展新主旨。大会审议通过的

《"健康中国 2030"规划纲要》成为中国未来 15 年卫生事业发展的行动纲领和根本遵循,健康促进的相关行动领域不仅成为健康中国建设中协同发力,提升人群健康水平的重要篇章,也体现了中国政府对健康促进的重视程度和行动力度达到了新的历史高度,成为中国实现人人享有医疗保健服务的关键举措。在这一战略规划的引领下,2019 年 6 月,《健康中国行动(2019—2030 年)》发布实施,国务院专门成立了健康中国行动推进委员会,负责统筹推进健康中国行动的实施、监测和考核,确保健康促进的有序和有效推进。

2016 年 6 月,为贯彻落实党中央、国务院关于打赢脱贫攻坚战的重要战略部署,保障农村贫困人口享有基本医疗卫生服务,推进健康中国建设,防止因病致贫、因病返贫,实现到 2020 年让农村贫困人口摆脱贫困的目标,国家卫生计生委等 15 个部委联合印发《关于实施健康扶贫工程指导意见》,提出 9 项重点任务,其中,"加大贫困地区慢性病、传染病、地方病防控力度"和"深入开展贫困地区爱国卫生运动"成为健康扶贫工程中的健康促进任务。2018 年 10 月和 12 月,国家卫生健康委牵头的多个部委进一步联合制定和印发了《贫困地区健康促进三年攻坚行动方案》和《健康扶贫三年攻坚行动实施方案》,要求在贫困地区全面开展健康促进行动。健康中国建设的宏观规划和聚焦贫困地区的若干健康扶贫政策为贫困地区实施健康促进提供了强有力的政治保障和统筹谋划。云南省于 2016～2018 年间也先后出台了若干针对贫困地区开展健康促进工作的具体工作方案和行动计划。国家和省级层面政策支持力度的加大,保障了健康促进行动的顺利推进。

2. 健康扶贫中健康促进的实施路径与主要策略　除制定促进健康的政策保障措施外,为了努力让贫困人口"少生病",健康扶贫工程立足"预防优先""人人享有"的核心理念,坚持赋权赋能贫困人口,协调多部门参与的基本原则,以创建支持性环境、发展个人技能和调整卫生服务方向为总体布局,整合卫生、环保、农业农村、水利、教育等多方资源和扶贫力量,力图通过实施环境改善策略,普及健康知识策略和重点疾病管理策略,破解"贫—病—贫"循环,推动贫困农村地区的可持续发展和全民健康覆盖。倘若医疗机构的提质达标及其科学布局是降低贫困地区健康脆弱性的"硬件"设施建设,那么健康促进策略就是健康扶贫中的"柔性"干预或"软件"环境建设[22],通过种种"预防"措施控制健康危险因素,筑牢防范疾病风险的前沿屏障。

3. 健康扶贫中健康促进的云南方案与具体行动　根据《云南健康扶贫 30 条》《云南省贫困地区健康促进三年攻坚行动方案》《云南省进一步提升城乡人居环境五年行动计划》等系列实施方案,贫困地区的健康促进工作主要集中在 4 个方面。

(1)通过大力改善贫困农村地区的人居卫生环境、饮水安全、住房条件,以及开展学校全方位环境改善试点项目等具体工作,为减少疾病发生,提升贫困人口健康水平创建支持性环境。

(2)采取"五进教育"(进社区、进企业、进乡村、进机关、进家庭)模式,加强健康教育工作队伍建设和多渠道多方式健康知识宣传手段,努力提升贫困人口健康素养水平,发展个人健康技能。

（3）聚焦"三类疾病"（慢病、重大传染病和地方病），通过家庭医生签约服务和基本公共卫生服务的实施，加大病患的社区健康管理，有效延缓疾病进程，提高用药依从性和治疗效果，减少并发症，降低病残死亡风险，提高病患及其家庭的生存质量，切实推动卫生服务方向从治病为中心向健康为中心转变。

（4）结合爱国卫生运动、健康促进县区建设和慢病综合防控示范区建设的要求，促进全省贫困县积极响应，倡导政府主导，强化多部门联合、全民参与、乡村协同推进的健康促进社区行动。

由此，云南省从制定政策、创造支持性环境、加强社区行动、发展个人健康技能和调整卫生服务方向 5 大工作领域构建了符合云南省省情的具体行动逻辑框架（图 5-1）。

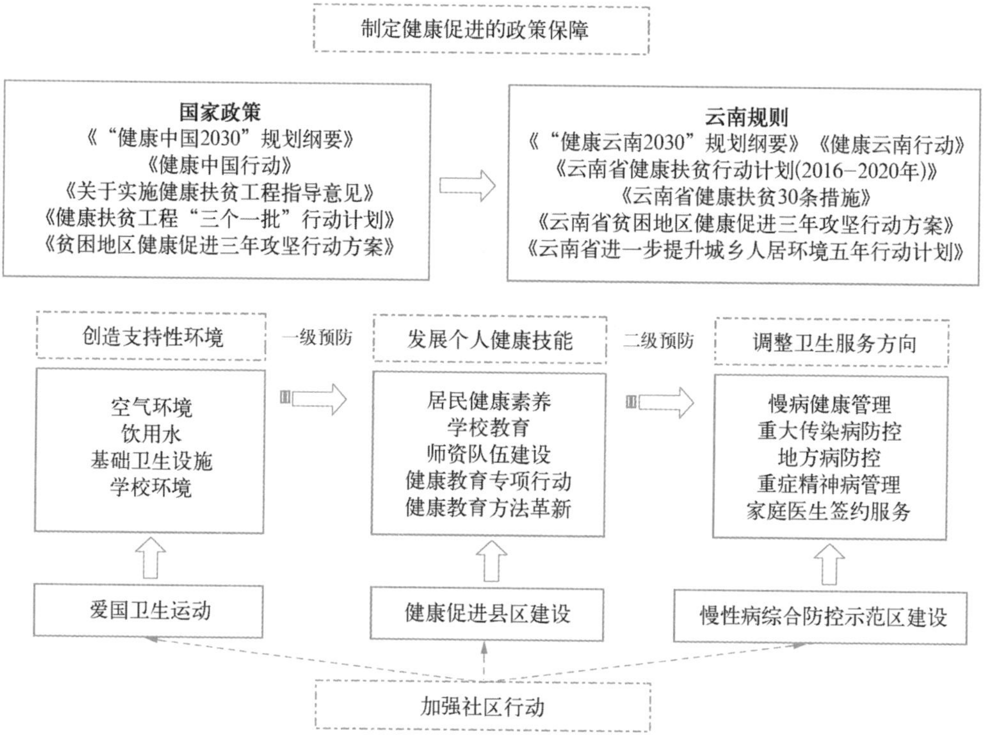

图 5-1 云南健康扶贫中健康促进行动逻辑框架

三、贫困地区健康促进行动的实践与成效

（一）健康环境改善的实践与成效

中共十八大以来，习近平总书记多次强调要"继承和发扬爱国卫生运动优良传

统"，并对厕所革命、垃圾分类等作出一系列指示批示。实施贫困地区农村人居卫生环境改善是健康扶贫工程的重要组成。通常而言，有利于健康的卫生环境主要是指那些可以通过适度改善或调节，以降低潜在风险，且不破坏其他生态功能的环境因素，大致包括空气、水、土壤、居住环境和环境相关的清洁设施，如洗手设施等 10 个方面[23]。

云南省地处高原山区，全省山地面积占总面积的 94%，河谷盆地仅占 6%，是我国重要的生物多样性宝库和生态安全屏障，是具有世界意义的生物多样性关键性地区和重要的模式标本集中产地。据《2020 年云南省环境状况公报》显示，全省环境质量总体保持优良，16 个州（市）政府所在地优良天数比率在 91.9% ~ 100% 之间，平均优良天数比率为 98.8%。全省 129 个县（市、区）中，共有 52 个县（市、区）生态环境状况等级为优，占全省比 40.31%，其余 77 个县（市、区）生态环境等级为良，占全省比 59.69%。西双版纳州、保山市、楚雄州、怒江州 4 个州（市），以及昆明市石林县、玉溪市华宁县、昭通市盐津县、大理州洱源县、红河州屏边县、保山市昌宁县 6 个县被授予国家生态文明建设示范市县，建成腾冲市、元阳哈尼梯田遗产区、贡山县、大姚县、华坪县 5 个"绿水青山就是金山银山"的"两山"实践创新基地。

本部分内容主要以健康中国建设和健康扶贫工程中的环境改善策略为重点，从空气环境、饮用水、基础卫生设施和学校环境等方面展现云南省贫困地区健康环境建设的进展，呈现健康促进中创造支持性环境（一级预防策略）和相关社区行动的云南实践与成效。

1. **空气环境质量保持优良，室内污染源整治有序推进**　室外和室内空气质量与多种疾病的诱发密切相关。研究证据表明，肺炎和支气管炎等下呼吸道感染每年导致 93.5 万人死亡，是儿童的主要致死原因之一，占五岁以下儿童死亡的 18%。除了免疫系统、营养等方面的原因外，不良生活环境的暴露也是造成肺炎的主要危险因素，包括室内取暖或烹饪燃料的使用、居住拥挤和二手烟的暴露[23]。室内和室外空气污染、被动吸烟还与肺癌、缺血性心脏病、慢阻肺、脑卒中有关。空气质量改善（PM2.5）将使上述 4 种疾病的医疗费用节约 10 万 ~ 260 万欧元/10 万人口[23]。环境空气污染也是公认的心血管疾病的危险因素，是急性心肌梗死的重要诱因，短期内颗粒物增加与充血性心力衰竭的住院和死亡风险呈正相关。学者估计，将颗粒物的日平均浓度降低 3.9 微克/立方米，每年可防止约 8 000 人因心力衰竭住院[24]。

云南省委、省政府坚决贯彻落实习近平生态文明思想，按照党中央、国务院对大气污染防治工作的一系列决策部署，把深入打赢蓝天保卫战作为一项重大政治任务、重大民生工程、重大发展问题来抓，坚持以问题为导向，分解落实责任，强化监督问责，采取有力措施，依法加强大气环境质量管控，云南省环境空气质量总体保持优良。2017 ~ 2020 年，云南省 16 个州（市）政府所在地城市空气质量优良天数比率分别为 99.3%、99.8%、98.1% 和 98.8%。全省 16 个州（市）政府所在地城市环境空气质量指标平均值连续 4 年均达到《环境空气质量标准》（GB3095—2012）二级标准。全省 129 个县（市、区）的全年空气质量无明显差异，贫困县和非贫困县的空气质量优良天数占比均保持在98%以上。

虽然云南省尚未开展室内空气污染的监测工作,但近年来持续加大全省农村人居环境整治行动:一是通过提升洁净能源建设,将液化石油气、薪炭、太阳能等清洁能源的使用推广延伸至农村地区的生活生产中,替代传统薪柴和煤炭,降低森林资源低价值消耗的同时,促进农村地区节能减排,减少生产生活中的室内空气污染。二是积极推进控烟行动,减少吸烟和被动吸烟状况。云南省是国内烟草生产的主要基地,控烟任务重,且无前期工作经验,公众对吸烟和二手烟的危害认识不足。为了有效遏制烟草对环境和人群健康的危害,云南省采取了系列干预措施,包括无烟环境建设、建立和完善戒烟服务体系、加大烟草广告监督执法力度、禁止向未成年销售烟草产品、创建无烟家庭等,并充分发挥领导干部、医务人员和教师的引领示范作用,率先不在公共场所、工作场所及家庭吸烟,营造无烟环境。

2. 农村饮水安全明显改善,贫困居民健康安全有保障　饮水安全和卫生设施是确保人群健康,阻断病原体传播最基本的2项公共卫生措施,不洁饮用水和粪便污染所引发的多种疾病已成为全球贫困地区普遍存在的健康威胁。例如,腹泻是全球儿童的主要致死原因之一,占5岁以下儿童死亡的20%。据WHO 2016年的统计估计,中低收入国家中接近60%的腹泻病例与卫生设施有关,其中34%的病例可归咎于缺乏安全饮用水,不安全饮水引发的肠道疾患还可能导致婴幼儿营养不良和发育迟缓[23]。饮用水和卫生设施的改善及相关保洁用品的使用将分别减少45%,28%和23%的腹泻[23]。有研究还表明,安全饮用水的提供和污水的适宜处理是确保人群健康的必要措施,不仅消除了霍乱,同时可大大避免各类腹泻引发的死亡[25]。

云南省山高谷深、交通不便、基础设施建设相对落后,巩固提升贫困地区的饮水安全保障水平一直是农村群众迫切希望的民生工程。2015年前,云南农村饮水保障水平相对较低,精准扶贫实施以来,云南省从政策保障、精准施策入手,在政策、项目、资金、技术上对贫困地区予以倾斜,着力解决建档立卡贫困人口饮水问题,不断提升农村饮水安全保障水平。2015~2020年间,云南省先后出台了《云南省农村饮水安全巩固提升工程"十三五"规划》《云南省农村饮用水水质提升行动计划(2017~2020年)》《云南省水利厅关于做好深度贫困地区农村饮水安全工作的实施意见》等系列政策和工作方案,为全面打赢脱贫攻坚战奠定坚实的饮水安全基础。

工作推进中,省水利厅、省卫生健康委、省扶贫办联合印发《云南省脱贫攻坚农村饮水安全评价细则》,省水利厅制定《云南省农村饮水安全脱贫攻坚推进方案》,从水量、水质、用水方便程度和供水保证率4方面精准施策。对水量不足的,采取新建水源工程、联网供水、改扩建水厂等措施,增加供水和输配水能力等方式予以解决;对水质不好的,采用更换水源或配套净化消毒设施设备等措施予以解决;对用水方便程度不达标的,采取配套供水管网,新建取水设施等措施予以解决;对供水保证率低的,采取增加水源、更新改造管网、完善配套设施等予以解决。

与此同时,云南省聚焦脱贫攻坚任务,坚持让资金、技术和人员向贫困地区贫困人口投入、倾斜。云南省水利厅印发《实行农村饮水安全脱贫攻坚挂联帮扶工作的通知》,对贫困人口中饮水安全问题人口超过 1 000 人的 14 个县(市、区)实行责任领导牵头负责、责任处室或厅直属单位挂联帮扶机制。抽调 80 名技术人员对脱贫攻坚任务较重的镇雄、会泽、宣威等 37 个县进行驻县技术帮扶,着力提升贫困地区农村饮水安全工作的技术水平。按照《云南省农村饮水安全脱贫攻坚挂牌督战工作方案》要求,对分片挂联的 16 个州(市)和 16 个督战重点县开展了农村饮水安全挂牌督战工作。

截至 2020 年底,全省巩固提升了 1 963.1 万农村人口的饮水安全保障水平,其中建档立卡贫困人口 280.5 万人,占 14.3%。农村集中供水率和农村自来水普及率逐年提高,分别由 2016 年的 83.5% 和 78.0% 提高至了 2020 年的 96.7% 和 95.5%(表 5-1)。2016~2020 年间,云南省农村饮水安全巩固提升工程累计完成投资 118.7 亿元,下达 88 个贫困县农村饮水安全巩固提升投资计划额度超过全省投资计划的 90%。2019 年底,全省建档立卡贫困人口的安全饮水问题全部得到解决,提前实现"清零"目标。

表 5-1 2016~2020 年云南省农村饮水安全巩固提升情况

年份	完成投资(亿元)	饮水安全巩固提升的农村人口(万人)	饮水安全巩固提升的贫困人口(万人)	农村集中供水率(%)	农村自来水普及率(%)
2016 年	13.3	286.5	62.7	83.5	78.0
2017 年	20.2	431.2	77.0	85.0	80.0
2018 年	47.6	645.6	130.9	92.8	89.5
2019 年	33.1	498.0	9.9	96.0	94.0
2020 年	4.5	101.8	0.0	96.7	95.5
合计	118.7	1 963.1	280.5	—	—

数据来源:2016~2020 年云南省水利厅农村饮水监测数据(内部资料,未公开)。

为了确保农村饮水安全管理工作落实到位,实现工程建得成、管得好、长受益,云南省还全面落实了农村饮水安全管理"三个责任"。全省 129 个县(市、区)落实了农村饮水安全管理地方政府主体责任、行政主管部门的行业监管责任和千人以上集中供水工程运行管理责任,并在全省建立健全了县级农村饮水工程运行管理机构、运行管理办法和运行管理经费"三项制度",探索和完善脱贫后农村居民饮水安全保障的长效机制。

3. 农村人居环境全面提升,生态宜居家园逐步建成 云南省众多农村地区人居环境"脏乱差"的状况曾普遍存在,"垃圾靠刮风、排泄靠畜、污水靠蒸发"的现象也曾是许多偏远贫困山村的真实写照,严重影响了农村地区卫生健康有序的发展和人民生活质量。2016 年,在健康扶贫工程启动之际,云南省委办公厅、省人民政府办公厅及时印发了《云南省进一步提升城乡人居环境五年行动计划(2016~2020 年)》,以建设"七彩云南、宜居胜境、美丽家园"为主题，以城乡规划为引领，以提升居民生活品质为核心，在进一步提升城市居民人居环境的同时，全面打响农村改路、改房、改水、改电、改圈、改厕、改灶和清洁水源、清洁田园、清洁家园的"七改三清"行动，重点聚焦农村生活垃圾治理和生活污水治理，扎实推进厕所革命。

针对农村生活垃圾和污水，云南省主要采取城乡一体化、镇村一体化和就地就近处理三种模式，建立健全农村生活垃圾收运处置体系，积极推行集中式、分散式相结合的生活污水处理模式。截至2020年底，云南全省1 198个乡镇镇区和约12.70万个村庄生活垃圾得到治理或简易治理，治理率分别为99.2%和98.6%，840个乡镇镇区生活污水进行了收集处理，乡镇镇区生活污水治理设施覆盖率为69.7%。录入全国信息系统的580个非正规垃圾堆放点全部完成整治并销号（表5-2）。全省129个县城生活污水集中治理率、垃圾无害化治理率逐年提升，2020年分别达到95.41%和100%，人均公园绿地面积在2018年就突破了11平方米（表5-3）。在深度贫困县中，兰坪县县城生活垃圾无害化治理率2017年仅有49.10%，为全省最低，而到2020年，包括兰坪县在内的27个深度贫困县县城生活垃圾无害化治理与全省所有地区同步实现全覆盖。除个别县（市、区）外，2020年，深度贫困县县城生活污水治理率均超过90%。

表5-2　2016~2020年云南省农村生活垃圾、生活污水治理情况统计*　　　　（单位：%）

重 点 工 作	2016年	2017年	2018年	2019年	2020年
农村生活垃圾治理					
乡镇镇区生活垃圾治理率	50	80	83	91	99.2
村庄生活垃圾治理率	23	77	88	93	98.6
非正规垃圾堆放点整治销号完成率	—	完成排查*	20	91	100.0
乡镇生活污水治理					
乡镇镇区生活污水治理设施覆盖率	26	48	60	63	69.7

数据来源：2016~2020年云南省住房和城乡建设厅农村生活垃圾污水治理统计（内部资料，未公开）。
* 该项行动于2017年启动。

表5-3　2017~2020年云南省县城生活污水集中治理率、生活垃圾无害化治理率、人均公园绿地面积

年　份	生活污水治理率（%）	生活垃圾无害化治理率（%）	人均公园绿地面积（平方米）
2017年	92.31	87.61	10.86
2018年	94.02	96.64	11.16
2019年	95.00	99.26	11.48
2020年	95.41	100.00	11.39

数据来源：2017~2020年云南省住房和城乡建设厅县城区生活污水垃圾治理统计（内部资料，未公开）

　　继 20 世纪 80 年代,城市居家厕所设施改良普及之后,近年来全国各地农村改厕工作也深入推进。厕所设施的改善不仅事关基本民生,也是全面建成小康社会提升全民生活品质和文明程度的务实之举[26]。为认真落实习近平总书记关于坚持不懈推进厕所革命,努力补齐影响群众生活品质短板的重要批示指示精神,加快推进全省城乡公厕改造提升,云南省于 2018 年和 2019 年先后出台了《云南省"厕所革命"三年行动计划(2018~2020 年)》(云政发〔2018〕33 号)和《云南省扎实推进"厕所革命"工作实施方案》(云政办发〔2019〕76 号)。截至 2020 年底,全省城市(县城)建成区公共旱厕全面消除、取消收费,8.46 万座公厕分别达到"三无三有"①"四净三无两通一明"②和"三净两无一明"③标准。昆明市主城区公共厕所达到 7 座/平方公里,其他县(市、区)建成区平均达到 5 座/平方公里,乡镇镇区公厕实现 2 座以上全覆盖。2020 年全省实现了"数量充足、分布合理、管理有效、服务到位、卫生环保、如厕文明"的目标。

　　在推进公共卫生厕所改造提升的同时,云南省也全力推进农村户厕普及工作,着力解决农村卫生户厕覆盖率低,以及少数地方仍无户厕等问题。结合当地农村实际,参照农村厕所改建国家标准和《云南省农村厕所改造建设技术指南(试行)》,因地制宜开展农村户厕改造建设,宜水则水、宜旱则旱。鼓励农户以投工投劳或自备砖、砂石、水泥建筑材料等形式参与建设,积极推动农村厕所粪污资源化利用。2018~2020 年,全省累计改造提升行政村村委会所在地公厕 1.10 万座,农村无害化卫生户厕 255.54 万座,其中贫困县较为集中的昭通市、红河州、大理州、怒江州和迪庆州的户厕改建数量超过 100 万座,占全省总数的 39.64%(表 5-4)。截至 2020 年底,全省农村卫生厕所覆盖率达 84%,无害化卫生户厕覆盖率达 57.49%,比 2014 年的 62.8% 和 35.4% 分别提高了约 21 和 22 个百分点。

表 5-4　2018~2020 年云南省"厕所革命"三年行动计划乡村公厕及农村户厕建设

州　　市	改造提升乡镇镇区公厕数(座)	改造提升行政村村委会所在地公厕数(座)	改造提升农村无害化卫生户厕数(座)
昆明市	295	1 393	25 192
昭通市	160	748	491 190
曲靖市	165	1 442	460 857
玉溪市	143	863	67 765
保山市	112	743	217 588

① "三无三有"标准:指无粪便、无臭味、地面无水渍,有手纸、有洗手液、有香薰。
② "四净三无两通一明"标准:指地面净、墙面净、厕位净、周边净,无溢流、无蚊蝇、无臭味,水通、电通,灯明。
③ "三净两无一明"标准:指地面净、墙壁净、厕位净,地面无粪污、无蝇蛆,灯明。

州　　市	改造提升乡镇镇区公厕数（座）	改造提升行政村村委会所在地公厕数（座）	改造提升农村无害化卫生户厕数（座）
楚雄州	115	636	106 780
红河州	157	831	279 060
文山州	133	743	162 760
普洱市	141	611	216 582
西双版纳州	59	171	18 757
大理州	216	1 124	163 550
德宏州	53	227	62 573
丽江市	101	457	52 087
怒江州	24	237	56 475
迪庆州	27	124	22 808
临沧市	99	650	151 370
总 计	2 000	11 000	2 555 394

数据来源：云南省人民政府.云南省"厕所革命"三年行动计划（2018～2020年）（云政发〔2018〕33号）〔Z〕. 2018－07－17。

4. 学校环境卫生加快改善，如厕洗手习惯从学生抓起　全球的多项研究表明，学校环境卫生的改善不仅可有效降低腹泻等疾病的发生，同时还有助于提高学生的出勤率和入学率[27~29]。在中国教育部与联合国儿童基金会的合作支持下，云南省弥勒县首先作为试点县，于2016年在该县的部分学校开始实施学校全方位改善项目，通过对学校厕所、洗手等卫生设施的改善，以及健康教育活动，全面提升学校环境卫生，确保在校学生的健康安全。

2019年，按照云南省委、省政府关于爱国卫生专项行动的安排部署，省教育厅启动全省学校传统旱厕消除工作和各级各类学校洗手设施全配套工作。2019～2020年两年间，全省共计完成8 126所学校8 943座旱厕62.49万平方米的改造建设任务，在贫困县较为集中的昭通市、红河州、大理州、怒江州和迪庆州累计完成覆盖2 662所学校2 983座传统旱厕的改造，占全省改造总数的33.4%（表5－5）。与此同时，全省学校全配套建设洗手设施72 991座，水龙头219 462个，总投资2.39亿元。其中新建洗手设施39 421座，新建水龙头115 055个；改造洗手设施28 176座，改造水龙头82 389个；升级洗手设施5 394座，升级水龙头22 018个。洗手设施全配套覆盖13 708所学校，656万学生受益。

表 5-5　2019～2020 年云南省扎实推进"厕所革命"学校厕所改造数

州　市	学校数（所）	旱厕数量（座）	建筑面积（平方米）	改造合计（座）
昆明市	490	540	40 877	540
昭通市	1 124	1 149	77 835	1 149
曲靖市	1 862	2 021	174 672	2 021
玉溪市	179	179	14 159	179
保山市	439	460	35 016	460
楚雄州	639	664	39 085	664
红河州	968	1 247	60 632	1 247
文山州	868	980	82 298	980
普洱市	100	122	8 720	122
西双版纳州	42	105	4 462	105
大理州	539	553	36 388	553
德宏州	121	123	7 908	123
丽江市	205	207	12 594	207
怒江州	11	11	310	11
迪庆州	20	23	1 560	23
临沧市	519	559	28 432	559
总计	8 126	8 943	624 948	8 943

数据来源：云南省人民政府.云南省"厕所革命"三年行动计划（2018～2020 年）（云政发〔2018〕33 号）[Z]. 2018-07-17。

5. 新时期爱国卫生运动全方位拓展,社区卫生环境治理行动全员参与　自 1949 年中华人民共和国成立以来,我国就一直坚持预防为主的卫生工作方针,持续开展群众性卫生运动,1952 年定名为"爱国卫生运动"。在 20 世纪五六十年代的社会主义改造和建设时期(1953～1966 年),爱国卫生运动主要以"除四害"讲卫生为主,对传染病的防控发挥了积极的作用。而后,在 20 世纪 60 年代末期至改革开放前夕(1966～1976 年),"两管、五改"(管水、管粪,改水井、改厕所、改畜圈、改炉灶、改造环境)成为了组织指导农村爱国卫生运动的具体要求和行动目标。改革开放后,爱国卫生运动持续深化和拓展。1978 年国务院发出首个《关于坚持开展爱国卫生运动的通知》,各级政府把爱国卫生工作纳入社会发展规划,切实加强领导,使卫生条件的改善及卫生水平的提高与社会经济发展同步进行。2015 年,国务院再次发出《关于进一步加强新时期爱国卫生工作的意见》的号召，要求从创造促进健康的良好环境、全面提高群众文明卫生素质、积极推进社会卫生综合治理、提高爱国卫生工作水平 4 大工作领域入手，广泛开展爱国卫生运动，使城乡环境卫生条件明显改善，促进重点公共卫生问题防控干预成效，提高城乡居民健康水平。

可见，爱国卫生运动是中国人民 70 多年来经过实践探索，总结出来的一套以群众和社区为基础的卫生环境改善策略，虽有自上而下的统筹协调，但尤其强调自下而上的全员全社会的积极参与，涉及卫生基础设施改善、污水污物清理、病媒生物防制和全民文明行为倡导等多个方面，以卫生城市、卫生县区、卫生单位的创建为主要评价目标，有力提升全社会的关注度和城乡居民的切实获得感。截至 2020 年底，云南省共创建国家卫生城市 24 个市（区），其中有 1 个贫困市和 1 个深度贫困县；国家卫生县城 40 个，其中贫困县 26 个（含 6 个深度贫困县），占云南省国家卫生县城总数的65.0%；省级卫生城市 10 个，其中贫困县（市）6 个；省级卫生县城 55 个，其中贫困县52 个；创建省级卫生乡镇 655 个，省级卫生村 6 675 个，省级卫生机场 15 个，省级病媒生物防制先进城区 108 个。昆明市、玉溪市、保山市和红河州实现国家卫生城市（县城）的全覆盖。

饮水、卫生厕所和清洁设施常被视为一个有机整体，统称为"WASH"策略，不同国家和地区应尽可能确保所有场所的饮水、厕所和个人卫生的安全保障与有效管理，以达到有效促进全民健康的目的[30]。居民饮水安全和卫生厕所在过去一段时期内已是我国政府高度重视的民生工程，但个人卫生的设施配置①尚未过多提及。2020年 7 月，在脱贫攻坚决战决胜之际，云南省作为脱贫攻坚的主战场，率先在全国制定实施了《云南省推进爱国卫生"7 个专项行动"方案》，旨在通过集中开展为期一年半的"清垃圾、扫厕所、勤洗手、净餐馆、常消毒、管集市、众参与"的"7 个专项行动"，全面消除城乡裸露垃圾和城镇旱厕，完善公众洗手配套设施，改善餐饮服务环境卫生，加大公共场所清洁消毒，彻底改变农贸市场"脏、乱、差"现状，推动从环境卫生治理向全面社会健康管理转变，解决好关系人民健康的全局性、长期性问题②，也由此从更全面的建设布局，健全和拓展了"WASH"策略提倡的三大基础性公共卫生服务。截至 2020 年底，全省已新建改造洗手设施 8.78 万座③，已清除 17.1 万个问题点位99 万吨垃圾，城中村等卫生死角得到有效整治；8.46 万座公厕分别达到"三无三有""四净三无两通一明""三净两无一明"标准；91.90% 的行政村村委会所在地无害化卫生公厕达到干净卫生的标准；整治 14.9 万多家各类餐馆，打造了干净安全的就餐环境；公共场所的清洁消毒覆盖率 100%，全省 758 个城区农贸市场基本达到"整洁有序"标准，社交距离、分餐公筷、控烟限酒等健康文明生活"六条新风尚"开始深入人心。

---

① 国际上常常用"洗手设施"作为指标来衡量某地区个人卫生的基础性服务情况。
② 参见云南省人民政府办公厅印发的《云南省推进爱国卫生"7 个专项行动"方案的通知》（云政办发〔2020〕43 号）。
③ 根据要求，洗手设施至少应包含感应式水龙头（农村地区学校可根据实际进行调整）、洗手池、洗手液等，有条件的场所可增加擦手纸、干手器、手消毒液等。

小环境,大变化

云南省镇雄县曾是深度贫困县,也是 2020 年最后达到国家贫困退出标准,实现全面脱贫的 9 个县之一。然而,该县早在 2017 年就成功创建成为了省级卫生县城,随后又提出了创建国家卫生县城的目标。该县深入领会爱国卫生运动的重大社会意义,采取 6 重"强化"措施,广泛动员社区和群众参与,让曾经"脏乱差"的落后、贫困村落面貌焕然一新,成为了清洁宜居的典型代表。一重强化组织领导,成立创卫指挥部,指挥部下设综合协调组、专项工作组、宣传报道组、巡查督查组 4 个县级工作组,实行县处级领导包街责任制,实行"网格化"管理,建立街(巷)长制,组建"小巷管家",各成员单位成立创卫工作领导组,分管领导为创卫联络人。二重强化投入,自 2016 年来,镇雄县共投入资金约 17 亿元,完成 99 项改造任务清单。三重强化市区卫生治理,全县实行"定等级、定路段、定标准、定人员、定处罚"管理,垃圾全部实行袋装化定时点投放,商铺、机关单位严格落实"门前三包"责任,严格落实过水槽、车辆加盖等防护设施,解决城区污染源的问题,对农贸市场实行划行归市、摊位归区、亮证亮照经营,美化市场、确保食品安全。四重强化环境保护,坚持开展病媒生物防制工作,建立长效环境保护工作机制,加大对重点工业企业、污水处理厂、饮用水水源地、医疗机构的环境监管,提升生活饮用水质量和公共场所卫生,开展城乡人居环境、路域环境整治行动。五重强化社会宣传,开发制作适合当地民众的宣传资料,以公园、广场、医院等公共场所为"主战场",学校、社区为"主阵地",广泛开展健康教育及宣传活动,实施"爱我家园"清洁工程,积极开展"公益创卫"活动,强化公民文明卫生意识和行为道德规范。六重强化监督引导,按照"一天一巡查,十天一督查一通报"的要求,形成检查评比常态化,督促整改适时化。成立创卫巡查队,对辖区创卫工作实行全域性巡查,引导和规范市民采取文明行为。

通过爱国卫生运动的开展,镇雄县市民对县城区卫生状况满意率为 92.43%,全县学校健康教育开展率达 100%,中、小学生的健康知识知晓率为 91.2%,居民健康基本知识知晓率 86%,健康生活方式与行为形成率 76.6%。全县垃圾无害化处理率逐年提升,2018 年就达到了 96%,建成区垃圾密闭清运率 100%,下水道管网覆盖率 90%,县城区餐饮服务单位食品安全量化分级管理覆盖率达 95.8%,学校食堂食品安全量化分级管理覆盖率达 100%,2018~2020 年,未发生食品安全、生活饮用水污染和职业危害事故。村容整洁,村内垃圾密闭存放,柴草、杂物堆放整齐,无蚊蝇孳生的污水坑、粪坑。村庄主干路硬化,支路平整,荣获"四好农村路全国示范县"荣誉称号,贫困落后的"容貌"一去不复返,农村人居生活环境获得了切实改善。

——资料来源:云南省卫健委爱国卫生运动办公室(内部资料)

(二)健康教育工作的实践与成效

2016 年 8 月,习近平总书记在全国卫生与健康大会上强调,要倡导健康文明的生活方式,树立大卫生、大健康的观念,把以治病为中心转变为以人民健康为中心,建立健全健康教育体系,提升全民健康素养,推动全民健身和全民健康深度融合。开展健康教育,普及健康知识不仅是健康扶贫中提升贫困地区居民健康素养水平,增强其健康意识和自我维护技能,让贫困人口"少生病"的重要战略布局,更是健康中国建设中,平衡健康服务供需双方责权利,缩小医患间知识鸿沟,增强个体健康自主能力,推动人人参与健康行动,建立可持续发展路径的长远谋划。

本部分内容以云南省健康教育工作的总体概况为引领,从健康教育的实施路径、方式方法、人才队伍建设、专项行动简要总结和描述全省健康教育工作的开展情况和成效经验。结合怒江州和迪庆州2个"三区三州"深度贫困地区的健康教育工作,贫困地区健康促进县的建设,以及全省和贫困县居民健康素养水平的监测结果,呈现贫困地区健康促进中发展个人技能(一级预防策略)和相关社区行动的云南实践与成效。

1. 健康教育政策与保障逐步夯实　2016年全国卫生与健康大会召开后,健康知识普及的重要性、紧迫性和长期性进一步凸显,成为了健康中国建设中长期规划的核心内容,云南省也相继出台了一系列重要规划和工作方案,指导全省健康教育工作有序有效地开展。在脱贫攻坚决战决胜期,云南省着眼于健康云南建设的总体和长期目标,依托健康扶贫行动计划,在全省贫困地区也奏响了健康促进攻坚行动的篇章,构建了"3规、3案和6行动"的政策和技术支持体系(表5-6)。

表5-6　云南省健康教育的政策和技术支持体系

文 件 名 称	文 件 号
3个总体规划	
《"健康云南2030"规划纲要》	云发〔2017〕17号
《云南省健康促进与教育工作规划(2018—2020年)》	云卫宣传发〔2019〕1号
《云南省健康扶贫行动计划(2016—2020年)》	云卫规财发〔2016〕18号
3个具体实施方案	
《云南省健康扶贫攻坚行动实施方案》	云卫规财发〔2019〕5号
《云南省贫困地区健康促进三年攻坚行动方案(2018—2020年)》	云卫宣传发〔2019〕2号
《关于在脱贫攻坚地区开展健康文明生活方式提升行动的实施方案》	云文明委发电〔2020〕1号
6个专项行动	
《云南省健康促进县(区)建设工作方案(2018~2020年)》《云南省健康素养促进行动项目实施方案(2018~2020年)》《云南省城乡居民健康素养监测工作方案(2018~2020年)》《云南省成人烟草流行监测工作方案(2018~2020年)》《云南省烟草危害控制专项行动计划(2018~2020年)》《云南省健康科普专项行动计划(2018~2020年)》	云卫宣传发〔2019〕1号

尽管在贫困地区开展健康教育,提升贫困人口的健康素养水平是健康扶贫中的一项重要举措,但健康教育产生的影响并非是即时显效的"快变量",更非是健康生活行为普及的短期工程,而是一项久久为功的长期工程。因此,云南省并未把贫困地

区的健康教育单独剥离,而是作为一项长期且覆盖全域全人群的系统工程来打造,从政策保障、人力资源和平台建设三个方面筑牢健康教育可持续发展的根基。

云南省采取了主动融入的实施路径:一是将健康教育的组织实施与全省,尤其是贫困地区重点疾病防控项目紧密对接,用健康教育助力提升各类疾病预防的成效,包括3类重点疾病(以高血压、糖尿病为重点的慢性非传染性疾病;以艾滋病、结核病、鼠疫、流感为重点的传染性疾病;以血吸虫、包虫病为重点的地方病)和3类健康行为监测(居民健康素养监测、成人烟草流行监测、慢病危险因素监测)。二是将健康教育的实施、督导考核与基本公共卫生服务考核相融合。国家基本公共卫生服务从2009年开始实施,而健康教育就是主要的服务内容之一,包含5种具体形式:乡镇卫生院(社区卫生服务中心)和村卫生室(社区卫生服务站)需每年提供健康教育资料12种;设置和定期更换健康教育宣传栏6次;开展公众健康咨询服务9次;举办健康讲座和开展个体化健康教育。2013年,根据《云南省卫生厅关于印发云南省基本公共卫生服务项目考核办法(试行)的通知》的要求,省、州(市)级健康教育部门负责协助卫生行政部门开展健康教育服务项目的绩效考核工作。

2. 健康教育机构与人才队伍日益壮大　截至2020年底,云南省全省设立有23家独立的健康教育机构,其中省级1家(云南省人口和卫生健康宣传教育中心,以下简称省健康宣教中心),州(市)级2家,县级20家。另有12个州(市)、63个县(区、市)的疾病预防中心下设有健康教育科,其余2个州(市)和46个县(区、市)的健康教育工作主要由疾病预防控制中心的其他相关科室负责,例如公共卫生科、宣教科等。各级健康教育机构人均用房面积为14.45平方米,102家机构配置照相机,35家机构配置摄像机,58家机构配置多媒体投影设备,3家机构配置非线性编辑机。

全省健康教育专兼职技术人员队伍近年来保持稳定,现共计有专兼职技术人员446人,其中大学本科以上学历者289人,占64.8%,中级职称99人,占22.2%,高级技术职称54人,占12.1%。所学专业为医学相关专业者311人,占69.7%,新闻传播7人,占1.6%,其他专业128人,占28.7%。

为了强化基层健康教育专业人员健康教育的理论素养和实际技能,有效提高各级健康教育机构的人才队伍建设,近年来,云南省加大了专业技术人员的相关培训,2015~2019年累计培训16.767万人次,覆盖全省16个州(市)和129个县(市、区)。各地在健康教育设施建设、健康教育材料制作、宣传栏制作更换、健康讲座举办、个体化健康教育材料的设计和组织能力方面都有了较大提高,健康知识普及的科学性、通俗性、易读性和指导性也都有了明显改善。

3. 健康教育阵地与方法融合创新　云南省不断探索健康教育的方式方法,促进传统媒体与新媒体融合,线上线下宣传方式相结合,立足云南多民族、多语言的实际省情,逐步将健康宣传手段从纸质化变为电子化,刻板化变为生活化,专家讲群众听变为老百姓参与自己讲自己听。

首先,在宣传阵地和平台建设中着力打造和建设完成了健康教育的"两库七平台"。"两库"即健康科普专家库和健康科普信息资源库,从全省遴选出 43 名卫生健康领域专家组成云南省健康科普专家库;优选权威可靠的健康信息资源,组建省级健康科普信息资源库,并嵌入到新开办的公益健康科普网站"云南健康生活科普宣传网",提供下载服务。

"七平台"即 7 个权威健康科普平台:① 利用《健康生活》电台节目,邀请国家级、省级 108 位著名专家宣讲慢病、传染病、健康扶贫政策等相关知识,在云南人民广播电视台新闻广播(FM105.8)每周播出,2016 年至 2020 年已播出 307 期;② 拍摄制作电视公益广告,例如《运动无处不在　健康就在身边》《你的习以为常,早已危害你的身体健康——妥善放置农药化肥及远离农业废弃物》《提高健康素养,共享健康生活》《饮酒需有度,理性保健康》等。这些公益广告制作水平精良,每年均荣获奖项,排名在全国遥遥领先。同时,这些公益广告翻译成了至少 7 种少数民族语言版本(拉祜族、傈僳族、景颇族、德宏傣语、西双版纳傣语、藏语、独龙语),打造了省、州(市)级主要电视频道及县级电视台的全链式播放;③ 结合云南省疾病特点和少数民族特色,将"三减三健"、合理膳食、适量运动、戒烟限酒、心理平衡、合理用药、科学就医、慢病、预防脑卒中等健康生活方式的科普知识制作成广播剧,在云南省广播电台播放;④ 利用"云南健康教育"通讯纸质媒体、云南健康教育网、"健康生活"网站、"健康云南"手机报等媒体平台不定期发布科学健身、合理膳食、烟草危害、科学就医、合理用药、卫生应急、健康生活方式等多种健康知识和资讯;⑤ 在省健康宣教中心网站、微信等媒体平台定期推送如"云南省健康扶贫 30 条""政策解读""政策释义""云南省健康教育所健康扶贫实施方案"等健康扶贫相关信息;⑥ 在网络直播平台(新浪、哔哩哔哩)中上传网络直播节目(职业病相关知识讲解、家庭医生签约服务讲解、献血知识讲解、高考饮食讲解、预防野生菌中毒、手足口病防治、慢病知识防治、健康生活方式讲解等)。从 2017 年播出至今,累计阅读量已达 32.8 万次;⑦ 以"云南省健康宣教中心"为账号主体,在已建立起的"两网一微"的基础上,新开通了企鹅号、头条号、知乎号、微博、喜马拉雅、蜻蜓 FM、腾讯视频、抖音、快手等综合类及音频、视频类 14 个新媒体平台,结合原有的网络直播间、《健康生活》广播节目等,形成健康科普新媒体传播矩阵,充分利用多元化媒体传播形式拓宽健康科普知识的宣传广度。

其次,在健康教育资料开发上,云南省也不断探索创新之路,关注语言文化的多样性,根据少数民族特点,以及受教育程度相对较低的贫困人口的需求,制作简单易懂又富有民族特色的宣传材料,增强宣传材料的可读性和文化适宜性:① 设计、制作、编印了《全民健康生活方式——三减三健核心信息》小册子和《艾滋病防治科普读本——你问我答 38 题图解》小册子,并翻译成 12 种少数民族语言,下发至全省 16 个州(市)和 88 个贫困县(市、区)使用。制作出少数民族语言的科普知识成套 KT 板培训材料,提供给会当地语言的乡村医生、村干部、妇女主任及志愿者,用于入户进行面对面宣传健康知识;② 设计、制作"三减三健""健康生活方式""慢病健康管理""健康行为基本要求"等既符合当地实际,又富有民族特色的各类健康教育传播材料(宣传画、折页、小册子等),共计 13 种 30 余万份;③ 开发制作宣传实物,包括以慢性病预防为主题的控油壶、限盐罐和身体质量指数(body mass index,BMI)腰围尺,以艾滋病预防为主题的洗漱套装和餐具包,以基本公卫为主题的冰箱贴;④ 以独龙族为试点,开发特有少数民族宣传材料,包括讲课板和独龙族少数民族语言广播及公益广告光碟,控油壶、减盐勺实物套装,以及《健康生活方式——三减三健》《健康生活方式知识读本(一)》《健康生活方式知识读本(二)》《健康行为基本要求》《防治高血压十牢记》《预防糖尿病十建议》《环境卫生要重视》等各类宣传材料。根据全省上报统计数据,云南省每年发放健康教育材料 2 660 万份,更新宣传栏 4 266 块共 15 684 期次,举办健康知识讲座 10.24 万次覆盖 321.4 万人次,个体化健康教育 834.1 万人次,健康教育措施覆盖率为 88.1%。

最后,云南省积极开展健康中国行系列主题活动,由省卫生健康委、省体育局、省教育厅、省总工会、共青团云南省委、省妇联、原省扶贫办等多部门共同主办,2017~2019 年在全省分别开展了以"合理膳食""科学健身""健康促进助力脱贫攻坚"为主题的宣传教育活动,覆盖全省 16 个州(市)、129 个县(市、区)和 1 370 个乡镇。

4. 健康促进县区建设助推健康教育社区行动　健康教育看似是针对个体知识的赋予和行为改变的倡导,但个体意识和行为的采纳或转变绝非仅单纯地依赖内部动因,也需要外部力量的激励和支持。健康知识的有效传播有赖于社会网络的支持,知识或媒介本身并没有独立的影响效应,而是通过编排、描述和演示来告知人们新的思维与行为方式,随着接受面的扩大,新的价值观也才能引发社会共鸣,真正转化为社会支持的行为,并且与外来者在短期内施加的压力相比,源自本土社区的调节机制更有利于知识的传播和塑造有益的行为模式[21]。社区是链接个体与家庭,服务居民群众最直接的基本社会单元,发挥社区动员、组织和凝聚群众的独特优势,对健康知识的传播具有十分重要的战略意义。

2017 年,国家卫生计生委宣传司在全国全面启动了健康促进县区的建设工作。健康促进县区建设是落实健康中国战略的重要举措,是发动社会参与,把健康放在优先发展位置的具体实践,是健康领域的社会治理行动。云南省在前期试点工作的基础上,分批次开展建设活动,在县级层面推动落实"将健康融入所有政策",倡导健康优先、健康教育先行理念,建设健康支持性环境,营造健康氛围,提高居民健康素养和健康水平,预期到 2020 年,全省有 20%的县区建设成为健康促进县。截至 2020 年底,全省已有 32 个县区开展了建设工作,占全省 129 个县(市、区)的 24.8%,其中贫困县有 20 个,占全省合计数的 62.5%,占 88 个贫困县的 22.7%。

在健康促进各类方案的设计中,中国始终遵循"倡导、赋权、协调"的三大基本原则,健康促进县的建设工作也不例外。根据云南省工作方案,健康促进县首先必须建立政府领导的协调工作机制,将健康促进纳入政府工作重点,并制定相应的政策和工作方案。其次是建立健康教育工作网络、开展跨部门行动,发挥多部门的协调作用,凝聚多方共识,形成合力。最后是通过培训、创建健康促进场所、推进健康文化和健康环境建设,并赋权基层社区人员和广大民众,让健康知识的传播渗透社区、家庭、医院、学校、机关和企业,充分发挥社会传播网络的动力、活力和效力。

健康宣传"3个1"

在健康促进县的建设过程中,曾经的贫困县绥江县不断迸发出健康知识传播的主动性和创造性,在尊重理解当地居民健康信念和生活方式的前提下,找出不利于当地群众健康的主要问题,让健康行为的倡导与老百姓易于接受的中医理念和养生方式相融合,创建了"3个1"的工作方法,即编写好一套健康龙门阵宣传资料;开展好一堂挂钩干部宣讲技巧培训;宣讲好一场城乡群众健康龙门阵。"编写好一套健康龙门阵宣传资料"是由县卫健局组织经验丰富的健康教育骨干,编写一套结构完整、联系实际、通俗易懂的健康龙门阵宣传资料,内容包括健康形势分析、健康基础、中医养生保健常识、常用中草药介绍、常用中医适宜技术推广、中医食疗6个模块。"开展好一堂挂钩干部宣讲技巧培训"是鉴于脱贫挂钩帮扶干部队伍长期走村入户的特点,由县卫健局组织专业老师授课,对挂钩帮扶干部开展有关健康知识点和沟通技巧的系统培训。"宣讲好一场城乡群众健康龙门阵"是二次赋权,让挂钩帮扶干部充分发挥主观能动性,在每月走村入户时,通过集中或分散的方式,用贴近生活实际的生动案例和当地的习惯性用语,至少开展2次健康知识宣讲,通过反复宣讲健康龙门阵的内容,扩大知识传播的覆盖面和渗透力。2018年,绥江县中医就诊人数达到了6.8万人次,较上一年增长了6倍,中医门诊占全部门诊的比例从2017年的3.38%提高到2018年的14.4%,全县住院人次和医疗总费用的增幅明显放缓。

——资料来源:绥江县健康促进创建领导小组办公室(内部资料)

5. "三区三州"专项帮扶加速差距弥合 针对"三区三州"深度贫困地区发展差距较大,当地居民受教育程度普遍较低,对外沟通交流长期处于相对封闭状态,省卫生计生委与两州人民政府,明确指出要着力补齐短板,建立共同推进机制坚决打赢健康扶贫攻坚战,对怒江州和迪庆州开展具有针对性的健康素养提升工程帮扶工作,并针对独龙族群众健康素养短板,综合施策,有的放矢开展健康教育和健康促进活动。

鉴于此,云南省采取逐步探索逐步推进的工作机制,以建成省级健康促进县区为立足点,采用"普适教育+专项行动+主题活动"的实施路径,从而逐步提高当地居民健康素养水平,促进健康行为和生活方式的采纳。2019年和2020年,云南省先后在迪庆州和怒江州遴选了4个县(香格里拉市、维西县、泸水市、兰坪县)优先启动健康促进县的建设工作,每县提供30万~34万元的配套专项资金,对各县分管领导和工作人员开展相关业务培训和实地工作指导。此外,鉴于泸水市有多个易地搬迁扶贫安置点,省健康宣教中心还特别划拨了10余万元专项经费,在2个较大规模的易地搬迁扶贫安置点开展居民健康促进提升试点项目。

在普适教育方面,两州四县主要立足于人际传播和大众传播2条途径:一是通过健康巡讲,让健康促进进社区、进企业、进乡村、进机关、进家庭,大力提升健康教育的覆盖面和人际传播力度。巡讲内容包括心理健康、健康素养、青少年近视预防等,每县市需完成1 000~2 000人次的巡讲任务,对象须包括学生、领导干部和贫困群众等重点人群。二是通过多种平台提升大众传播力度。针对当地生活特点和民族风俗制作了《重视饮水卫生,保障健康生活》《环境卫生无小事,您的健康是大事》《菌子虽美味　吃错丢性命》等公益广告,在当地电视台播出。同时将三减三健、合理膳食、适量运动、戒烟限酒、心理平衡、合理用药、科学就医、慢病健康管理、预防脑卒中等健康生活方式的科普知识制作成广播剧,翻译成藏语、傈僳族和独龙族语言版本,在州和县(市)广播电台播放。

在专项行动方面,两州以"控烟限酒"为主题,开设戒烟门诊试点,开展医疗机构、中小学校园无烟环境建设和评估工作,加大对医务人员、领导干部以及中小学生有关烟草、酒精危害的知识宣传,在公共场所营造控烟限酒的宣传氛围,以提高民众有关烟草危害、饮酒危害知识的知晓率,促进青少年、领导干部、医务人员等重点人群率先改变不健康生活方式。

在主题活动方面,两州以"健康中国行活动"为契机,共同举办了"健康促进助力脱贫攻坚"主题宣传教育活动,州卫生健康委联合多个部门共同制定活动方案,组织健康文艺表演、健康知识宣传、健康义诊、健康大讲堂、向贫困群众送医送药等形式多样的宣传活动,由此扩大人群覆盖面和社会影响力。

居住在怒江州大山深处独龙族群众在 2018 年宣告"整族脱贫",摆脱了百年来饥寒交迫的累世贫困,人群健康水平和生活环境也有了明显改善,为了进一步提升独龙族群众的自我健康发展能力,云南省还率先以独龙族聚居地为试点,开展针对某一民族的健康促进专项行动:① 2019 年在独龙江乡启动健康村和健康家庭的创建工作;② 为独龙江乡的 512 名中小学生开设健康教育课程;③ 对有心理健康问题的孩子进行个案咨询和心理援助;④ 为独龙族群众开发具有针对性的健康教育宣传材料;⑤ 为独龙族居民开展健康巡讲活动;⑥ 举办"健康中国行走进独龙江主题宣传活动",为独龙族群众提供义诊咨询和相关服务。

6. 居民健康素养水平大幅提升　健康素养的概念最早由西蒙兹·斯科特在1977 年提出,[31]后被公共卫生界广泛认同。健康素养是指"一定程度的健康知识水平、个体技能和信念,由此可转化为改变个体和社区生活方式和生存条件的行动能力"[32]。健康素养的概念既包含了健康知识本身,也包括健康知识的应用。健康素养提升实质是一条赋权途径,通过向人们提供健康知识信息,让其具备使用这些知识的能力[32]。我国对居民健康素养的关注起始于 21 世纪,2005 年,原卫生部印发了《全国健康教育与健康促进工作规划纲要(2005—2010)》,首次将健康教育工作纳入规范化卫生管理体系,形成指导性意见[33]。中国健康教育中心(原中国疾病预防控制中心健康教育所)也由此开启了健康素养的研究工作[34]。2008 年,原卫生部发布第三号公告《中国公民健康素养——基本知识与技能(试行)》,正式界定了我国健康素养基本知识体系的构成,涵盖健康生活方式与行为、基本知识和理念、基本技能三个方面,共计 66 条知识点[35]。这是全球第一份明确界定公民健康素养的政府性文件,也是我国健康领域发布的首个相关政府公告,由此拉开了全国健康素养干预、调查和研究的帷幕。同年,国家专家组基于国内外相关研究经验,编写设计了《中国居民健康素养调查问卷》,并在全国范围内开展了第一次城乡居民健康素养调查。为提升我国居民健康素养水平,国务院 2016 年印发了《"健康中国 2030"规划纲要》,要求建立健全健康促进和健康教育体系,全民健康素养水平到 2020 年和 2030 年分别达到 20% 和 30%[36]。

云南省在健康云南建设和健康扶贫工作中,也十分重视居民健康素养的提升,在《"健康云南 2030"规划纲要》《云南省健康促进与教育工作规划(2018~2020 年)》等多个健康规划中,均明确提出了"2020 年云南省居民健康素养水平达到 20%"的目标要求。2012~2016 年间,根据国家卫生健康委的统一安排,云南省每年有 12 个县(市、区)的 36 个乡镇(街道)72 个村(居)委会参与全国居民健康素养监测。为全面、准确、及时地掌握全省及 16 个州(市)居民健康素养水平及变化趋势,省人口和卫生健康宣传教育中心建立了覆盖全省的居民健康素养监测体系,并从 2017 年起启动了覆盖全省 16 个州(市)、129 个县(市、区)的居民健康素养大样本监测工作。从监测数据显示(图 5-2),云南省城乡居民健康素养水平大幅提升,由 2012 年的 5.20% 提升到 2020 年的 19.19%。2018年后,为了进一步了解全省贫困县(市、区)城乡居民健康素养水平的情况,云南省特别增加了 88 个贫困县的居民健康素养水平监测,连续三年的监测结果也表明,贫困县居民的健康素养水平也在同步增长,由 2018 年的 10.98% 提升至了 2020 年的 16.62%,虽然与全省平均水平相比,仍具一定差距,但增长幅度高于全省水平。迪庆州和怒江州居民的健康素养水平出现了明显提升,尤其是迪庆州,从 2018 年的 6.31% 提高至了 2020 年的 12.12%,增幅达 7.54%(表 5-7)。目前,全省健康促进主要指标完成情况良好(表 5-8)。

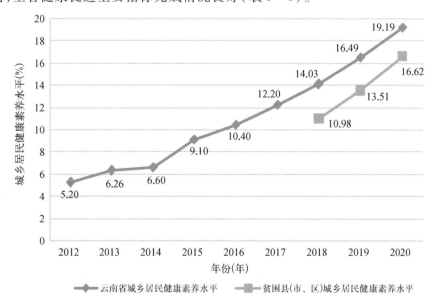

图 5-2　2012~2020 年云南省城乡居民健康素养水平

数据来源:2012~2020 年云南省人口和卫生健康宣传教育中心居民健康素养监测数据库(内部资料,未公开)

表 5-7　2018~2020 年迪庆州、怒江州城乡居民健康素养水平监测结果　　（单位：%）

州	年　份	居民健康素养水平	变 化 情 况
迪庆州	2018 年	6.31	基线水平
	2019 年	4.58	−1.73
	2020 年	12.12	+7.54
怒江州	2018 年	5.03	基线水平
	2019 年	4.27	−0.76
	2020 年	6.94	+2.67

数据来源：2018~2020 年云南省人口和卫生健康宣传教育中心居民健康素养监测数据库（内部资料，未公开）。

表 5-8　云南省健康促进主要指标完成情况统计

主 要 指 标	2020 年国家目标	2020 年本省目标	2019 年水平	2020 年水平
城乡居民健康素养水平(%)	20	20	16.49	19.19
15 岁及以上人群烟草使用流行率(%)	<25	<25	32.25	30.92
建立省级健康科普平台	以省为单位全覆盖	以省、州（市）为单位全覆盖	建立省级健康科普平台	持续完善省级科普平台
健康促进县区比例(%)	20	20	15.5	24.8
每县(区)健康促进医院比例(%)	40	健康促进项目县区达 40%	健康促进项目县区达 50%	健康促进项目县区达 50%
每县(区)健康社区比例(%)	20	健康促进项目县区达 20%	健康促进项目县区达 20%	健康促进项目县区达 20%
每县(区)健康家庭比例(%)	20	健康促进项目县区达 20%	健康促进项目县区达 20%	健康促进项目县区达 20%
区域健康教育专业机构人员配置率(人/10 万人口)	1.75	1.75	0.92	尚未开展调查

（三）疾病预防管理的实践与成效

2016 年,习近平总书记在全国卫生与健康大会上提出了新时期中国卫生与健康的工作方针,即"以基层为重点,以改革创新为动力,预防为主,中西医并重,将健康融入所有政策,人民共建共享。"中国医疗卫生服务的侧重点也由此发生了深刻转变,从以治病为中心向以健康为中心转变,"预防"成为了优先发展、减轻疾病负担的重要手段。因病致贫、返贫的根源多是由于疾病的叠加和累积效应，让贫困人口的健康持续受损，经济负担日益加重，因此，除了缓解患病贫困人口的医疗费用负担外，更重要的是进一步调整卫生服务方向，落实贯彻"预防"优先的健康理念，让贫困患者也能及时获得适宜的健康管理服务，以此减缓疾病进程，减少并发症和伤残的发生，提高生活质量。

根据《云南省健康扶贫 30 条措施》的要求，加大重点疾病防控工作力度是努力让贫困人口尽量少生病的一项重要举措。要求实行"一病一策"管理，肺结核患者规范管理率达到 96% 以上，严重精神障碍患者规范管理率达到 75% 以上，高血压、糖尿病患者规范管理率达到 60% 以上，突发传染病疫情及时处置率达到 100%。降低贫困县艾滋病新发感染率和病死率。有效控制地方病，持续消除碘缺乏危害，切实减少饮水型地方性氟（砷）中毒病例发生。到 2020 年，实现贫困县消除疟疾、麻风病目标，包虫病得到基本控制，血吸虫病达到传播阻断或消除标准。

本部分内容以贫困地区因病致贫的主要疾病为导向，分别从慢性非传染性疾病、严重精神障碍、传染性疾病和地方病的预防控制和健康管理策略与进展进行分析，呈现健康促进中调整卫生服务方向（二级预防策略）和相关社区行动的云南实践与成效。

1. 高血压、糖尿病规范管理持续改进 随着社会人口老龄化以及社会经济的发展变迁，中国人群的疾病谱和死亡谱已经发生改变，慢性非传染性疾病已成为影响人群健康的主要疾病，云南省也不例外。云南省高血压和糖尿病的患病率也在持续增长，高血压患病率从 2015 年的 21.8% 增长到了 2018 年的 24.1%，而糖尿病也从 4.5% 上升到了 7.1%，心脑血管疾病从 2015 年的 381.1/10 万提高至了 2019 年的 432.3/10 万。2017 年 4 月，国家卫生计生委等 6 个部委联合制定了《健康扶贫工程"三个一批"行动计划》，明确要求开展慢病患者健康管理，对患有慢性疾病的农村贫困人口实行签约健康管理。同年 12 月，云南省卫生计生委等 7 个省级部门联合制定了《云南省健康扶贫工程"三个一批"行动计划实施方案》，进一步细化落实了患有慢性病的农村贫困人口签约管理的具体措施。

根据工作要求，乡村级医疗机构需要为高血压、2 型糖尿病的管理对象建立档案，提供至少每年 4 次面对面随访和 1 次年度体检活动，需要对其开展健康知识宣传、咨询和指导，随访时为其提供血压、血糖测量、用药及心理、行为生活方式的指导。随着健康扶贫工程的有效推进，以及基本公共卫生服务中慢性病社区服务的日臻完善，云南省"两病"患者健康管理水平明显提高，高血压和 2 型糖尿病患者规范管理率分别从 2018 年的 81.63% 和 79.37% 提高至了 2020 年的 85.27% 和 83.79%，血压控制率和血糖控制率也从 2018 年的 54.86% 和 49.99% 分别提高至了 2020 年的 61.38% 和 55.60%（表 5 - 9）。健康扶贫实施后，贫困地区的慢病患者健康管理水平也获得了明显改善，贫困地区高血压和 2 型糖尿病患者规范管理率逐年提升，2020 年深度贫困县的"两病"患者规范管理率超过 85%，高于全省平均水平，血压和血糖控制率也与全省水平相当（表 5 - 10）。

为贯彻落实《中国慢性病防治工作规划（2012—2015）》及《全球非传染性疾病预

防和控制综合监测框架》的要求,2015 年,国家卫生计生委及中国疾病预防控制中心整合多部门资源和技术力量,构建我国成年居民慢性病与营养监测体系,云南省 10 个监测点①也参与了此项监测工作,旨在掌握云南省成人主要慢性病及危险因素的流行状况及变化趋势,为确定疾病防控优先领域、制定慢性病预防控制策略和措施提供科学依据,为评价卫生及相关政策和慢病防控项目的效果提供信息支撑。

表 5-9　2018~2020 年云南省高血压、糖尿病患者规范管理情况* 　　（单位：%）

病　种	指　标	2018 年	2019 年	2020 年
高血压	管理人群血压控制率	54.86	57.10	61.38
	患者规范管理率	81.63	82.54	85.27
糖尿病	管理人群血糖控制率	49.99	51.31	55.60
	患者规范管理率	79.37	80.31	83.79

数据来源：2018~2020 年云南省卫生健康委基层卫生健康处基本公共卫生服务项目报表（内部资料,未公开）。
* 2015~2017 年的患者数有很大变化,故未纳入统计。

表 5-10　2018~2020 年云南省贫困地区高血压、2 型糖尿病患者健康管理情况 　（单位：%）

贫困县划分	年　份	高血压患者规范管理率	管理人群血压控制率	2 型糖尿病患者规范管理率	管理人群血糖控制率
深度贫困县	2018 年	80.30	46.73	79.19	45.29
	2019 年	81.31	51.15	79.23	47.46
	2020 年	86.89	60.18	86.77	57.07
非深度贫困县	2018 年	80.73	54.80	79.14	49.84
	2019 年	82.35	57.50	80.77	51.94
	2020 年	84.37	60.25	83.72	53.32
贫困县合计	2018 年	80.58	52.10	79.16	48.09
	2019 年	82.00	55.34	80.18	50.24
	2020 年	85.23	60.23	84.85	54.71
非贫困县	2018 年	83.32	59.43	79.73	52.55
	2019 年	83.71	59.98	80.92	52.98
	2020 年	85.35	62.45	82.34	55.46

① 10 个监测点为玉溪市红塔区、通海县,文山州广南县,大理州祥云县、巍山县,怒江州兰坪县,西双版纳州勐腊县,保山市隆阳区、腾冲市,红河州蒙自市。

续　表

贫困县划分	年　份	高血压患者规范管理率	管理人群血压控制率	2 型糖尿病患者规范管理率	管理人群血糖控制率
全省	2018 年	81.63	54.86	79.37	49.99
	2019 年	82.54	57.10	80.31	51.31
	2020 年	85.27	61.38	83.79	55.60

数据来源：2018~2020 年云南省卫生健康委基层卫生健康处基本公共卫生服务项目报表（内部资料，未公开）。

云南省分别在 2015 年和 2018 年开展了两次监测工作。监测内容包括问卷调查、身体测量和实验室检测三部分。问卷分为家庭问卷和个人问卷，家庭问卷内容主要包括家庭成员基本信息、家庭经济状况、家庭饮食等，个人问卷内容主要包括个人基本信息、行为危险因素（吸烟、饮酒、饮食身体活动）流行状况，主要慢性病（高血压、糖尿病、血脂异常等）患病情况等。2015 年获取有效样本 6 537 人，其中城市人口1 497 人，占 22.9%，农村人口 5 040 人，占 77.1%。2018 年获取有效样本 6 148 人，其中城市人口 804 人，占 13.1%，农村人口 5 344 人，占 86.9%。

调查结果显示，虽然高血压和糖尿病的患病率总体仍在上升，但无论是贫困县和非贫困县，两病的知晓率和治疗率都出现了明显提升（表 5 - 11、表 5 - 12）。与此同时，云南省主要慢性病危险因素流行情况趋于下降。18 岁及以上居民的现在吸烟率和饮酒率下降的同时，吸烟者中的戒烟率出现了增高趋势，尤其是农村地区的戒烟率增高幅度相对明显，从 2015 年的 10.9% 上升到 2018 年13.8%；在膳食平衡方面，全省居民每日蔬菜水果摄入不足的比例明显下降，从2015 年的 76.8% 下降到了 2018 年的 65.6%，城乡下降幅度相当；家庭人均每日食盐量和烹调油摄入量也在减少，尤其是农村地区，人均每日食盐量从 2015 年的 8.2 克下减少到了 2018 年的 6.6 克，烹调油摄入量从 58.6 克减少到 49.9克。城市和农村 18 岁及以上居民经常锻炼率分别从 2015 年 20.0% 和 7.1% 上升到了 2018 年的 30.5% 和 16.1%。

表 5 - 11　2015 年和 2018 年云南省 10 县（市）高血压患病率、知晓率、治疗率和控制率

（单位：%）

贫困县划分	高血压患病率		高血压知晓率		高血压治疗率		高血压控制率	
	2015 年	2018 年	2015 年	2018 年	2015 年	2018 年	2015 年	2018 年
深度贫困县（2 个）	20.0	18.9	18.3	26.0	10.2	17.3	5.5	3.4
非深度贫困县（4 个）	23.1	27.2	30.6	30.6	22.3	29.4	8.6	5.4
贫困县合计（6 个）	21.8	24.8	26.8	29.6	23.3	26.8	7.6	5.0

续　表

贫困县划分	高血压患病率		高血压知晓率		高血压治疗率		高血压控制率	
	2015 年	2018 年	2015 年	2018 年	2015 年	2018 年	2015 年	2018 年
非贫困县(4 个)	21.9	23.2	39.5	40.8	33.6	38.3	13.0	13.1
合计	21.8	24.1	31.0	34.2	23.2	31.5	9.7	8.3

数据来源：2015 年和 2018 年云南省疾病预防控制中心监测点现场调查数据库(内部资料,未公开)。

表 5-12　2015 年和 2018 年云南省 10 县(市)糖尿病患病率、知晓率、治疗率和控制率

(单位：%)

贫困县划分	糖尿病患病率		糖尿病知晓率		糖尿病治疗率		糖尿病控制率	
	2015 年	2018 年	2015 年	2018 年	2015 年	2018 年	2015 年	2018 年
深度贫困县(2 个)	4.9	3.7	16.9	32.8	16.9	23.3	15.3	20.3
非深度贫困县(4 个)	4.5	9.2	32.1	38.1	29.2	34.9	20.7	10.8
贫困县合计(6 个)	4.6	7.6	26.0	37.4	24.2	33.3	18.5	12.2
非贫困县(4 个)	9.4	6.4	29.1	48.3	27.2	47.5	18.8	10.5
合计	6.7	7.1	28.2	41.6	26.3	38.8	18.8	11.5

数据来源：2015 年和 2018 年云南省疾病预防控制中心监测点现场调查数据库(内部资料,未公开)。

2. 严重精神障碍获得有效管理　严重精神障碍是导致云南省农村家庭出现因病致贫的第二大健康问题。云南省高度重视农村严重精神障碍患者的康复治疗及其家庭的救助,建立了以卫生、综治、公安、民政、残联、医保等为主的严重精神障碍患者综合管理小组,从医疗保障、健康服务和监护人补助三个方面切实提高重症精神病患者的帮扶力度。

虽然全省严重精神障碍的人数近年来有所增加,2020 年贫困县的严重精神障碍在册人数占总患者数的 69.3%,但贫困县严重精神障碍患者规范管理率基本上与全省水平相当,并且较 2019 年的水平有了明显提升(表 5-13)。据统计,云南省已建有精神卫生医疗机构 130 家,129 个县级综合医院开设了精神科门诊,严重精神障碍患者在册人数的规范管理率达到 81.1%。其中,建档立卡贫困人口中的严重精神障碍患者占全省总患病人数的 35.2%,其规范管理率也从 2017 的 60% 左右大幅提升至了 2019 年 93%,超过了健康扶贫工作 75% 的目标要求。

表 5-13　2019~2020 年云南省严重精神障碍患者规范管理率　　(单位：%)

贫困县划分	2019 年	2020 年
深度贫困县	70.1	75.5
非深度贫困县	84.0	85.6

贫困县划分	2019 年	2020 年
贫困县合计	78.9	81.9
非贫困县	79.4	85.6
全省合计	79.1	83.0

数据来源：2019 年和 2020 年云南省卫生健康委基层卫生健康处基本公共卫生服务项目报表（内部资料，未公开）。

在规范管理的同时，云南省加大了对严重精神障碍患者的医疗保障力度，提供三类保障措施：① 给予病情稳定期患者门诊基本药物维持治疗费按照统筹地现行标准 90% 支付，报销标准由原来的每人每年 2 000 元提高到每人每年 3 000 元；② 给予患者急性期和病情不稳定期住院治疗费用 90% 以上报销政策，并取消门槛费，实行一站式服务；③ 建档立卡贫困患者 10% 自付部分由民政和残联部门医疗救助政策支付。通过这些政策的出台和落实，严重精神障碍患者基本上获得了免费救治。此外，为进一步减轻严重精神障碍患者家庭的经济压力，云南省还积极落实监护人补助措施，人均年补助标准不低于 1 000 元/年/人，各州（市）还可结合实际情况上调补助标准。

为了进一步弥补精神科职业医生严重不足的短板，云南省着力开展精神科师资队伍建设，一方面按照国家要求，大力开展精神科医师转岗培训，2020 年已实现 10 万人口中，有 2.8 名精神科执业（助理）医师的国家要求。另一方面，各级严重精神障碍患者的管理工作交由专业精神卫生医疗机构，2020 年启动对乡镇卫生院和社区卫生服务中心从事精神障碍诊疗工作的医师培训，要求 2022 年所有乡镇卫生院和社区卫生服务中心至少有 1 名精神科执业（助理）医师。

3. 慢性病综合防控示范区引领社区行动　慢性病综合防控示范区建设是另一项加强社区行动、促进卫生服务方向转变、引领健康促进工作的重要策略，其目的在于强化政府主体责任，创造和维护健康的社会环境，培育适合不同地区特点的慢病综合防控模式，降低因慢病造成的过早死亡，有效控制慢病疾病负担的增长，推进健康中国建设。

云南省的慢性病综合防控示范区建设起始于 2012 年，工作内容主要包括政策完善、环境支持、体系整合、健康教育、慢性病全程管理、监测评估、创新引领 7 个方面：① 采取多部门协作联动，保障慢性病防控经费，构建全方位健康支持性环境；② 为群众提供方便、可及的自助式健康检测服务；③ 开展全民健身运动，有效控制烟草危害，提高居民重点慢性病核心知识知晓率；④ 建立分级诊疗制度，实施防控网格化管理，形成县乡村三级慢性病防控服务体系；⑤ 为全县居民提供方便、及时、优质、全程服务，认真落实慢性病全程管理；⑥ 发挥中医药在慢性病预防、保健、诊疗和康复中的作用，促进医养结合养老服务；⑦ 让慢性病工作有地方特色且可复制、可推广。

经过多年的探索与实践，到 2020 年 9 月，全省已建成省级慢性病综合防控示范区 56 个,其中的 20 个县已达到了国家级示范区标准。已建成的 56 个示范区中,国家级贫困县有 22 个。慢性病综合防控示范区的建设有效地将慢性病监测、检测、预防和规范化全程管理融为一体,构筑了以社区为基础的慢性病防控和诊疗服务的重要平台。

4. 重大传染性疾病防控成效显著 云南省是传染病高发的省区之一,虽然自 2015 年以来,全省仅出现了 1 例[①]甲类传染病报告病例,但乙类和丙类传染病的发病率和死亡率仍居全国较高位次。值得注意的是,经过多年来的有效治理,尤其是实施健康扶贫工程后,随着人居环境和就医条件的不断改善,云南省的主要传染病也发生了一些新变化,与卫生条件密切相关的腹泻类疾病(痢疾和伤寒)的发病率呈下降趋势。从表 5 - 14 和表 5 - 15 可看出,2015~2020 年间,痢疾和伤寒的发病率明显下降,深度贫困县和贫困县痢疾发病率的下降幅度高于非贫困县,深度贫困县伤寒的发病率一致保持较低水平,2020 年仅有 0.95/10 万,低于非贫困县。2020 年上半年,全省 88 个贫困县累计报告乙类传染病发病率为 90.563 8/10 万,接近全国水平(86.551 1/10 万)。88 个贫困县累计报告丙类传染病发病率为 60.906 3/10 万,明显低于全国水平(111.700 1/10 万)[②]。

表 5 - 14 2015~2020 年云南省痢疾发病率 (单位:1/10 万)

贫 困 划 分	2015 年	2016 年	2017 年	2018 年	2019 年	2020 年	2020 年较 2015 年变化幅度 (%)
全省	10.27	8.85	6.52	6.13	6.50	4.47	-56.48
深度贫困县	11.50	9.05	7.55	7.71	7.56	3.14	-72.70
非深度贫困县	9.61	8.61	5.52	5.67	6.30	4.37	-54.53
非贫困县	11.01	9.61	7.60	6.35	7.27	6.03	-45.23

数据来源:2015~2020 年云南省疾病预防控制中心"中国疾病预防控制信息系统"(内部资料,未公开)。

表 5 - 15 2015~2020 年云南省伤寒发病率 (单位:1/10 万)

贫 困 划 分	2015 年	2016 年	2017 年	2018 年	2019 年	2020 年	2020 年较 2015 年变化幅度 (%)
全省	4.93	3.48	3.59	2.72	2.41	1.47	-70.16
深度贫困县	3.11	1.84	1.85	2.10	1.55	0.95	-69.54
非深度贫困县	5.06	2.87	3.09	2.77	2.24	1.31	-74.16
非贫困县	7.01	5.70	5.84	3.66	3.22	2.01	-71.29

数据来源:2015~2020 年云南省疾病预防控制中心"中国疾病预防控制信息系统"(内部资料,未公开)。

① 2016 年西双版纳州报告了 1 例腺鼠疫病例。
② 数据来源:云南省 2020 年上半年健康扶贫工作总结。

在所有传染性疾病中,艾滋病和结核病一直是云南省发病率和死亡率较高的疾病,并且也是容易侵袭贫困人口,具有较高因病致贫风险的慢性传染性疾病。然而,通过落实早发现、早治疗的疾病预防理念,以及对患者的人文关怀与救助等多方举措,两个传染病的防控也取得了明显成效。

(1)艾滋病防治的实践与阶段性成效:云南省是中国艾滋病流行时间最长,疫情最为严重的省区之一。因此,艾滋病成为了健康扶贫的重点关注疾病。云南省全面落实艾滋病免费筛查、治疗、母婴阻断措施,组织实施机会性感染医疗救治,针对贫困艾滋病病毒感染者和患者(以下简称艾滋病感染者和患者)提供规范化的抗病毒治疗随访管理,结合全省"三个90%"和"两个消除"的防治目标①,最大限度减少贫困地区艾滋病的感染率,扩大艾滋病应检应治覆盖面,消除母婴传播,提高对贫困艾滋病感染者和患者的救治水平与生活保障。

提升艾滋病检测能力,扩大人群检测覆盖面。为了实现"三个90%"的第一个核心目标,即诊断发现并知晓自身感染状况的感染者和患者比例达90%以上(90%的发现率),云南省采取多措并举,最大限度扩大,尤其是贫困地区的检测覆盖面。除了组织和经费保障外,全省优先强化了艾滋病检测网络的布局和建设。首先,在全国率先开展了HIV抗体快速检测替代蛋白印迹用于HIV感染诊断的运用研究和推广。截至2020年底,全省建立347个确证/替代策略检测实验室,较2015年增加了290个,覆盖100%的县(市、区)及88.8%的县级及以上抗病毒治疗定点机构。其次,为提高农村居民艾滋病检测的可及性,云南省积极推进乡镇检测点建设,鼓励有条件的村卫生室建立村级检测点。2020年底,全省已建有5 592个社区检测点,含4 128个村级检测点,艾滋病检测可及性大幅提升,是全国唯一实现了艾滋病检测确证不出县、艾滋病检测点乡镇全覆盖的省份。在偏远贫困的怒江州,州(市)级及所辖4个县(市)均具备艾滋病确证检测能力,6个实验室具有CD4细胞检测能力,88家艾滋病检测点,其中村(社区)级41家。最后,为进一步扩大艾滋病检测覆盖面,推进自主检测,云南省积极推动HIV抗体唾液自检试剂社区药店营销及高校艾滋病尿液传递检测工作。唾液自检试剂销售的药店从2013年7家药店增加到400家药店,覆盖全省129个县(市、区)。2016年起,共确立20所试点高校开展艾滋病尿液传递检测,摆放44台售卖机,通过"进校园、进班级、进宿舍"系列活动进行推广动员,累计送检6 030份。同时,省疾病预防控制中心还设计开发了艾滋病自主检测服务平台,为所有艾滋病自检者(指尖血、尿液、唾液)提供在线咨询、检测结果在线判读、在线预约、转介等服务。

① 2014年7月,在墨尔本召开的第二十届世界艾滋病大会上,联合国艾滋病规划署提出2030年终结艾滋病流行的愿景,2020年力争实现"三个90%"的艾滋病防治工作目标,即:诊断发现并知晓自身感染状况的感染者和患者比例、符合治疗条件的感染者和患者接受抗病毒治疗比例、接受抗病毒治疗的感染者和患者治疗有效率达90%以上(简称发现率、治疗率、成功率)。《中国遏制与防治艾滋病"十三五"行动计划》将"三个90%"列为艾滋病防治工作目标,云南省也将"三个90%"以及消除输血传播和母婴传播的"两个消除"确定为第四轮防治艾滋病人民战争(2016—2020)的核心指标。

　　通过多渠道、全方位提供艾滋病检测服务,云南省艾滋病检测数量大幅增加,2020 年检测量达 3 611.2 万,占全省人口比例的 74.8%,检测量为 2011 年的 7.5 倍、2015 年的 3.6 倍。其中,大理、保山、德宏、迪庆、楚雄和西双版纳等地区超过了 80%。2017~2020 年艾滋病检测率分别为全国平均水平的 1.08 倍、1.24 倍、2.4 倍和 3.7 倍。贫困地区和非贫困地区的检测人数同步增长,检测率基本持平(图 5-3)。截至 2020 年底,全省艾滋病感染者和患者发现率达 90.5%,与 2015 年底相比(72.7%),增加了 17.8 个百分点,实现了第一个 90% 的防治目标。

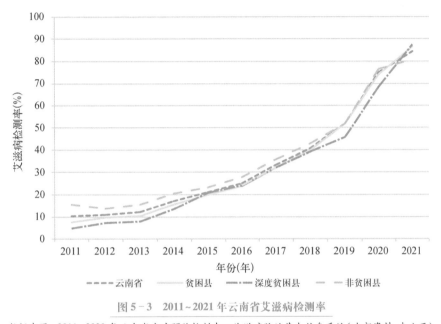

图 5-3　2011~2021 年云南省艾滋病检测率

数据来源:2011~2020 年云南省疾病预防控制中心艾滋病防治基本信息系统(内部资料,未公开)

　　加强抗病毒治疗能力,提高贫困感染者和患者治疗有效率。根据国家的免费抗病毒治疗政策,云南省依据本省实际,对有意愿且无治疗禁忌证的感染者和患者实施抗病毒治疗,全省建有 238 个艾滋病免费抗病毒治疗机构,所有艾滋病感染者和患者可就近获得治疗,治疗服务的可获得性和可及性明显改善,有效降低了农村感染者和患者因治疗产生的交通、食宿费。与此同时,云南省还组织实施机会性感染医疗救治、针对贫困艾滋病感染者和患者提供规范化的抗病毒治疗随访管理,督促艾滋病感染者和患者按时服药,定期检测。自 2017 年以来,艾滋病感染者和患者中,建档立卡贫困感染者和患者的随访比例和治疗比例逐年增加,均高于全省同期平均水平(见表 5-16)。"早发现、早治疗、保效果"的措施不仅让艾滋病感染者和患者,尤其是贫困者能及时获得免费抗病毒治疗,减少疾病传播和机会性感染的发生,同时也确保了感染者和患者的生存质量和人力资本,防止诸多家庭因病致贫。

　　云南省存活艾滋病感染者和患者正在接受抗病毒治疗的比例从 2015 年的 72.1%提高至了 2020 年的 92%,贫困地区的治疗比例也明显增长,27 个深度贫困县的治疗率已从 2015 年的 64.9% 增至 2020 年的 92.0%(图 5-4),与全省同步实现了第二个 90% 目标(即符合治疗条件的感染者和患者接受抗病毒治疗比例达 90% 以上)。第三个 90% 目标(即接受抗病毒治疗的感染者和患者治疗成功率达 90% 以上),全省自 2010 年来均保持在 90% 以上,截至 2020 年达 96.2%,16 个州(市)均已超过 90%,27 个深度贫困县也达到 93.6%(图 5-5)。

表 5-16 2017~2020 年云南省贫困艾滋病感染者和患者随访治疗情况

年份	贫困感染者和患者人数（人）	随访人数（人）	随访率（%）	相较全省平均水平（%）	治疗人数（人）	治疗率（%）	相较全省平均水平（%）
2017 年	8 094	7 528	93.0	+1.5	6 517	80.5	+1.9
2018 年	8 000	7 681	96.0	+2.3	6 941	86.8	+5.8
2019 年	8 150	7 923	97.2	+1.9	7 123	87.4	+1.1
2020 年	10 308	10 183	98.8	+7.6	9 660	93.7	+1.7

数据来源：2017~2020 年云南省疾病预防控制中心艾滋病防治基本信息系统(内部资料,未公开)。

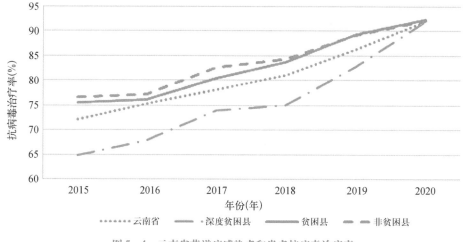

图 5-4 云南省艾滋病感染者和患者抗病毒治疗率

数据来源：2015~2020 年云南省疾病预防控制中心艾滋病防治基本信息系统(内部资料,未公开)

提升多方救助保障力,落实贫困人口关怀救助。2017 年 11 月,云南省印发了《关于进一步加强对建档立卡贫困艾滋病病毒感染者/艾滋病病人随访关怀的通知》,明确以县为单位,由县级疾控中心摸清各地建档立卡贫困艾滋病感染者和患者的底数并进行动态管理,确保建档立卡贫困艾滋病感染者和患者获得随访、治疗和关怀救助,做到 100% 救助并协助其获得生产救助。除了提供免费药品外,云南省还为艾滋病感染者和患者减免病毒载量、CD4 检测和常规检测的费用,并提供随访交通补助,人均为 3 000~3 500 元,极大保障了贫困感染者和患者抗病毒治疗的入组率和有

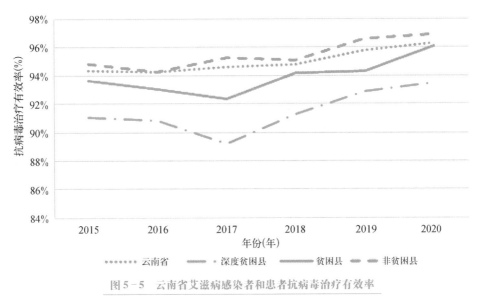

图 5-5　云南省艾滋病感染者和患者抗病毒治疗有效率

数据来源:2015~2020 年云南省疾病预防控制中心艾滋病防治基本信息系统(内部资料,未公开)

效率。云南省还将艾滋病机会性感染纳入大病专项救治病种,优化审批程序,确保艾滋病感染者和患者家庭最低生活保障。2016~2020 年,全省累计有 36 478 名艾滋病感染者和患者纳入城乡低保,纳入保障人数平均增幅 3.9%,累计发放低保金 5.38 亿元。

　　经过多年的不懈努力,云南省已从艾滋病流行的全国"重灾区"变为了艾滋病防治的"示范区",艾滋病发病率从 2014 年的 12.34/10 万(全国第二)[37]下降到了 2019 年的 11.79/10 万(全国第五)。[38]截至 2020 年 12 月,全省艾滋病发现率、治疗率和治疗有效率分别达到 90.5%、92.0% 和 96.2%,成为全国唯一一个实现"三个90%"防治目标的省份。艾滋病、梅毒、乙肝三病的母婴传播率逐年下降,2020 年 12 月,全省艾滋病母婴传播率仅为 1.36%,先天性梅毒报告发病率 1.48/10 万,乙肝母婴传播率 0.65%,率先在全国达到了 WHO 的消除艾滋病母婴传播标准。

　　(2) 结核病防控的实践与阶段性成效。云南省多个贫困地区,尤其是怒江州的结核病疫情严峻,是影响当地居民健康水平和引发因病致贫的主要疾病之一。近五年来,肺结核报告数位居全省甲乙类传染病第 1 位,每年病例数均超过 2.5 万例,其中约有 30% 的病例为建档立卡贫困人口。随着贫困地区结核病筛查工作力度的加大,全省肺结核报告发病率在较 2015 年连续三年上升后,2019 年起上升态势得到遏制,2020 年报告发病率较 2019 下降 2.77%,贫困县和深度贫困县的发病率也在 2019 年后出现下降,与全省报告发病率趋势一致。与此同时,全省结核病死亡率多年来维持在 0.3/10 万以下的低水平,即使在发病率较高的深度贫困县,死亡率也未超过 0.5/10 万(表 5-17)。由此可推测,随着结核病筛查覆盖面的扩大、检测技术的进步、服务可及性的提升以及治疗和管理方案的优化,对结核病的防控模式正产生积极而深远的影响。虽然病例数在近年内出现增长,但患者和潜伏期患者的早发现和早治疗,也意味着再次传播可能性和死亡风险的降低,建档立卡贫困患者的及时救治也减少了家庭医疗支出和劳动力损失的双重负担。

表5-17　2015~2020年云南省肺结核发病率和死亡率　　　　（单位：1/10万）

贫困县划分	2015年		2016年		2017年		2018年		2019年		2020年	
	发病率	死亡率	发病率	死亡率	发病率	死亡率	发病率	死亡率	发病率	死亡率	发病率	死亡率
深度贫困县	74.43	0.17	71.82	0.18	68.20	0.19	79.51	0.35	92.63	0.42	89.06	0.33
非深度贫困县	56.28	0.20	61.94	0.18	66.58	0.19	65.44	0.23	62.73	0.27	61.13	0.17
贫困县合计	63.04	0.19	65.63	0.18	67.19	0.19	70.71	0.28	73.95	0.32	71.61	0.23
非贫困县	38.06	0.07	36.30	0.18	39.31	0.11	39.75	0.08	40.09	0.06	38.60	0.04
全省合计	54.42	0.15	55.47	0.16	57.53	0.16	59.61	0.21	61.78	0.23	60.07	0.16

数据来源：2015~2020年云南省疾病预防控制中心"中国疾病预防控制信息系统"（内部资料,未公开）。

健康扶贫工程实施以后,云南省加大了结核病的防控和救治力度,2017~2020年,省级及相关部门出台的有关政策就高达10余项。2016~2020年,中央、省级、州(市)和县级三级财政累计投入结核病防治资金26358.19万元,年均投入5271.64万元,年人均投入1.09元。2019~2020年,为支持健康扶贫,中央经费重点支持"三区三州"结核病防治工作,向怒江州、迪庆州倾斜,分别拨付725.61万元和477.47万元,共计1203.08万元,占两年中央经费拨付总额的8.75%,两州年人均投入达到6.22元。

2016年起,云南省整体推进结核病防治体系转型,在省级、16个州(市)、129个县(市、区)启动"疾控机构负责规划管理、定点医疗机构负责诊断治疗、基层医疗卫生机构负责推荐与随访管理"的"三位一体"新型结核病防治服务模式,强化医防结合,建立"管理有力、协作高效、运行规范"的运行机制,完善了全省结核病实验室检测和质控网络(图5-6)。

随着"三位一体"肺结核病防治服务模式在全省的推广,全省基层患者主动推荐和可疑患者就诊人数也迅速增加,2019年全省肺结核可疑就诊人数达25.68万例,较2018年同期增加39.11%。这也从一个侧面证实,随着筛查力度的加大,全省结核病发病率虽在提高,但这无疑也提高了患者的发现率,主动发现患者是阻断疾病继续传播,减少其疾病负担的关键一环。

在筛查工作快速推进的同时,云南省也加大了定点治疗医院的建设和全域布局。截至2020年,全省共设立142家结核病定点治疗医院和16家州(市)级耐多药定点治疗医院,分工负责肺结核和耐药肺结核诊疗,极大地改善了结核病诊疗服务质量和

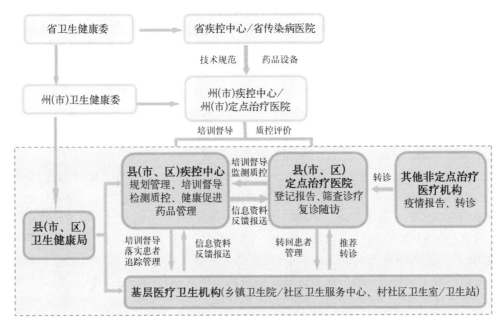

图 5-6　云南省结核病"三位一体"防治服务体系示意图

服务可及性。按照"初筛关口前移,随访检查下沉"原则,要求在具备条件的地区逐步将肺结核可疑症状者初筛检查服务、肺结核患者治疗期间痰涂片等随访检查服务下沉至有条件的乡镇卫生院,方便患者随访就医,提高患者诊疗依从性、规范治疗率和成功治疗率。如表 5-18 显示,2017~2020 年期间,云南全省肺结核患者管理率均达 99%以上,规则服药率和规范管理率均保持在 96%以上。2015~2019 年①,全省累计治疗结核病患者 12.94 万例,成功治疗 12.01 万例,成功治疗率达到 92.81%,怒江州也保持在 80%以上。

表 5-18　2017~2020 年云南省结核病患者健康管理一览表

年　份	全人群结核病可疑者推介到位率（‰）	肺结核患者管理率（%）	肺结核患者规则服药率（%）	肺结核患者规范管理率（%）
2017 年	2.03	99.42	97.65	98.12
2018 年	2.22	99.39	96.45	96.87
2019 年	2.47	99.43	96.11	96.93
2020 年	2.70	99.23	96.44	97.07
合计	2.36	99.37	96.63	97.22

数据来源:2017~2020 年云南省卫生健康委基层卫生健康处基本公共卫生服务项目报表(内部资料,未公开)。

———————

① 患者的有关数据统计延迟一年,即 2020 年统计 2019 年的。

经过多年的实践,云南省结核病疫情控制成效明显,促进人群健康的同时,挽回了经济损失。2005～2020 年的 16 年间,云南省活动性肺结核报告发病率由最高 73.7/10 万降至 60.07/10 万,下降 18.49%。2016～2020 年的五年间,全省累计登记接诊初诊肺结核可疑者 102.63 万人,较"十二五"期间 48.77 万人增加 110.44%,累计发现并规范治疗管理活动性肺结核患者 13.4 万例,治愈率达 90%以上。全省共减少约 3.35 万肺结核死亡,避免约 42.14 万人新增感染,减少 4.21 万人发病。治愈率巩固,传染源管理积极有效,控制了健康人群中的结核病传播,挽回社会总价值损失比例提高了 68.38%。

5. 地方病综合防控达到消除标准　加大贫困地区地方病的综合防控力度,采取"靶向"治疗,及时保障贫困患者的救治也是健康扶贫的核心措施之一。为做好地方病防治专项攻坚行动工作,根据国家卫生健康委印发的《地方病防治专项三年攻坚行动方案(2018—2020 年)》要求,云南省结合实际需求,省卫生健康委、省发展改革委等 10 部门于 2019 年 6 月制定印发了《云南省地方病防治专项攻坚行动实施方案》。该方案明确了全省重点地方病和血吸虫病防治专项攻坚行动的总体和具体目标,细化了重点任务及部门工作职责,按照"政府领导、部门协作,预防为主、防治结合,分类指导、分地区推进,综合施策、目标管理"的防治原则,切实组织开展地方病综合防治工作。随后,各有关部门协同推进,从环境改善、现症患者救治救助、监测评价、知识普及、防治能力提升 5 项重点任务齐抓共建,全力推进贫困地区和贫困人口中的地方病防治工作,阻断因地方病引发的致贫、返贫风险。

2020 年底,全省 129 个县(市、区)全部达到地方病消除或控制标准,实现了攻坚行动目标。129 个县(市、区)全部达到碘缺乏病消除标准,人群碘营养总体保持适宜水平;全省 13 个燃煤污染型氟中毒病区县中,9 个县达到病区消除标准,3 个县达到病区控制标准;全省 12 个饮水型地方性氟中毒病区县中,11 个县达到病区控制标准,1 个县防治措施达到控制标准,全省燃煤型氟中毒病区改良炉灶率达 95%以上,饮水型地方性氟(砷)中毒病区/水源性高砷区全面完成降氟降砷改水,改水工程运转良好,饮用水氟砷含量符合国家卫生标准;全省 9 个饮水型地方性砷中毒病区/水源性高砷区全部达到病区消除标准;全省 42 个克山病病区县全部达到病区消除标准;全省 18 个血吸虫病流行县全部达到传播阻断标准,其中 11 个县达到消除标准。

四、健康促进行动的经验与启示

(一) 以"两全推进"路径和"三项策略"建设健康环境

健康扶贫实施以来,云南省聚焦贫困地区卫生设施建设的短板,并且将健康问题积极融入人居卫生环境改善的行动中,深入践行两山理论,加快建设了能够切实提升贫困地区农村生活质量,有助于生态环境保护,实现健康与社会经济和环境同步发展的重点项目。在落实国家有关生态和环境扶贫政策同时,采取了"两全推进"的路径,一是从空气质量、饮水安全、厕所革命、居住条件等全方位推进;二是公共空间和私人空间全域推进。由此一改贫困地区长期落后的面貌和集体福利大规模缺失的状态,以强有力的建设覆盖面和速度,迅速缩小了区域和城乡在居住环境和卫生设施方面的差距。

健康公平性是实现全民健康覆盖的前置条件,也应是每个社会发展的终极目标之一。云南省的实践经验表明,人居环境的改善是促进健康公平的重要环节,需要积极关注健康的社会决定因素,采取有效策略:第一,创建共识。以消除贫困为共同目标,破除部门合作的壁垒,将人居环境改善与健康促进联合同行,制定和发布了一系列具有针对性的政策,形成跨部门协调治理。第二,分类施策。根据不同贫困程度,将地区进行划分,重新配置人财物资源,优先扶持深度贫困地区和少数民族聚居区。同时,以不同地区的难点问题为导向,因地制宜,采取不同改水、改厕方式。第三,激发内生动力。激发贫困群众的内生动力是中国脱贫攻坚的战略选择。唯有贫困群众拥有了脱贫的积极性和主动性,才能实现真正意义上的摆脱贫困。在卫生设施建设中,云南省也践行了这一重要理念。例如,在卫生户厕改造中,每户补助金就是以小额补助的方式激励贫困家庭自我改造的意愿,并鼓励其投资投料或投工投劳,参与改造和建设,提升贫困家庭的拥有感和自主发展的能力。

卫生设施和人居环境改善之后,就需要抢抓机遇,提升当地治理和有效利用环境的能力。云南省创新提出的爱国卫生"7个专项行动"不仅从洗手设施和清洁用品的配置等方面健全了人居卫生环境建设中的缺口,更是通过不同层级的"能力建设",让小缺口的填补,发挥大作用,增大环境改善的利用价值和综合效益:一是强化政府的执行力,通过建立工作机制和小目标分解的达标要求,确保各级政府职能部门对卫生环境建设的重视程度,监管力度和优化城乡卫生状况的持续推进力度;二是强化社区和行业参与的行动力,通过清垃圾、扫厕所、净餐馆、常消毒、管集市等具体措施,促进多部门、多行业切实参与到人居卫生环境的改善中;三是强化个体健康维护的自主力,通过倡导"众参与",促进人人养成"社交距离、勤于洗手、分餐公筷、革除陋习、科学健身、控烟限酒"六条健康文明生活新风尚,在个体采纳健康文明生活方式的同时,提升村落、社区卫生环境的建设品质和人文涵养。

(二)打造"内外联动"的健康教育工作机制

在贫困治理时,需要同步解决外部客观性困境和内部主观性局限,需要化解内与外的对立,找到"内外联动"的途径。人们的健康信念和行为与经济发展水平密切相关,囿于贫困的人群往往缺乏必要的内生健康认知力或行动力,主要有几个层次的表现:一是缺知识,缺乏基本的、科学的健康知识,尚未形成健康意识;二是缺技能,有一定的健康知识,但不知道该如何转化为行动;三是缺动力,有健康知识且知道该如何行动,但这些新的观念和信息可能与习以为常的生活方式相悖,缺乏改变的勇气和信念；四是缺可及，有健康知识且知道该如何行动，但由于环境、服务或资源的不可及而无法践行。

开展健康教育，从知识输入着手就是打通贫困地区健康建设中"内外联动"的基础性和必要性措施。有效的健康教育不仅能激发贫困人口成为维护自身健康的第一责任人，更是相对落后地区建设内生长效健康治理模式，扭转人群健康脆弱性本质，构筑抵御疾病风险第一道防线的关键。因此，健康教育是健康扶贫的重要举措，也是未来必将长期坚持的低成本健康干预措施。

在健康扶贫中，云南省并未将健康教育单独剥离，而是与外部环境建设、疾病防治等举措有力结合起来，探索"内外联动"可持续发展的道路。一是与危害人群健康的重点疾病相结合，着力打造健康相关知识—意识—行为改变的连续体；二是与多方面的保障措施相结合，从人才队伍建设、传播平台和技术、知识发布等多渠道确保健康教育工作的实施；三是与社会网络布局相结合，多场所、多人群、多途径协同推进，积极开展健康促进的社区行动，构建健康知识宣传的良好社区氛围；四是与民族和区域性差异相结合，因地制宜，开发多类具有民族特色，且与民族语言和传统医疗相适宜的宣传材料。

（三）建设"三层防控"的疾病预防管理模式

"疾病"的存在并非生命历程中的"非常态"，也不是贫困地区的独有现象，更不会因为脱贫的胜利而彻底消失。虽然疾病是致贫的主要原因，贫困地区和贫困人口的健康脆弱性也是不争的事实，但医疗问题也不是简单的生物学问题，医疗服务不是商品，也不能完全由医者来主宰。在健康扶贫中，为了促进以人为本和公平有效医疗服务模式的构建，云南省依据国家有关政策，积极调整了卫生服务方向，聚焦贫困地区的重点疾病，将防治关口前置，通过统一标准和长期推行的基本公共卫生服务，倡导疾病的规范化管理和贫困患者的有效救治，为3个层次的疾病防控提供了可供借鉴的经验。

第一个层次，针对社会普遍存在的慢病。云南省贫困地区的慢病防控主要遵循普适化和同质化的原则，与全省各地同步推进慢病患者的规范管理和慢病危险因素的消除，着力缩小贫困地区和非贫困地区基层医疗卫生服务水平的差距，减少贫困地区患病率和疾病负担。

第二个层次，针对贫困地区的重大传染性疾病。云南省贫困地区的传染性疾病防控聚焦重点疾病，主要遵循"四早"防疫工作原则，早发现、早报告、早隔离（预防）和早治疗，同时着力提升检测和治疗的覆盖面，尽可能地发现病患，尽可能地把现有病患应收应治应管，尽可能地使治疗有效，阻断疾病的传播，提高病患生存质量。

第三个层次，针对特殊地区的地方病或虫媒病。云南省贫困地区的地方病防治是以"消除"为核心目标，在大力保障现症病人救治的基础上，10个政府部门联合攻坚，通过膳食营养结构调适、生态环境治理和生活设施改造等多措并举彻底扭转贫困地区居民易受疾病侵害的脆弱局面。

（四）拓展健康"能力建设"的层次与发展

中国贫困治理的方略本身采取的就是"多维贫困"视角，融合了经济、教育、健康等多个维度，在反贫困的举措中，既关注物质脱贫，也关注"能力脱贫"。基于阿玛蒂亚·森对贫困的解读，经济上的贫穷仅是外在表象，而真正致贫的根源是"能力缺乏"，即缺乏逃脱贫困陷阱，能够促进自我发展的内在的必要知识、技能和资源。贫困地区因病致贫、返贫的情况突出实际上也是健康能力缺乏的集中表现。从上述云南省贫困地区健康促进的行动中不难发现，健康促进并非仅是防病治病，而是基于更综合全面的视角，努力提升贫困地区 3 个层次的整体能力，即贫困地区/社区的健康治理能力、基层医务工作者的健康服务能力和人群的自我健康管理能力。能力提升的过程实质也是赋权赋能的过程。外源性帮扶是解决一时之需、燃眉之急，在发展基础薄弱的前提下，先依靠外部资源奠定基础。基础打牢了，更深远长久的发展决策就取决于当地民众的选择，自我发展需求与可行能力之间的平衡才是可持续发展的原生动力。因此，贫困地区的健康促进更应侧重于"能力建设"，而非单纯的经济、物质或"硬件"援助。

五、健康促进行动的挑战与展望

贫困地区，尤其是深度贫困地区，人们长期养成的某些不良生活习惯的转变都有赖于持续干预，其效果也非一日之功，需长期监测、反馈和调适。健康促进是健康扶贫的重要策略之一，但由于许多健康促进的措施难以即刻显效，其健康改善效果和对疾病负担的影响也很难用单一确切的量化指标进行评价，因此易被忽视。当前，在取得脱贫攻坚伟大胜利的同时，脱贫地区的健康促进行动也面临着一系列挑战。

（一）健康环境建设的挑战与展望

2015～2020 年，云南省的农村卫生条件已获得了突破性进展，农村人群的生活品质发生了翻天巨变，但要彻底改变农村人居环境的脆弱局面还需接续努力。首先在数量上，某些设施的建设力度和技术改造还需持续推进，如农村无害化卫生户厕的普及率仍需提高。其次，在技术层面，针对诸如干旱、缺水或高寒特殊地区的节水型或非水冲卫生设施、粪便污水治理的适宜技术和产品还有待研发和推广。许多偏远和居住分散地区的改厕、改水行动尚未产生连片效应，农村人居环境改善促成的远期红利，包括健康、生态和社会的多重效益，需要进一步强化建设根基，持续监测和改进人居环境品质，筑牢农村生态环境的基础性工程。最后，在健康行为养成方面，健康环境建设与行为之间的良性互动格局仍未有效形成，大健康、大卫生的观念尚未植入人心。文明风尚和行为养成是一个长期建设的过程，人居环境改善和卫生设施的普及仅是行为发生的前提条件，但不同人群健康行为的养成和坚持还需要进一步强化激励手段的引导和广泛的动员宣传。此外，不同地区文化中对"污秽"和"洁净"的因循观念难免会与当前倡导的文明习惯产生文化抵触，亟待探寻有效沟通和调适的路径，以推动健康生活方式的变革[26]。健康环境的建设既包括社会支持性环境，也包括生活卫生环境，环境对健康行为的塑造既有强化作用，也有淡化作用，如何利用不同环境和情景强化健康行为，淡化有害健康的行为也值得进一步探索和关注。

2021年2月，党中央、国务院发布2021年1号文件《关于全面推进乡村振兴加快农业农村现代化的意见》。提出未来5年，我国将继续实施农村人居环境整治提升五年行动，分类有序推进农村厕所革命，加强排污治理，深入推进村庄清洁和绿化行动，2025年全国农村自来水普及率将达到88%，为推动全球实现人人享有安全饮水、卫生厕所和个人卫生的建设目标接续努力。

（二）健康教育工作和居民健康素养提升的挑战与展望

当前，健康教育工作已在全国各地推进，但西部农村，尤其是脱贫摘帽地区居民健康素养的提升仍具相当大的难度，主要原因包括：城乡和区域发展不均，脱贫摘帽地区居民健康素养水平提升速度缓慢，且与发达地区的水平差距逐年递增；相关部门和有关人员对健康促进的认识还较为片面，常常把健康促进等同于健康教育，重视程度和落实力度仍不及其他医疗保障措施；省级健康教育专项资金投入偏低，许多欠发达地区缺乏健康教育专业机构和人才队伍的有力支撑。

当前的健康教育多以知识传播为主导，未能较好引导自主健康行为的产生；脱贫地区人群长期受经济水平、生活条件、公共服务发展滞后的影响，其疾病防治意识还比较淡薄，某些健康危害行为长期养成，健康发展的内生动力不足，"少生病"的协同促进作用显效不充分。

随着脱贫后人们社会生活方式的转变，以及人口老龄化快速增长等的叠加影响，全民健康素养提升仍将是未来脱贫摘帽地区防止因病致贫的预防性长效策略。新冠肺炎疫情的突发蔓延受到了全社会的广泛关注，化解重大疾病风险的端口必须前移，既要防止新风险的形成，又要防止旧风险的累积叠加。因此，切实加强健康促进与教育，广泛传播健康知识的同时，宜采取更为有效的激励方式，倡导健康生活新风尚，这是减少疾病发生与扩散，缓解资源匮乏地区医疗服务压力的低投入高收益途径。

第一，打造团队，强化"健康促进"行动力。一是整合当前多个健康促进社区行动的组织架构与资源，提高省级健康教育资金投入，成立县级"健康行动"推进委员会，强化党委和政府健康促进的主体责任，建立卫生+多部门联合行动机制，贯彻落实"把以治病为中心转变为以人民健康为中心"的新主旨。二是借势借力打造以县为单位的健康教育专业机构和工作队伍。全面完善县级健康教育专业机构的建设布局，依托省内医学高等院校和省级健康教育所，采取对口帮扶和长期帮扶策略，为各县培养一支留得住、用得上、专业化的健康教育工作队伍，并为其深入开展针对重点人群、重点疾病、主要健康问题和健康危险因素的健康教育活动提供持续支持。

第二，三层突破，扩大"健康促进"影响力。一是从教育内容突破，分梯次开展宣传，逐步缩小健康素养水平差距。二是从宣传对象突破，以三类人群为核心，发挥信息传播的社会网络效应。借鉴社会网络研究中的"阈值模型",优先以在校中小学生、年轻女性、非建档立卡贫困人口三类"心理阈值"较低的人群,即容易接受新事物且具有一定社会"传染"力的人群为突破口开展健康教育。三是从教育理念突破,在普及健康知识的同时,为不同人群营造可以做出行为选择的工具性路径和环境,激发不同人群做出自主健康行为选择的内在动机[39]。

第三,汇聚力量,提升"健康促进"协同力。一是促进传统宣传方式与新媒体的有机结合。既要充分利用黑板报、大喇叭、墙画等传统宣传手段,又要加强与互联网、新媒体的衔接融合,同步共享数据和信息,形成多渠道联动,多平台发声之势,大力发展基层宣传的融媒体。二是发挥政府部门与社会组织的优势互补。通过"政府购买"或"项目合作",引导社会组织、慈善组织优先在偏远欠发达地区开展环境卫生改善试点或示范项目,发挥其技术改造、公共服务和多样化教育手段的优势。

(三)重点疾病预防管理的挑战与展望

基于近年来慢性病危险因素的监测结果,健康危险因素仍有待于进一步控制,加之脱贫后,以往欠发达地区的生活水平、饮食结构、生活生产方式和人口流动也会随之发生改变,健康教育及相关干预措施不仅仍需长期坚持,还需要根据新的变化情况采取因时因地的动态调整。此外,深度贫困地区的主要疾病有别于其他地区,多以"贫困病"为主(如肺结核),因贫致病的现象较为明显[40]。因此,持续加大原深度贫困地区重点疾病的防控力度,提升当地居民防病意识和个人技能,提高治疗效果和当地救治能力仍是当务之急和未来之需。

2020年突发的新冠肺炎疫情也暴露出了云南省在公共卫生方面的短板和弱项。尤其是在贫困地区,本就面临医疗资源匮乏的局面,当重大突发的公共卫生事件发生时,其应对能力则更显薄弱。为了巩固脱贫成果,完善防止因病返贫机制,未来的疾病防控宜采取两重保障:其一,对已有的慢性传染性疾病采取常态化管理方式,祛"特殊化",降低社会歧视,逐步转变为慢病患者健康管理的普适化和常态化模式。其二,加强脱贫地区突发公共卫生事件的救治和防控能力,以此应对新发传染病"灰犀牛"事件的风险冲击。

当前,云南省主要的地方病已基本达到"消除"的标准,但地方病现症患者的治疗管理工作还有待加强,部分地区治疗管理项目推进迟缓。此外,血吸虫病防治成果巩固存在困难,受自然环境因素影响,病区血吸虫病传播媒介钉螺多呈散在分布,孳生环境复杂,很难彻底清除,防控工作一旦有所松懈,疫情必将反弹,亟待探索和完善疫情防控的长效机制。

(四)乡村振兴时代背景下脱贫地区健康促进持续发展的展望

2020年中国实现了现行标准下农村贫困人口全部脱贫的宏伟目标,云南省作为贫困县最多的省份之一,2020年11月14日也宣布了最后9个县退出贫困县序列,至此云南88个贫困县全部脱贫,贫困群众历史性地告别了绝对贫困。然而,疾病风险并不会因脱贫而消失,疾病仍是生命历程和生活生产中的常态,构筑因病致贫风险防范屏障仍需持续。《中华人民共和国国民经济和社会发展第十四个五年规划和 2035 年远景目标纲要》中明确提出,要"实现巩固拓展脱贫攻坚成果同乡村振兴有效衔接"。深刻把握这一新要求的内涵,具体到健康领域,就是要持续巩固健康扶贫各项措施在防范疾病风险,阻断贫病因果循环链条中的重要作用,需要建立合理的返贫监测和长效帮扶机制,切实做好脱贫后各地区、各人群健康促进的可持续发展。

一是巩固现有成效。继续推进广大农村地区、偏远山区人居环境的改造和改善。坚定信心,持续开展健康教育。分层次对患病人群进行有针对性的健康管理,例如,对具有健康风险因素的人群,加大健康教育和引导行为改变的力度,对已患病人群,加大规范化健康管理力度,对患有重大疾病的人群,加大救治和家庭发展保障力度。注重各类人群医疗保障的合并统一,逐步取消针对贫困人口的特殊保障措施,形成"缓坡效应"。推进现有脱贫成效的可持续性,包括当前措施的可持续性和贫困地区人群健康水平提升的可持续性。

二是拓展现有成效。贫困治理重点从绝对贫困转向相对贫困,医疗服务从全力保障转向造血循环,加快缩小城乡、地区和人群间健康水平差距。脱贫地区健康促进工作的重点逐步从补短板强弱项过渡到防风险提质量。转变思路,帮扶手段从单纯的补供方转变为适度补需方,例如,可借鉴有条件现金转移支付(conditional cash transfer,CCT)的策略,引导目标群体的行为改变。针对云南省区位特点,探索和建立针对跨境婚姻家庭健康风险的动态监测机制和困难家庭的必要帮扶制度。

三是衔接乡村振兴。乡村振兴战略包括产业兴旺、生态宜居、乡风文明、治理有效、生活富裕 5 个方面。从全面脱贫到乡村振兴需要造血循环和内生长效的能力建设。以缩小差距为先行目标,协同巩固健康扶贫成效,逐步将健康促进纳入常规乡村治理体系,扎实推进农村人居环境整治行动,培育文明乡风和健康新风,与乡村振兴中的文化振兴、生态振兴有效衔接。

(邓　睿　陈莹　焦锋　孟琼)

本章参考文献

[1]　岛内宪夫,张麓曾.世界卫生组织关于"健康促进"的渥太华宪章[J].中国健康教育,
　　　　1990(5):35-37.

[2]　WHO. Health Promotion [EB/OL]. https://www.who.int/health-topics/health-promotion#
　　　　tab=tab_3 [2021-08-19].

[3]　胡新光,曹春霞,李浴峰.论健康促进在"健康中国"战略中的应用[J].医学与社会,
　　　　2017,30(4):64-67.

[4]　中华人民共和国中央人民政府.全球健康促进大会发布《上海宣言》[EB/OL]. http://

www. gov. cn/xinwen/2016-11/22/content_5135743. htm［2020－12－05］.

［5］　胡青青,陈国华,许坚,等.国内外健康教育与健康促进的发展概况与比较研究［C］//清华大学国际传播研究中心.2012年度中国健康传播大会优秀论文集,2012：5.

［6］　唐贤兴,马婷.中国健康促进中的协同治理:结构、政策与过程［J］.社会科学,2019,(8)：3－15.

［7］　WHO. Dying for change: poor people's experience of health and ill-health［R］. Switzerland: WHO, 2001：10－14.

［8］　Gijs Walraven. Health and Poverty Global Health Problems and Solutions［M］. New York: Earthscan, 2011：138－139.

［9］　Whitehead M, Bird P. Breaking the poor health-poverty link in the 21st century: do health systems help or hinder?［J］. Annals of Tropical Medicine & Parasitology, 2006, (5, 6)：389－399.

［10］　刘亚孔,石丹淅.可行能力视域下健康贫困治理的内在逻辑研究［J］.三峡大学学报(人文社会科学版),2019,41(6)：66－70.

［11］　Cho YI, Lee SYD, Arozullah AM, et al. Effects of health literacy on health status and health service utilization amongst the elderly［J］. Social Science & Medicine, 2008, 66(8)：1809－1816.

［12］　史蒂夫.卡斯纳.思维与陷阱——世界远没有我们以为的那么安全,我们该如何避开隐患［M］.祝常悦,徐天凤译.北京:中信出版集团,2019：240－251.

［13］　UNICEF, WHO. Progress on household drinking water, sanitation and hygiene 2000－2017. Special focus on inequalities［R］. New York: United Nations Children's Fund and World Health Organization, 2019：7－9.

［14］　WHO. Primary health care on the road to universal health coverage: 2019 global monitoring report［R］. Switzerland: WHO, 2019：3.

［15］　国家卫生和计划生育委员会.2015中国卫生健康统计年鉴［M］.北京:中国协和医科大学出版社,2015：278.

［16］　国家卫生健康委员会.2018中国卫生健康统计年鉴［M］.北京:中国协和医科大学出版社,2018：278.

［17］　T Wang, D Sun, Q Zhang, et al. China's drinking water sanitation from 2007 to 2018: a systematic review［J］. Science of the Total Environment, 2021, 757：143923.

［18］　WHO. Water, sanitation, hygiene and health: a primer for health professionals［R］. Switzerland: WHO, 2019：2－8.

［19］　James C. Winter GLD, Jennifer Davis. The role of piped water supplies in advancing health, economic development, and gender equality in rural communities［J］. Social Science & Medicine, 2021, 270(10)：113599.

［20］　罗斯·乔治.厕所决定健康:粪便、公共卫生与人类世界［M］.吴文忠,李丹莉译.北京:中信出版社,2009：56－58.

［21］　阿尔伯特·班杜拉.思想和行动的社会基础——社会认知论［M］.胡谊,庞维国,林颖,等译.上海:华东师范大学出版社,2018：4－5,152－193.

[22] 郑继承.中国健康扶贫的逻辑演进与新时代战略转型研究[J].云南社会科学,2020 (5)：149－156.

[23] A Prüss-Ustün, J Wolf, C Corvalán, et al. Preventing disease through healthy environments: a global assessment of the burden of disease from environmental risks[M]. Geneva: World Health Organization, 2016: 3－56.

[24] Forastiere F, Agabiti N. Assessing the link between air pollution and heart failure[J]. Lancet, 2013, 382(9897): 1008－1010.

[25] Waldman RJ, Mintz ED, Papowitz HE. The cure for cholera: improving access to safe water and sanitation[J]. New England Journal of Medicine, 2013, 368(7): 592－594.

[26] 周星.当代中国的厕所革命[M].北京：商务印书馆,2020：8－9, 132－133.

[27] Freeman, Matthew C. Assessing the impact of a school-based water treatment, hygiene and sanitation programme on pupil absence in Nyanza province, Kenya: a cluster-randomized trial [J]. Tropical Medicine and International Health, 2012, 17(3): 380－391.

[28] Monse B, Benzian H, Naliponguit E, et al. The fit for school health outcome study: a longitudinal survey to access health impacts of an integrated school health programme in the philippines[J]. BMC Public Health, 2013, 13: 1－10.

[29] Bowen A, Huilai MA, Jianming OU, et al. A cluster-randomized controlled trial evaluating the effect of a handwashing-promotion program in Chinese primary schools[J]. The American Journal of Tropical Medicine and Hygiene, 2007, 76(6): 1166－1173.

[30] WHO. WHO Drinking water, sanitation and hygiene strategy 2018－2025[M]. Geneva: World Health Organization, 2018: 1－3.

[31] Simonds, Scott K. Health education today: issues and challenges[J]. Journal of School Health, 1977, 47(10): 584－593.

[32] WHO. Health promotion glossary[M]. Geneva: World Health Organization, 1998: 10.

[33] 卫生部.卫生部关于印发《全国健康教育与健康促进工作规划纲要(2005—2010年)》的 通知(卫妇社发[2005]11号)[Z]. 2005－02－04.

[34] 韩铁光,龚言红,卢祖洵,等.健康素养评估与监测研究进展[J].中国社会医学杂志, 2012,29(3)：206－208.

[35] 李新华.《中国公民健康素养——基本知识与技能》的界定和宣传推广简介[J].中国健 康教育,2008(5)：385－388.

[36] 曾钊,刘娟.中共中央　国务院印发《"健康中国2030"规划纲要》[J].中华人民共和国 国务院公报,2016(32)：5－20.

[37] 国家卫生和计划生育委员会.2015中国卫生和计划生育统计年鉴[M].北京：中国协和 医科大学出版社,2015：262.

[38] 国家卫生健康委员会.2020中国卫生健康统计年鉴[M].北京：中国协和医科大学出版 社,2020：262.

[39] 爱德华·L.德西,理查德·弗拉斯特.内在动机：自主掌控人生的力量[M].王正林译. 北京：机械工业出版社,2020：44－45.

[40] 李静.中国健康扶贫的成效与挑战[J].求索,2019(5)：95－103.

第六章 | 云南省贫困地区特殊人群
健康扶贫与健康改善

一、概　述

　　妇女、儿童、老年人、残疾人群的健康是社会发展水平和文明进步程度的标志。"健康扶贫"战略是中国政府为打破贫困与疾病的恶性循环而实施的精准扶贫、精准脱贫、缩小地区和人群之间健康差距的重要举措[1]。2016 年 8 月,习近平总书记在全国卫生与健康大会上的讲话明确提出"要重视重点人群健康,保障妇幼健康,为老年人提供连续的健康管理服务和医疗服务,努力实现残疾人'人人享有康复服务'的目标,关注流动人口健康问题,深入实施健康扶贫工程"。健康扶贫向妇女、儿童、老年人和残疾人贫困人口聚焦,体现了习近平总书记"以人民为中心"的发展思想,体现了中国共产党向全国人民作出的"全面小康路上一个也不能少"的郑重承诺,是对中国特色社会主义制度优越性的生动诠释。

　　本章的特殊人群是指妇女、5 岁以下儿童、65 岁及以上老年人和残疾人群体,是健康扶贫的重点关注人群。2015 年云南省 88 个贫困县共有妇女 1 481.04 万人(48.36%)、5 岁以下儿童 193.62 万人(6.32%)和 65 岁及以上老年人 241.81 万人(7.90%)。同时,云南省持证残疾人 119.52 万人,占全省总人口 2.52%。针对特殊人群的健康扶贫是云南省脱贫攻坚路上必须完成而又十分艰巨的任务。

　　本章全面评估云南省特殊人群健康扶贫举措与成效,总结成功经验。数据来源为 2015~2020 年《云南省国民经济和社会发展统计公报》、《云南统计年鉴》、《云南省卫生统计年鉴》、云南省医疗保障信息平台数据、云南省妇幼健康信息系统、《云南省基本公共卫生服务慢性病管理报表》和《云南省残疾人事业发展统计公报》。部分数据来自云南省 8 个贫困县样本数据(样本抽样方法及数据来源见第四章、第五章)。相关的政策文件由原云南省扶贫办和云南省卫生健康委提供。

二、云南省妇女儿童健康扶贫

　　妇女是家庭、社会发展的中坚,儿童是国家、民族复兴的希望。妇女儿童健康是全民健康的基石,是云南省健康扶贫的重点工作,是打赢脱贫攻坚战的重要支撑。云南省委、省政府始终以提高妇女儿童健康水平为核心,通过推进贫困地区妇幼卫生服务体系建设,实施妇女儿童健康扶贫重点项目,以及提高贫困妇女儿童医疗保障制度受益水平,实现对贫困妇女儿童全方位的健康保障,不断增强贫困妇女儿童的健康获得感,为实现健康中国建设战略中"全民健康"和"覆盖全生命周期"目标作出了重要贡献。

（一）妇女儿童健康扶贫的主要做法

1. 推进贫困地区妇幼卫生服务体系建设

（1）妇女儿童健康扶贫政策规划:党中央和国务院高度重视妇女儿童健康,国家和云南省均制定了妇女儿童发展纲要和发展规划,实施了系列专项行动计划,使妇女儿童健康扶贫举措落到实处。作为中国扶贫的主战场,云南省推出了《云南省健康扶贫30条措施》,云南省委、省政府自2012年连续8年将"妇幼健康计划""关爱妇女儿童健康行动"列入省政府惠民实事的重要内容,实施了一系列主要针对孕产妇和儿童的健康服务项目(以下简称健康项目),减少了孕产妇、新生儿和5岁以下儿童死亡,避免了偏远地区的妇女和儿童发生灾难性卫生支出[2]。云南省"关爱妇女儿童健康行动"包含了农村妇女宫颈癌和乳腺癌("两癌")检查、农村孕产妇住院分娩补助、贫困地区儿童营养改善、新生儿疾病筛查与出生缺陷救助、新生儿窒息复苏等项目,并开展妇幼健康服务对口帮扶工作,包括各级危重孕产妇救治中心和危重新生儿救治中心建设、基层产科医师培训、儿科医师陪产服务和边远地区高危孕妇待产服务(见本章附),从卫生筹资、医学产品和技术、服务供给和卫生人力资源建设四个方面加强了贫困地区妇女儿童健康服务,显著改善了妇女儿童健康公平,提高了健康水平。

（2）妇女儿童健康项目的资金投入:云南省妇幼健康资金由中央财政和省级财政共同支持,按照因素分配法打包下达各州(市)、县,为云南省贫困地区妇女和儿童系列健康项目提供资金保障。2016～2019年,共划拨13.19亿元用于专项妇幼健康服务项目,其中用于妇女健康服务5.18亿元,儿童健康服务2.40亿元(表6-1)。

表6-1　云南省妇女儿童健康服务项目资金投入*　　　　　　　　　　（单位:万元）

年　份	妇女儿童健康服务项目	农村孕产妇住院分娩补助	农村妇女"两癌"筛查	贫困地区新生儿疾病筛查	贫困地区儿童营养改善
2016 年	27 500.00	18 000.00	2 007.00	2 754.00	3 004.00
2017 年	41 300.00	15 800.00	…	…	…
2018 年	24 640.00	1 800.00	4 160.40	2 820.00	2 082.22
2019 年	38 472.00	2 075.00	7 988.00	6 350.00*	7 010.00
合计	131 912.00	37 675.00	14 155.40	11 924.00	12 096.22

数据来源:2016～2019年云南省卫生健康委数据库(内部资料,未公开)。
* 贫困地区新生儿疾病筛查资金包括城市和农村。

（3）妇幼健康医疗救治网络建设：云南省各级危重孕产妇救治中心和危重新生儿救治中心是妇幼健康医疗救治网络的建设重点。从 2016 年建成的 4 个省级危重孕产妇救治中心、危重新生儿救治中心到 2020 年底，累计建成 128 个危重孕产妇救治中心和 112 个危重新生儿急诊中心，其中省级、州（市）级危重孕产妇救治中心 18 个、县（市、区）级危重孕产妇救治中心 110 个；省级、州（市）级危重新生儿救治中心 18 个、县（市、区）级危重新生儿救治中心 94 个。省、州（市）、县（市、区）三级危重孕产妇救治中心、危重新生儿救治中心建设，完善了孕产妇和新生儿转诊、救治网络，确保绿色通道畅通、救治各环节无缝衔接，保障了危急重症孕产妇和危重新生儿及时转运救治。

偏远山区高危孕产妇集中待产，打通了安全分娩的最后一公里

维西县，一个位于金沙江、澜沧江、怒江三江并流世界自然遗产腹心地的国家贫困县，是云南独有的傈僳族人群集聚地，山势险峻，沟壑纵横，交通不便，居住分散，卫生健康资源缺乏，每千人口执业（助理）医师数和每千人口注册护士数分别仅有 0.89 人和 0.73 人。2019 年，维西县因救治不及时发生 2 例产妇死亡。县妇幼保健院利用财政支持（每年 6 万元的贫困孕产妇生活救助经费），为偏远山区妇女提供"孕产妇免费待产服务"。2020 年，维西县共计收住边远山区高危待产孕妇 193 人，合计 927 天，平均待产 4.8 天/人，最长收住待产 17 天，最短收住 1 天，待产孕妇大部分属于高危孕妇和建档立卡贫困户。孕妇在县妇幼保健院待产期间免费提供产检服务，还专门设立了小厨房供待产孕妇制作膳食。待产孕妇全部顺利进入县医院分娩，2020 年全县未发生孕产妇死亡。虽然县妇幼保健院未能开展住院分娩服务，但是竭尽所能探索集中待产服务，促进住院分娩，为救治危重孕产妇赢得了时间。

秀群，40 岁，高危妊娠，由白济汛乡卫生院转诊入县妇幼保健院待产 12 天，并由妇女保健科提供待产期间的一系列产前保健服务，临产时被送往维西县人民医院，安全分娩。

阿尼，45 岁，维西县白济汛乡碧落村，有精神疾患病史和围产儿死亡经历，由白济汛乡卫生院转诊入县妇幼保健院待产，入院 2 天后，被送往维西县人民医院，顺利分娩。

时间就是生命。偏远山区高危孕产妇预产期前 10 天集中待产服务模式，有效降低了孕产妇和婴儿死亡率。偏远山区高危孕产妇集中待产服务模式已形成制度在全省推行。

——资料来源：《云南省迪庆州维西县妇幼保健院 2020 年工作报告》

（4）妇幼卫生人力资源建设：与 2017 年相比，2020 年贫困县每千人口执业（助理）医师数从 1.27 人增加到 1.94 人，每千人口注册护士数从 1.77 人增加到 2.81 人，三年增幅分别是 52.76% 和 58.76%（表 6 - 2）；每千例活产产科医师数从 8.69 人增加到 13.98 人，每千例活产助产士数从 11.80 人增加到 19.66 人，三年增幅分别是 60.87% 和 66.81%（表 6 - 3）。贫困县每千例活产妇幼专干数和每千例活产女村医数显著增加，增幅显著高于非贫困县（表 6 - 4）。2020 年贫困县具有本科及以上学历的妇幼专干比例（3.90%）和高中及以上学历的女村医比例（2.80%）均高于非贫困县（3.50% 和 1.60%）。以上显示，虽然贫困县和非贫困县的经济水平存在差距，但是贫困县的妇幼卫生人力资源改善显著优于非贫困县。

表 6 - 2 2015~2020 年云南省贫困县与非贫困县每千人口执业（助理）
医师和每千人口注册护士数   （单位：人）

年　份	每千人口执业（助理）医师数			每千人口注册护士数		
	贫困县	非贫困县	合　计	贫困县	非贫困县	合　计
2015 年	1.07	2.79	1.68	1.24	3.30	1.97
2016 年	1.15	3.01	1.80	1.40	3.78	2.23
2017 年	1.27	3.25	1.96	1.77	4.37	2.68
2018 年	1.36	3.38	2.06	1.91	4.55	2.83
2019 年	1.58	3.77	2.35	2.29	5.07	3.26
2020 年	1.94	3.58	2.60	2.81	4.95	3.67

数据来源：2015~2020 年云南省卫生健康委数据库（内部资料，未公开）。

表 6 - 3 2017~2020 年云南省贫困县与非贫困县每千例活产产科
医师和每千例活产助产士数   （单位：人）

年　份	每千例活产产科医师数			每千例活产助产士数		
	贫困县	非贫困县	合　计	贫困县	非贫困县	合　计
2017 年	8.69	13.03	10.12	11.80	17.31	13.62
2018 年	11.05	16.08	12.68	13.92	20.31	15.99
2019 年	12.68	15.80	13.72	15.59	20.43	17.21
2020 年	13.98	19.87	15.87	19.66	27.06	22.05

数据来源：2017~2020 年云南省卫生健康委数据库（内部资料，未公开）。

表 6 - 4 2015~2020 年云南省贫困与非贫困地区每千例
活产乡镇妇幼专干和女村医数   （单位：人）

年　份	每千例活产乡镇妇幼专干数			每千例活产女村医数		
	贫困县	非贫困县	合　计	贫困县	非贫困县	合　计
2015 年	4.19	5.24	4.48	34.78	41.04	36.48
2016 年	4.46	4.99	4.61	34.83	37.37	35.57
2017 年	4.49	3.75	4.24	32.24	28.79	31.10
2018 年	5.58	4.76	5.32	42.52	34.34	39.87

续　表

年　份	每千例活产乡镇妇幼专干数			每千例活产女村医数		
	贫困县	非贫困县	合　计	贫困县	非贫困县	合　计
2019 年	6.47	5.20	6.05	46.22	35.63	42.69
2020 年	7.46	5.95	6.97	50.85	41.88	47.96

数据来源：2015~2020 年云南省卫生健康委数据库（内部资料，未公开）。

（5）覆盖贫困县的妇幼保健信息化建设：全省妇女儿童健康服务管理系统信息化逐步完善。2016 年，全省完成出生医学证明管理信息系统建设，出生医学证明实现从手工签发到电子签发的跨越发展，2017 年实现与国家级平台联通，2019 年接入省政务信息平台，实现与其他部门的信息共享；孕产妇死亡和 5 岁以下儿童死亡监测覆盖全省，实现"两个死亡"个案的网络实时上报。2020 年，建成启用云南省妇幼健康信息平台并覆盖所有贫困县。同时，建立"月评估、月通报和月预警"的工作机制，极大地提高了信息上报的时效性，为及时发现问题、尽早干预提供了保障。至 2020年，全省已经初步建立出生人口数据库、孕产妇及 7 岁以下儿童健康档案、分娩产妇数据库及孕产妇和 5 岁以下儿童死亡数据库，部分地区实现区域妇幼健康信息的互通共享，各级妇幼保健机构以电子病历为核心的医院信息化建设也得到快速发展。

2. 开展贫困地区妇女儿童健康扶贫重点项目

（1）贫困地区儿童营养改善项目：贫困地区儿童营养改善项目是国家为贯彻落实《中国儿童发展纲要（2011~2020 年）》和《中国农村扶贫开发纲要（2011~2020年）》，切实解决贫困地区儿童健康存在问题，由中央财政支持，国家卫生计生委和全国妇联联合实施，通过为贫困地区 6~24 月龄婴幼儿免费提供营养包及健康教育等措施，改善贫困地区婴幼儿营养和健康状况，提高儿童家长科学喂养知识水平。云南省自 2012 年在 12 个贫困县开始实施该项目，2018 年实现 88 个县全覆盖。健康扶贫期间，适龄儿童营养包领取人数由 2017 年 10.35 万人上升到 2020 年的 39.18 万人，营养包发放率在 80% 以上，有效服用率保持在 93% 左右，累计约 92.69 万儿童受益。

（2）贫困地区新生儿疾病筛查项目：为尽早发现患有遗传代谢疾病的新生儿，及时进行治疗和干预，最大限度地减少出生缺陷对儿童健康与发展的影响，提高人口素质，云南省实施新生儿遗传代谢疾病筛查项目[苯丙酮尿症（PKU）和先天性甲状腺功能减退症（CH）]。该项目自 2014 年起实施持续为贫困县新生儿免费提供疾病筛查，筛查率从 2015 年的 85.46% 上升至 2020 年的 98.08%，增长幅度显著优于非贫困县（图 6-1）。

云南省 2016 年实施关爱妇女儿童健康行动工作方案，强调提升新生儿听力筛查率，并完善新生儿听力筛查实施方案与转诊流程，全面推动新生儿听力筛查工作。自2015 年来贫困县新生儿听力筛查率呈上升趋势，至 2020 年达到 98.19%（表 6-5），贫困县和非贫困县间筛查率基本一致。

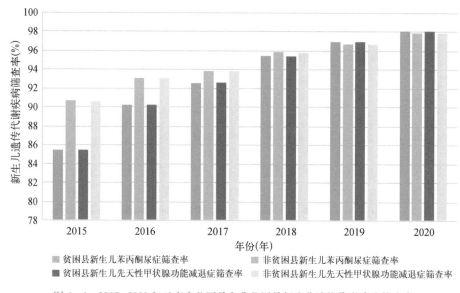

图 6-1   2015~2020 年云南省贫困县和非贫困县新生儿遗传代谢疾病筛查率

数据来源：2015~2020 年云南省卫生健康委数据库（内部资料，未公开）

表 6-5   2015~2020 年云南省贫困县和非贫困县新生儿听力筛查率   （单位：%）

年　份	贫困县	非贫困县	合　计
2015 年	84.03	87.63	85.01
2016 年	89.04	91.33	89.70
2017 年	92.29	92.63	92.40
2018 年	95.51	95.79	95.60
2019 年	97.43	97.27	97.37
2020 年	98.19	97.96	98.12
$P>|t|$	0.001	0.001	0.001

数据来源：2015~2020 年云南省卫生健康委数据库（内部资料，未公开）。

（3）农村妇女叶酸增补：2016 年，云南省再次发布《中共云南省委云南省人民政府关于实施全面两孩政策改革完善计划生育服务管理的意见》，强调目标人群增补叶酸。2017 年共为 34.99 万准备怀孕的农村妇女免费增补叶酸。2018 年，省级财政按 24 元/例标准进行配套，新增叶酸服用备孕妇女 37.10 万人，目标人群叶酸服用率达 94.48%[3]。

（4）农村妇女"两癌"筛查：中国农村妇女宫颈癌和乳腺癌（"两癌"）筛查项目始于 2009 年，云南省在部分地区试点，免费为农村 35~64 岁妇女进行"两癌"检查。

2016 年提出了"提高农村妇女宫颈癌、乳腺癌检查治疗水平,保障妇女健康"的"两癌"检查目标和"提高患者治疗补助水平,参合农村妇女宫颈癌、乳腺癌患者在定点医疗机构实施手术治疗发生的费用,纳入新农合重大疾病按病种付费范围"。截至 2019 年底,农村妇女"两癌"筛查项目已覆盖全省 129 个县(市、区)。

(5) 消除艾滋病、梅毒、乙肝母婴传播:云南省自 2003 年开始,在卫生部-联合国儿童基金会支持下,在临沧市临翔区和红河州开远市率先开展预防艾滋病母婴传播试点工作,2005 年扩展至全省 52 个重点县区,2006 年覆盖全省 129 个县(市、区)区,2011 年起整合开展预防艾滋病、梅毒和乙肝(三病)母婴传播工作,2017 年 9 月临沧市临翔区和德宏州芒市被国家卫生计生委-联合国儿童基金会列为消除"三病"母婴传播工作试点项目地区,同年,省卫生健康委在全省启动消除"三病"母婴传播工作。截至 2020 年底,云南省艾滋病母婴传播率降至 1.36%,先天梅毒报告发病率 1.48/10 万,乙肝表面抗原阳性孕产妇所生儿童表面抗原阳性检出率 0.65%,艾滋病、梅毒达到了消除母婴传播 WHO 标准。

3. 医疗卫生机构对口帮扶

(1) 省、州(市)级医疗卫生机构对口扶贫:云南省针对贫困县,开展省、州(市)级医疗卫生机构对口帮扶县级医疗机构的"关爱妇女儿童健康行动"。自 2016 年起,云南省 5 家三级医院每年各派 5 名医生帮扶贫困县或乡镇,在被帮扶机构工作半年,为基层产科、儿科医生和其他医务人员提供能力建设系列培训。至 2020 年底,9 个省、州(市)级医疗卫生机构共派出 38 批次医生帮扶 12 个县(表 6-6)。

表 6-6　2020 年云南省省、州(市)级医疗卫生机构对口扶贫县级医疗卫生机构情况

	帮 扶 机 构	被帮扶县机构
1	云南省第一人民医院	普洱市镇沅县产科和儿科
2	云南省第二人民医院	昭通市巧家县产科 普洱市澜沧县产科
3	昆明医科大学第一附属医院	迪庆州维西县产科和儿科
4	昆明医科大学第二附属医院	怒江州贡山县产科和儿科
5	大理大学第一附属医院	大理州洱源县产科
6	云南省妇幼保健院	丽江市宁蒗县产科和儿科
7	昆明市儿童医院	昭通市威信县儿科 迪庆州德钦县儿科
8	曲靖市妇幼保健院	昭通市彝良县产科 怒江州泸水市儿科
9	昆明市延安医院	怒江州福贡县产科和儿科

数据来源:2016~2020 年发布的与"关爱妇女儿童健康行动对口帮扶工作"相关的文件(见本章附)。

（2）东西部医疗机构对口帮扶：云南省卫生健康委对接上海市、广东省、福建省等省（直辖市）卫生健康委，积极争取扶贫协作项目和资金，发挥东部发达地区的医疗资源优势，开展了东西部扶贫协作服务，帮助当地卫生人员、健康管理人员提升能力，基层医务人员的临床诊疗服务能力得到快速提高。例如，福建对口帮扶福贡、德钦两县妇幼保健院。福建省妇幼保健院派出 4 名专家在福贡县妇幼保健院开展儿童保健、妇科疾病义诊和实地指导工作，福建省泉州市妇幼保健院与德钦县妇幼保健院建立了对口支援关系，派驻 6 名专家开展义诊和实地指导。福贡县和德钦县妇幼保健院分批派出 20 名专业技术人员到福建省妇幼保健院和泉州妇幼保健院进修，有力地促进了当地医务人员业务水平的提高。

4. 医疗保险关注贫困地区妇女儿童特殊需要　云南省针对建档立卡贫困人口逐步推进三重医疗保障，通过基本医保、大病保险和医疗救助，确保妇女儿童重大疾病治疗的可负担性。实施健康扶贫后，建档立卡贫困户中宫颈癌和乳腺癌患者住院治疗的自付比例降至 10.0%，建档立卡贫困户中 5 岁以下儿童先天性心脏病和肺炎患者住院治疗的自付比例也降至 10%（表 6-7）。此外，云南省妇女联合会设立救助基金，为每位患宫颈癌的贫困妇女提供 1 万元救助金，缓解了贫困家庭的经济压力。

表 6-7　云南省健康扶贫实施前后妇女儿童重大疾病患者住院治疗的自付比例（单位：%）

重　大　疾　病	住院治疗的自付比例		
	健康扶贫实施前的所有人群（2015～2017 年）	健康扶贫实施后的建档立卡贫困户（2018～2020 年）	健康扶贫实施后的非建档立卡贫困户（2018～2020 年）
宫颈癌	35.0	10.0	30.0
乳腺癌	30.0	10.0	27.2
先天性心脏病（5 岁以下儿童）	47.1	10.0	43.1
肺炎（5 岁以下儿童）	48.0	10.0	46.0

数据来源：2015～2020 年云南省医疗保障局数据库（内部资料，未公开）。

昆明市儿童医院创新医疗帮扶模式，创建迪庆州第一个儿科

在新一轮的脱贫攻坚战实施之前，迪庆藏族自治州缺乏儿科医护人员，很多儿科常见病、多发病、急难重症不得不转诊至大理等地治疗。受限于转诊路途远、时间长、费用高等因素，迪庆州婴幼儿死亡率居高不下。2015 年迪庆州新生儿患者虽然外转率达 58%，但其婴儿死亡率仍保持 17.98‰，是云南全省平均婴儿死亡率（8.70‰）的 2.07 倍，显示出迪庆州儿科疾病诊治能力的薄弱。

2015 年昆明市儿童医院按照昆明市卫生计生委统一安排，帮助迪庆州人民医院筹建儿科。首先，昆明市儿童医院创新帮扶模式，与迪庆州人民医院共建昆迪医联体平台，不仅免费为州医院长期培训了 4 名医生和 7 名护理人员，还轮换专家驻点帮扶，现场培训和指导，对危重症病例抢救实行远程指导帮扶，切实带出一支新生儿疾病诊治技术团队。

2017年6月迪庆州人民医院在昆明市儿童医院精准医疗扶贫的帮助下,迪庆州终于结束了建州60年来没有专业儿科的历史,开设了单独的儿科门诊。儿科从"零"起步,发展到了独立科室、病区、新生儿重症监护室;从面对新生儿疾病的束手无策,发展到对危重新生儿的有效救治,不仅大幅降低了迪庆州新生儿疾病的转诊率、死亡率,还能将服务辐射到比邻的四川和西藏藏区,为拥有70余万人口的地区提供安全有保障的专业儿童医疗服务。截至2018年底,迪庆州医院儿科门诊量达23 269人次,出院1 559人次,年度平均病床使用率达82.36%,并成功救治新生儿397例,全州的新生儿死亡率降至13.46‰。

患儿小卓玛(化名)的妈妈是高龄产妇,剖腹产生下了小卓玛。出生10分钟后小卓玛出现脸色青紫、呼吸加快和困难的情况。迪庆州人民医院儿科的医护人员立即把小卓玛抱进新生儿重症监护室保暖、吸氧,进行心电监护,并给孩子注射了肺表面活性物质。虽经2个小时抢救,小卓玛依然呼吸困难。随后,在昆明市儿童医院医生远程指导下,给孩子上了有创呼吸机。第二天,昆明市儿童医院又派出儿科主任等专家,带着心脏彩超等仪器,赶赴迪庆州人民医院,最终合力把孩子抢救回来。现在的小卓玛1岁了,身体健康,聪明活泼。小卓玛的家人认为小卓玛能幸运地活下来,健康成长,是得益于州人民医院建成了儿科科室,拥有好的设备和好的专家。

通过对一个又一个"小卓玛"的救治,迪庆州儿科医疗团队逐渐成熟。昆明市儿童医院院长张铁松认为昆迪帮扶模式成功之处就在于通过切实的优质医疗资源的下沉,带出了一支新生儿技术团队,增加了科室服务项目。这种帮扶共建模式是可以复制的。目前,迪庆州人民医院新生儿科建成了东部藏区危重新生儿救治中心。

——资料来源:2020年云南省卫生健康委(内部资料)

(二)妇女儿童健康扶贫的主要成效

1. 贫困地区妇幼卫生服务利用水平显著提高

(1) 贫困县孕产妇、儿童保健服务利用与非贫困县差距缩小:云南省贫困县孕产妇住院分娩全覆盖。2015年全省孕产妇住院分娩率已达99.28%(贫困县99.07%,非贫困县99.84%),并呈持续上升趋势。2020年该指标贫困县上升到99.82%,非贫困县上升到99.97%,表明妇幼健康项目啃下了贫困地区"提高孕产妇住院分娩率"最难啃的硬骨头,地区差异基本消除(表6-8)。孕产妇产前检查率、产后访视率、新生儿访视率一直保持较高水平,值得一提的是,由于从2018年起服务质量标准提高,调整统计口径,2018年的5次及以上产前检查率和孕早期产前检查率略低于往年,但是随着工作的加强,截至2020年,该两项指标都明显上升,并且贫困县与非贫困县的差距显著缩小(表6-9、表6-10)。

(2) 新生儿疾病早期筛查治疗成效显著:2015~2020年,云南省新生儿先天性甲状腺功能减退症发病率由2015年的2.48/万升至3.11/万,发病率呈上升趋势,分析其原因主要与随着工作开展质量不断提升,可疑阳性召回确认率增加有关。为落实患儿补助措施,将苯丙酮症发病和先天性甲状腺功能减退症患儿检测和治疗费用

表 6-8 2015~2020 年云南省贫困县与非贫困县孕产妇住院分娩率 （单位：%）

年 份	贫困县	非贫困县	合 计
2015 年	99.07	99.84	99.28
2016 年	99.41	99.88	99.55
2017 年	99.62	99.95	99.73
2018 年	99.74	99.95	99.81
2019 年	99.78	99.96	99.84
2020 年	99.82	99.97	99.87

数据来源：2015~2020 年云南省卫生健康委数据库（内部资料，未公开）。

表 6-9 2015~2020 年云南省贫困县与非贫困县孕产妇 5 次及以上产前
检查率和孕早期产前检查率 （单位：%）

年 份	5 次及以上产前检查率			孕早期产前检查率		
	贫困县	非贫困县	合 计	贫困县	非贫困县	合 计
2015 年	95.45	96.50	95.74	92.99	94.61	93.43
2016 年	94.41	96.45	95.00	91.42	91.92	91.56
2017 年	92.92	96.28	94.03	88.12	89.14	88.45
2018 年	83.90	82.30	83.38	82.14	83.47	82.58
2019 年	78.46	77.35	78.09	81.64	83.23	82.17
2020 年	93.36	94.83	93.84	93.57	95.18	94.09

数据来源：2015~2020 年云南省卫生健康委数据库（内部资料，未公开）。

表 6-10 2015~2020 年云南省贫困县与非贫困县产妇产
后访视率和新生儿访视率 （单位：%）

年 份	产妇产后访视率			新生儿访视率		
	贫困县	非贫困县	合 计	贫困县	非贫困县	合 计
2015 年	97.61	97.80	97.66	97.31	98.36	97.60
2016 年	97.60	98.16	97.76	97.67	98.56	97.93
2017 年	96.98	97.79	97.24	96.94	97.50	97.12
2018 年	94.93	95.61	95.15	94.95	96.75	95.53

续　表

年　份	产妇产后访视率			新生儿访视率		
	贫困县	非贫困县	合　计	贫困县	非贫困县	合　计
2019 年	93.71	95.67	94.37	94.72	96.41	95.29
2020 年	96.61	98.21	97.12	96.57	98.90	97.32

数据来源：2015~2020 年云南省卫生健康委数据库（内部资料，未公开）。

纳入医保报销范围,截至 2020 年底,苯丙酮症治疗率达 90.35%,先天性甲状腺功能减退症保持在 93.55% 以上。2015~2020 年,全省共筛查出听力障碍患儿 3 396 名,其中,1 022 名儿童得到人工耳蜗、助听器等相关康复治疗及训练。

（3）农村妇女宫颈癌癌前病变检出率明显上升：2011~2020 年,全省完成贫困县农村妇女宫颈癌检查 71.31 万人,乳腺癌检查 72.03 万人[4],宫颈癌癌前病变检出率都呈现上升的趋势（表 6-11）,此外,通过云南省妇幼保健院搭建的农村妇女"两癌"转诊平台,使患者被快速转诊到云南省肿瘤医院等省级医疗机构接受治疗,使宫颈癌及癌前病变治疗率持续保持高水平。

表 6-11　2015~2020 年云南省贫困县与非贫困县宫颈癌癌前病变检出率和乳腺癌早诊率

年　份	宫颈癌癌前病变检出率（1/10 万）			乳腺癌早诊率（%）		
	贫困县	非贫困县	合　计	贫困县	非贫困县	合　计
2015 年	155.10	126.32	145.12	82.60	87.26	83.99
2016 年	153.52	177.97	161.71	55.56	60.00	57.45
2017 年	185.68	194.75	188.82	61.76	51.61	56.76
2018 年	197.44	—	197.44	56.92	—	56.92
2019 年	206.47	205.47	206.24	67.17	71.19	68.17
2020 年	199.54	228.66	202.89	50.51	51.52	50.65

数据来源：2015~2020 年云南省卫生健康委数据库（内部资料，未公开）。

2. 云南省贫困地区妇女儿童健康水平提高

（1）孕产妇死亡率持续下降：贫困县和非贫困县孕产妇死亡数自 2017 年以后逐年下降。贫困县和非贫困县孕产妇死亡率由 2015 年的 24.41/10 万和 21.71/10 万分别降至 2020 年的 13.74/10 万和 9.63/10 万（表 6-12）。

云南省孕产妇死亡的主要原因是产科出血、内科合并症、羊水栓塞和妊娠期高血压,这四大原因导致的孕产妇死亡数占全省孕产妇死亡总数的四分之三。贫困县与非贫困县产科出血所致孕产妇死亡占比由 2015 年的 43.33% 和 26.57% 分别下降至 2020 年的 28.89% 和 20.00%（表 6-13）。

表 6－12　2015~2020 年云南省贫困县与非贫困县孕产妇死亡数和死亡率

| 年 份 | 贫困县 | | 非贫困县 | | 合 计 | |
	孕产妇死亡数（人）	孕产妇死亡率（人/10 万）	孕产妇死亡数（人）	孕产妇死亡率（人/10 万）	孕产妇死亡数（人）	孕产妇死亡率（人/10 万）
2015 年	90	24.41	30	21.71	120	23.63
2016 年	99	25.90	26	16.75	125	23.26
2017 年	93	21.46	34	15.97	127	19.65
2018 年	78	20.45	22	12.02	100	17.72
2019 年	58	16.16	20	11.11	78	14.47
2020 年	45	13.74	15	9.63	60	12.42

数据来源：2015~2020 年云南省卫生健康委数据库（内部资料，未公开）。

表 6－13　2015~2020 年云南省贫困县与非贫困县孕产妇主要死因死亡数　　（单位：人）

| 年份 | 产科出血 | | | 内科合并症 | | | 羊水栓塞 | | | 妊娠期高血压 | | | 其 他 | | |
	贫困县	非贫困县	合计	贫困县	非贫困县	合计	贫困县	非贫困县	合计	贫困县	非贫困县	合计	贫困县	非贫困县	合计
2015 年	39	8	47	13	6	19	15	5	20	3	3	6	20	8	28
2016 年	30	10	40	28	3	31	16	2	18	7	1	8	18	10	28
2017 年	35	10	45	17	7	24	14	7	21	7	0	7	21	10	31
2018 年	19	8	27	21	6	27	19	1	20	7	0	7	12	6	18
2019 年	16	3	19	15	5	20	12	3	15	9	1	10	19	9	28
2020 年	13	3	16	11	3	14	6	1	7	4	0	4	11	8	19

数据来源：2015~2020 年云南省卫生健康委数据库（内部资料，未公开）。

（2）贫困县儿童死亡率与非贫困县差距显著缩小：贫困县和非贫困县新生儿、婴儿和 5 岁以下儿童死亡率自 2017 年以后逐年下降（表 6－14~表 6－16）下降速度高于 2015~2017 年的速度。2015 年贫困县新生儿死亡率、婴儿死亡率和 5 岁以下儿童死亡率较非贫困县分别高约 2、4、5 千分点，但于 2020 年只高约 1、2、3 个千分点，提示贫困县新生儿死亡率、婴儿死亡率和 5 岁以下儿童死亡率下降幅度大于非贫困县（表 6－14~表 6－16）。

2015~2020 年，云南省新生儿、婴儿和 5 岁以下儿童的主要死亡原因均是早产和低出生体重、出生窒息、肺炎、先天出生缺陷和意外伤害。通过健康扶贫的系列举措，贫困县因肺炎所致新生儿死亡构成从 15.89% 降至 10.19%（表 6－17），新生儿神经管畸形和死亡专率自 2015 年来呈现显著下降趋势（表 6－18）。

表 6 - 14　2015~2020 年云南省贫困县与非贫困县新生儿死亡数和死亡率

年　份	贫困县		非贫困县		合　计	
	死亡数（人）	死亡率（‰）	死亡数（人）	死亡率（‰）	死亡数（人）	死亡率（‰）
2015 年	2 237	6.06	535	3.87	2 772	5.46
2016 年	2 330	6.10	576	3.71	2 906	5.41
2017 年	2 207	5.09	612	2.87	2 819	4.36
2018 年	1 506	3.95	426	2.33	1 932	3.42
2019 年	1 239	3.45	368	2.04	1 607	2.98
2020 年	1 009	3.08	316	2.03	1 325	2.74

数据来源：2015~2020 年云南省卫生健康委数据库（内部资料，未公开）。

表 6 - 15　2015~2020 年云南省贫困县与非贫困县婴儿死亡数和死亡率

年　份	贫困县		非贫困县		合　计	
	死亡数（人）	死亡率（‰）	死亡数（人）	死亡率（‰）	死亡数（人）	死亡率（‰）
2015 年	3 605	9.75	814	5.89	4 419	8.70
2016 年	3 590	9.39	832	5.36	4 422	8.23
2017 年	3 430	7.92	897	4.21	4 327	6.70
2018 年	2 623	6.88	678	3.70	3 301	5.85
2019 年	2 140	5.96	592	3.29	2 732	5.07
2020 年	1 776	5.42	509	3.27	2 285	4.73

数据来源：2015~2020 年云南省卫生健康委数据库（内部资料，未公开）。

表 6 - 16　2015~2020 年云南省贫困县与非贫困县 5 岁以下儿童死亡数和死亡率

年　份	贫困县		非贫困县		合　计	
	死亡数（人）	死亡率（‰）	死亡数（人）	死亡率（‰）	死亡数（人）	死亡率（‰）
2015 年	4 675	12.64	1 083	7.84	5 758	11.34
2016 年	4 700	12.30	1 139	7.34	5 839	10.87
2017 年	4 887	11.28	1 194	5.61	6 081	9.41
2018 年	3 650	9.57	946	5.17	4 596	8.14

续　表

年　份	贫困县		非贫困县		合　计	
	死亡数（人）	死亡率（‰）	死亡数（人）	死亡率（‰）	死亡数（人）	死亡率（‰）
2019 年	3 114	8.67	855	4.75	3 969	7.36
2020 年	2 564	7.83	766	4.92	3 330	6.89

数据来源：2015~2020 年云南省卫生健康委数据库(内部资料,未公开)。

表 6-17　2015~2020 年云南省贫困县与非贫困县新生儿主要死亡原因构成比　（单位：%）

年份	早产和低出生体重			出 生 窒 息			肺　炎			先天出生缺陷			意 外 伤 害		
	贫困县	非贫困县	合计	贫困县	非贫困县	合计	贫困县	非贫困县	合计	贫困县	非贫困县	合计	贫困县	非贫困县	合计
2015 年	36.31	35.31	36.13	27.05	24.88	26.65	15.89	13.74	15.50	11.64	20.38	13.26	9.11	5.69	8.47
2016 年	39.59	39.27	39.52	23.86	27.68	24.62	15.14	13.09	14.74	11.53	16.52	12.52	9.88	3.43	8.60
2017 年	37.49	34.30	36.80	25.99	34.30	27.77	16.12	10.04	14.88	12.40	16.36	13.24	8.00	4.75	7.31
2018 年	37.49	42.86	38.67	28.18	24.84	27.45	13.17	10.25	12.53	11.85	17.39	13.07	9.31	4.66	8.28
2019 年	37.19	41.45	38.17	31.84	30.18	31.46	10.14	6.55	9.31	13.41	17.09	14.26	7.42	4.73	6.80
2020 年	37.88	41.60	38.82	27.12	22.69	25.99	10.19	10.92	10.37	16.50	19.33	17.22	8.32	5.46	7.59

数据来源：2015~2020 年云南省卫生健康委数据库(内部资料,未公开)。

表 6-18　2015~2020 年云南省贫困县与非贫困县新生儿
神经管畸形死亡专率　　　　　（单位：1/10 万活产数）

年　份	新生儿神经管畸形死亡专率		
	贫困县	非贫困县	合　计
2015 年	1.89	2.17	1.97
2016 年	2.09	0.64	1.67
2017 年	0.69	<0.01	0.46
2018 年	1.31	0.55	1.06
2019 年	0.84	<0.01	0.56
2020 年	0.61	<0.01	0.41

数据来源：2015~2020 年云南省卫生健康委数据库(内部资料,未公开)。

贫困县婴儿、5 岁以下儿童因出生窒息、肺炎所致死亡构成呈下降趋势（表 6-19、表 6-20）。2015 年意外死亡已成为 5 岁以下儿童死亡的第一位原因，贫困县从 2015 年的 26.79% 上升至 2020 年的 37.39%，非贫困县从 28.66% 上升至 37.00%。意外死亡突出表现为意外窒息、意外溺水、交通事故。

表 6-19　2015～2020 年云南省贫困县与非贫困县婴儿主要死亡原因构成比　　（单位：%）

年份	早产和低出生体重			出生窒息			肺炎			先天出生缺陷			意外伤害		
	贫困县	非贫困县	合计	贫困县	非贫困县	合计	贫困县	非贫困县	合计	贫困县	非贫困县	合计	贫困县	非贫困县	合计
2015 年	26.10	25.33	25.96	18.41	17.43	18.24	25.63	17.43	24.15	14.39	26.15	16.51	15.48	13.65	15.15
2016 年	29.13	29.95	29.29	16.42	20.12	17.13	25.39	16.74	23.74	13.80	22.58	15.48	15.26	10.60	14.37
2017 年	26.91	25.71	26.67	17.70	24.96	19.19	23.92	13.67	21.84	16.38	24.37	18.00	15.09	11.29	14.32
2018 年	25.64	31.15	26.78	17.38	16.60	17.22	23.99	13.93	21.91	15.88	23.16	17.39	17.11	15.16	16.71
2019 年	24.40	32.03	26.08	19.88	20.05	19.92	21.65	13.19	19.82	17.33	22.58	18.49	16.74	11.98	15.69
2020 年	26.08	30.08	27.01	16.62	15.60	16.39	19.16	14.76	18.13	18.06	24.23	19.49	20.08	15.32	18.98

数据来源：2015～2020 年云南省卫生健康委数据库（内部资料，未公开）。

表 6-20　2015～2020 年云南省贫困县与非贫困县 5 岁以下儿童主要死因构成比（单位：%）

年份	早产和低出生体重			出生窒息			肺炎			先天出生缺陷			意外伤害		
	贫困县	非贫困县	合计	贫困县	非贫困县	合计	贫困县	非贫困县	合计	贫困县	非贫困县	合计	贫困县	非贫困县	合计
2015 年	20.70	19.27	20.43	14.59	13.39	14.36	24.23	15.52	22.61	13.70	23.15	15.46	26.79	28.66	27.14
2016 年	23.01	22.67	22.94	12.95	15.23	13.40	24.96	15.23	23.03	13.04	19.88	14.39	26.05	26.98	26.23
2017 年	21.17	19.86	20.90	13.91	19.24	15.02	22.75	12.00	20.55	15.37	22.62	16.88	26.80	26.18	26.67
2018 年	18.89	23.08	19.65	12.83	12.22	12.70	22.37	12.37	20.31	14.86	20.97	16.12	31.05	31.37	31.12
2019 年	17.36	23.21	18.63	14.11	14.52	14.20	20.29	12.85	18.67	15.69	19.87	16.60	32.54	29.55	31.89
2020 年	18.34	20.49	18.85	11.69	10.63	11.44	16.32	11.95	15.28	16.26	19.92	17.13	37.39	37.00	37.30

数据来源：2015～2020 年云南省卫生健康委数据库（内部资料，未公开）。

（3）妇女儿童重点健康问题得到有效解决：2015～2020 年，云南省孕产妇艾滋病、梅毒和乙肝的检测率稳定在 98% 以上。2020 年，艾滋病母婴传播率降至历史新低，控制在 1.36%，达到 WHO 认可的母婴阻断水平（传播率<2%），继续保持全国最高水平。乙肝感染孕产妇所生儿童的乙肝免疫球蛋白注射率达到 99.84%，有效避免和减少了儿童新发感染[5]。患有癌症的妇女或心脏病患儿自付住院费用

减少到医疗费用总额的 10%,对他们获得高质量治疗极有裨益,避免了灾难性卫生支出[6]。

(4)儿童营养改善成效显著:自贫困地区儿童营养改善项目实施以来,随着项目覆盖面不断扩大,受益儿童不断增加,有效改善了贫困地区 6~24 月龄儿童的营养状况,2015~2020 年,贫血患病率由 25.34%降至 18.00%,生长迟缓率由 7.57%降至4.90%(表 6 - 21)。

表 6 - 21　2015~2020 年 6~24 月龄儿童贫血患病率和生长迟缓率变化　　　(单位: %)

年　份	贫血患病率	生长迟缓率
2015 年	25.34	7.57
2016 年	22.83	7.43
2017 年	20.97	7.37
2018 年	24.50	7.40
2019 年	20.10	6.70
2020 年	18.00	4.90

数据来源:2015~2020 年云南省卫生健康委数据库(内部资料,未公开)。

云南省健康扶贫相关的妇幼保健项目主要集中在筹资、基础设施建设、服务供给和卫生人力资源建设方面,虽然有些项目在健康扶贫前就开展,但在 2015 年至 2020年间不断加强和推进,如农村妇女的"两癌"筛查项目,消除艾滋病、梅毒、乙肝母婴传播项目和贫困地区儿童营养改善项目。以上举措筑牢了贫困县妇幼健康医疗救治网络,促进了贫困县妇幼保健服务人力资源和信息系统建设,解决了贫困地区重点健康问题,缩小了贫困县与非贫困县妇幼保健常规服务水平的差距,提高了贫困地区妇幼健康水平,2020 年,孕产妇死亡率、婴儿死亡率和 5 岁以下儿童死亡率达到预期目标,婴儿死亡率(3.08‰)下降尤显突出[7]。

(肖　霞　黄　源　李　燕　郭光萍　万　英　郑佳瑞)

三、云南省老年人群健康扶贫

农村老年人面临健康、经济、社会等多重脆弱性,如果身体功能障碍、认知障碍等健康问题得不到有效解决,健康贫困更加容易产生[8]老年人健康扶贫问题,不仅是一个重要的健康问题,而且是一个重大的社会问题,其妥善解决不但有利于减轻子女赡养压力和社会负担,而且有利于增加老年人的行动能力和自主能力,缓解老年人的相对剥夺感和被社会排斥感^[6]，促进老年人社会融入。

2020年第七次全国人口普查结果显示，全国65岁及以上老年人口19 064万，占总人口的13.50%，与2015年相比，上升3个百分点；云南省65岁及以上老年人口占总人口比例为9.17%，比2015年上升0.2个百分点；本部分内容中的8个抽样县65岁及以上老年人口占总人口比例为8.84%，较2015年上升1.28个百分点，增幅高于全省平均水平，提示贫困县老龄化速度更快。在贫困和老龄化双重问题十分严峻的形势下，云南省委、省政府结合云南实际，汇聚多方力量，制定一系列农村贫困老年人群的健康扶贫政策，积极推进健康老龄化。

（一）老年人群健康扶贫的主要做法

1. 做实"养老保险"和"医疗保险"，提升贫困老年人群医疗费用的可负担性　2017年，国家人社部出台《关于切实做好社会保险扶贫工作的意见》，强调要提高贫困人口的医疗保险保障水平，云南及时响应，云南省人力资源和社会保障厅、云南省财政厅及云南省扶贫办于2017年12月联合颁布《关于切实做好社会保险扶贫工作的实施意见》，明确社会保险扶贫的目标任务，制定了养老保险、医疗保险、失业保险、工商保险和生育保险在脱贫攻坚中的具体措施，进一步织密社会保障"安全网"，深入推进社会保险脱贫攻坚工程。该《实施意见》针对贫困老年人群，一方面聚焦养老保险，规定由地方人民政府代缴部分或全部最低标准养老保险费，确保100%建档立卡贫困老年人口参加城乡居民基本养老保险；另一方面强化医疗保障，首先从"入口"上减轻参保缴费负担，建档立卡贫困老年人口参加基本医保个人缴费部分由财政全额补贴，确保建档立卡贫困人口100%参加城乡居民基本医保和大病保险。其次落实医疗保险倾斜政策，从"出口"上完善待遇调整机制，提高保障标准。最后实行定点医疗机构"一站式"即时结算，从"手续"上简化程序。

云南省统计数据显示，2015年到2020年，全省参加城乡基本养老保险人数与参加城镇职工基本养老保险人数呈逐年增加的态势，截至2020年末，云南省参加城乡基本养老保险人数为2 450.18万人，比2015年的2 253.3万人增长了8.7%（图6-2）。

2. 探索"医、养、护、康"健康扶贫新模式，全面推动健康老龄化　针对老年人养老问题和健康问题，2017年云南省委、省政府发布《"健康云南2030"规划纲要》，构建医养结合大格局，对统筹布局医疗卫生与养老资源、建立医疗卫生机构与养老机构合作机制、探索医养结合模式、构建长期护理保障制度做出系列制度安排。2019年国家卫生健康委联合老龄办等12部门联合印发《关于深入推进医养结合发展的若干意见》《医养结合机构服务指南（试行）》《医养结合机构管理指南（试行）》，对医养结合机构设置、养老服务、医药服务、医养衔接、运营及安全管理提出明确要求。云南省深入贯彻国家医养结合政策，及时出台《关于推进医疗卫生与养老服务相结合实施意见》，对云南省医养结合服务体系进行顶层设计，从资源配置、主要任务、责任部门和人才培养等多维度展开。在系列政策

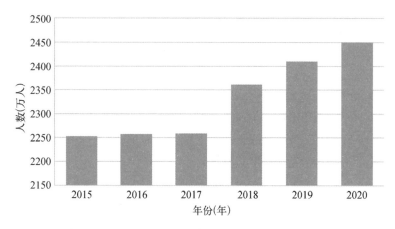

图 6-2　2015～2020 年云南省参加城乡基本养老保险人数

数据来源：云南省统计局,国家统计局云南调查总队.云南省国民经济和社会发展统计公报 (2015～2020)［EB/OL］. http://stats. yn. gov. cn/tjsj/tjgb/［2021－03－25］.

的推动下,云南医养结合机构建设、老龄健康医养结合远程协同服务试点等多项工作逐步推进,全省养老服务机构从 2015 年的 399 个增加到 2020 年的 789 个,增幅高达 97.74%,年均增速高达 19.55%[9]。截至 2020 年,具备卫生机构资质和养老资质的医养结合机构 122 家,医养结合床位 3.5 万张,服务老年人 18.7 万人次[10]。

　　3. 关口前移,全面加强贫困地区老年人群健康管理服务　针对贫困地区老年人健康管理问题,云南省坚持"关口前移、重心下移、预防为主"的理念,聚焦重点、多措并举,分类突破。首先,不折不扣落实建档立卡老年人口的免费体检工作,每年为贫困老年人开展 1 次免费健康体检。其次,抓实农村贫困老年人口的健康档案管理工作。8 个抽样县调查发现:2017～2020 年,抽样县和云南全省老年人建立健康档案比例、健康管理覆盖率以及健康体检率均呈上升趋势。抽样贫困县增幅大于全省增幅。从 2018 年开始,抽样县 65 岁及以上老年人健康档案建档率达到全省平均水平(表 6-22)。第三,推进家庭医生签约服务,实现老年慢病患者健康管理全覆盖。2016 年云南省卫生计生委印发《关于推进家庭医生签约服务实施方案》,明确规定老年人、慢病患者是家庭医生签约的重点人群和重点疾病。从 2017 年起,建档立卡老年人家庭医生签约个人缴费部分由财政全额补贴;家庭医生团队为患高血压、糖尿病等长期慢性病贫困老年人提供基本医疗、基本公共卫生、健康管理、健康咨询和中医干预等综合服务,并印发《关于做好贫困人口慢病家庭医生签约服务工作的通知》,进一步强调高血压、糖尿病等疾病的规范管理。与此同时,医保部门提高高血压、糖尿病慢病门诊政策范围内医疗费用报销比例到 80%,省卫生计生委通过县级备案放宽常见慢病药品在基层的非基本药物配置,通过优化政策支持环境,加强临床医师、公卫医师和乡村医生的"三师联动",强化服药督导和随访干预,不断提高老年慢病患者规范管理率。此外,开展针对重点疾病的专项行动,如"光明扶贫工程",免费救治符合手术条件的建档立卡贫困老年白内障患者。截至 2019 年底,"光明扶贫工程"累计为建档立卡白内障患者实施复明手术 24 110 人次,极大地提高了老年人的行动能力和自主能力,改善了老年人生活质量。

表 6-22　2017~2020 年云南省和 8 个抽样县 65 岁及以上老年人健康档案建档率

年　份	抽　样　县			云　南　省		
	建立健康档案老年人数(万人)	辖区内老年人总数(万人)	老年人健康档案建档率(%)	建立健康档案老年人数(万人)	辖区内老年人总数(万人)	老年人健康档案建档率(%)
2017 年	25.17	29.21	86.18	372.90	412.80	90.34
2018 年	26.38	28.90	91.28	391.89	430.63	91.00
2019 年	27.07	29.56	91.58	407.20	441.39	92.26
2020 年	27.96	29.68	94.21	417.08	442.76	94.20

数据来源:2017~2020 年云南省卫生健康委基本公共卫生服务项目年度报表(内部资料,未公开)。

4. 发挥中医及民族医药资源优势,促进其与老年健康管理深度融合　中医药健康养老服务,在减少老年人群疾病负担、有效控制疾病、提高生存质量等方面具有不可替代的优势[11]。云南是全国最重要的中医药和民族医药资源基地,中医药及民族医药对云南人民的健康做出重大贡献,尤其是在老年人健康管理、治未病及康复服务方面显示出其独特的优势。早在 2013 年,国家基本公共卫生服务内容就提出增加中医药项目,每年为 65 岁及以上老年人群提供 1 次中医药健康服务。从 2016 年健康扶贫工程启动伊始,《云南省健康扶贫行动计划(2016—2020)》明确提出:"2020 年实现中医药服务乡镇、社区全覆盖"的目标,并相继采取系列行之有效的做法和措施,不断加强省、州市、县、乡、村五级中医药服务体系建设,着力推进基层中医药服务能力"提质增效"工程。加大投入力度,支持乡镇卫生院和社区卫生服务中心建设中医科及中药房,提高基层医疗卫生机构中医优势病种诊治和综合服务能力;大力推广中医非药物疗法,充分发挥其在常见病、多发病和慢性病防治中的独特作用。到 2020 年,云南省基层中医药服务水平和覆盖面大幅提升[12]。

(二) 老年人群健康扶贫的主要成效

1. 贫困县老年人群重点慢病管理水平提升

(1)高血压与糖尿病患者规范管理率和控制率持续增长,贫困县与非贫困县差距明显缩小:2018~2020 年,贫困县和非贫困县高血压患者规范管理率和控制率逐年提高(表 6-23),虽然贫困县两项指标都低于非贫困县,但是差距逐年缩小。高血压患者规范管理率的差距由 2018 年的 2.74 个百分点降至 2020 年的

0.12 个百分点；血压控制率的差距由 2018 年的 7.33 个百分点降至 2020 年的 2.22 个百分点。贫困县和非贫困县糖尿病患者规范管理率和血糖控制率也逐年提高(表 6-23)，至 2020 年贫困县糖尿病患者规范管理率已高于非贫困县；尽管贫困县血糖控制率仍低于非贫困县，但两者差距由 2018 年的 4.46 个百分点降至 2020 年的 0.75 个百分点。

表 6-23 2018~2020 年云南省贫困县与非贫困县老年人群高血压与
糖尿病患者健康管理情况[*]

(单位：%)

| 年份 | 高血压 | | | | | | 糖尿病 | | | | | |
| | 患者规范管理率 | | | 管理人群血压控制率 | | | 患者规范管理率 | | | 管理人群血糖控制率 | | |
	贫困县	非贫困县	合计	贫困县	非贫困县	合计	贫困县	非贫困县	合计	贫困县	非贫困县	合计
2018 年	80.58	83.32	81.63	52.10	59.43	54.86	79.16	79.73	79.37	48.09	52.55	49.99
2019 年	82.00	83.71	82.54	55.34	59.98	57.10	80.18	80.92	80.31	50.24	52.98	51.31
2020 年	85.23	85.35	85.27	60.23	62.45	64.38	84.85	82.34	83.79	54.71	55.46	55.60

[*] 2015~2017 年的患者数有很大变化，故未纳入统计。
数据来源：2018~2020 年云南省卫生健康委基本公共卫生服务项目年度报表(内部资料，未公开)。

(2) 健康管理率呈上升趋势，贫困县上升幅度高于全省：8 个抽样县和全省数据显示，2017~2020 年，抽样县和全省老年人群健康管理率及健康体检率均呈上升趋势，且抽样县增幅大于全省平均增幅(表 6-24、表 6-25)，自 2018 年起，抽样县老年人健康体检率高于全省平均水平，2019 年起达到国家基本公共卫生服务要求(67%)，表明云南省针对贫困老年人群的健康扶贫举措成效明显。

表 6-24 2017~2020 年云南省和 8 个抽样县 65 岁及以上老年人健康管理率

| 年 份 | 抽 样 县 | | | 云 南 省 | | |
	健康管理老年人数(万人)	辖区内老年人总数(万人)	老年人健康管理率(%)	健康管理老年人数(万人)	辖区内老年人总数(万人)	老年人健康管理率(%)
2017 年	17.35	29.21	59.41	249.16	412.80	60.36
2018 年	18.85	28.90	65.22	261.19	430.63	60.65
2019 年	19.91	29.56	67.37	279.54	441.39	63.33
2020 年	21.70	29.68	73.13	301.19	442.76	68.03

数据来源：2017~2020 年云南省卫生健康委基本公共卫生服务项目年度报表(内部资料，未公开)。

表6-25　2017~2020年云南省和8个抽样县65岁及以上老年人健康体检率

年　份	抽　样　县			云　南　省		
	老年人健康体检人数（万人）	辖区内老年人总数（万人）	老年人健康体检率（%）	老年人健康体检人数（万人）	辖区内老年人总数（万人）	老年人健康体检率（%）
2017 年	17.56	29.21	60.14	251.66	412.80	60.96
2018 年	19.29	28.90	66.77	266.31	430.63	61.84
2019 年	20.00	29.56	67.67	283.48	441.39	64.22
2020 年	21.87	29.68	73.69	306.08	442.76	69.13

数据来源：2017~2020年云南省卫生健康委基本公共卫生服务项目年度报表(内部资料,未公开)。

（3）家庭医生签约服务成效显著：2017 年,云南省贫困人口高血压和糖尿病患者规范管理率均已达到国家要求的 60% 以上,2019~2020 年签约贫困人口家庭医生高血压和糖尿病的履约服务比例均已超过了 99.0%[13]。就抽样县情况看,截至 2020 年,65 岁及以上老年人家庭签约率均达 81.26%,高于全省平均水平（75.62%）（图6-3）。

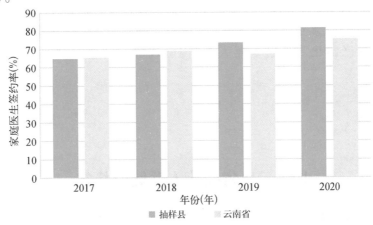

图6-3　2017~2020年云南省和8个抽样县65岁及以上老年人家庭医生签约率

数据来源：2017~2020年云南省卫生健康委基本公共卫生服务项目年度报表(内部资料,未公开)

2. 老年人群健康状况得到改善　2015 ~ 2020 年,全省人群高血压控制率由 46.62% 增加到 60.11%,糖尿病控制率由 41.8% 增加到 52.37%。全省脑血管疾病死亡率由 144.31/10 万下降到 138.62/10 万,全省人均期望寿命由 72.76 岁延长至 75.1 岁。

3. 中医药特色服务被贫困老年人群广泛接受　云南省是植物王国,具有中医药优势。2017~2020 年,抽样县 65 岁及以上老年人群中医药健康管理覆盖率呈上升趋势,一直保持在全省平均水平(图6-4)。中医药健康管理发挥了中医治"未病"、养生保健的特色功效。

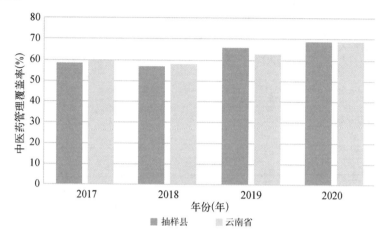

图6-4 2017~2020年云南省和8个抽样县65岁及以上老年人群中医药管理覆盖率

数据来源：2017~2020年云南省卫生健康委基本公共卫生服务项目年度报表(内部资料,未公开)

通过云南省辖区内针对65岁及以上贫困老年人群的一系列健康扶贫项目实施,慢病患者规范管理率持续增长,老年人群健康状况明显改善。因此,加大对贫困老年人群的扶持力度和社会保障程度,实施医疗保险筹资和补偿制度对老年人群的倾斜,全方位、多渠道促进贫困老年人群合理利用卫生服务,改善其健康,对于实现"健康老龄化",缓解老年人群"因病致贫",防止"因病返贫"具有重要意义。

(刘　垚　敖丽娟　李　燕)

四、云南省残疾人群健康扶贫

贫困是制约广大残疾人如期实现全面小康的最大障碍,贫困残疾人精准扶贫精准脱贫是打赢脱贫攻坚战的重要内容。云南省委、省政府全面贯彻落实党中央、国务院关于脱贫攻坚的决策部署,聚焦贫困残疾人脱贫"两不愁、三保障、两扩面"目标,将残疾人脱贫攻坚纳入全省脱贫攻坚大局,统一谋划、统一部署、同步推进,确保贫困残疾人在脱贫攻坚进程中不掉队、得实惠、见实效。

(一)残疾人群健康扶贫的主要做法

1. 完善残疾人保障体系,维护残疾人健康权益

(1)出台相关政策,助力残疾人脱贫攻坚。云南省委、省政府为推进残疾人脱贫

攻坚先后出台了《云南省农村残疾人扶贫开发规划（2011~2020年）》《云南省人民政府关于加快推进残疾人小康进程的实施意见》《云南省"十三五"加快残疾人小康进程规划纲要》《云南省人民政府关于印发云南省困难残疾人生活补贴和重度残疾人护理补贴制度实施办法的通知》《关于加强全省脱贫攻坚4类重点对象农村危房改造工作的意见》《云南省人民政府关于建立残疾儿童康复救助制度的实施意见》《云南省贫困残疾人脱贫攻坚行动计划（2016—2020年）》和《着力解决因残致贫家庭突出困难实施方案》等政策措施，专项部署残疾人脱贫攻坚。在残疾人赋能、精准康复服务、无障碍改造、保障和扶智扶志上下功夫，协调推进"普惠"政策与"惠残""特惠"政策同部署、同落实。截至2020年12月31日，全省纳入建档立卡贫困人口的41万贫困残疾人实现全面脱贫。

（2）着力打基础、建制度，把残疾人康复工作纳入法制化、规范化轨道。一是落实《国家残疾预防行动计划（2016~2020年）》，充分结合云南省实际和相关部门的工作职责及工作规划，进一步明确细化了工作内容和措施，及时制定出台了《云南省残疾预防行动计划（2016~2020年）》。二是全面贯彻落实《国务院关于建立残疾儿童康复救助制度的意见》，积极作为，强有力推动云南省残疾儿童康复救助制度的出台和全面实施。三是切实推进贯彻落实《残疾预防和残疾人康复条例》（以下简称《条例》）的省级立法工作。四是全面部署"十三五"残疾人康复工作。认真贯彻落实《加快残疾人小康进程规划纲要（2016—2020年）》，结合云南省实际，制定出台了《云南省残疾人康复服务"十三五"实施方案》《云南省辅助器具推广和服务"十三五"实施方案》《云南省残疾人精准康复服务行动实施方案》《云南省残疾预防综合试验区创建试点工作实施方案》《云南省残联系统康复人才实名制培训实施方案》等，明确了"十三五"期间全省残疾人康复工作的主要目标、任务、措施。

（3）强化部门协作，着力将残疾人康复工作纳入全省基本公共服务大局。在省政府的统一领导下，各职能部门各司其职、密切协作，制定了《云南省精神卫生工作规划（2015~2020年）》《关于实施以奖代补政策落实严重精神障碍患者监护人责任的实施意见》《关于促进康复事业发展的实施意见》《关于加快发展康复辅助器具产业的若干意见》《关于做好残疾人家庭医生签约服务工作的通知》《关于转发新增部分医疗康复项目纳入基本医疗保障支付范围的通知》等9项政策，将残疾人康复工作纳入健康云南建设大局，把残疾人作为重点人群纳入健康云南工作的各项政策顶层设计和业务安排。

2. 开展残疾人专项行动，助残脱贫

（1）全面开展"助盲脱贫"工作。2016年开始，云南省残联与省扶贫办联合相关部门共同实施"政府引导、部门组织、企业运作、市场导向、就业为本"的"助盲脱贫"行动计划。根据视力残疾人的特点，以技能培训为重点，同时规范盲人按摩行业管理，通过推动盲人保健按摩机构规范化管理、扶持盲人保健按摩实训基地及示范店建设、开展盲人保健按摩职业技能创业培训、盲人医疗按摩人员职称评审和继续教育、

开展"百名优才"培养计划、举办盲人按摩技能竞赛等多种方式，积极助力全省盲人精准脱贫，取得了"培训一人、就业一人、解困一人、带动一片"的社会效果。据统计，视力残疾人通过盲人按摩初级基础培训后的就业率达到81%，盲人按摩师月平均收入达到3 500元以上。"十三五"期间，全省共组织各类盲人按摩相关培训10 159人次，建设完成规范化盲人保健按摩机构736个，扶持建设12家盲人医疗按摩诊所，其中3家成功开通了医保，开启了带领盲人脱贫奔小康新的一页。

（2）开展残疾人托养服务工作，解残疾人家庭后顾之忧。云南省残联印发了《云南省加快发展残疾人托养服务实施意见》《云南省"阳光家园计划"——智力、精神和重度肢体残疾人托养服务项目实施方案》和《云南省"十三五"残疾人托养服务计划》，持续开展残疾人托养服务工作，整合中央和省级经费1.1亿元，为8万余名符合条件的残疾人提供基本生活照料和护理、生活自理能力训练、社会适应能力辅导、职业康复和劳动技能训练、辅助性就业服务等多方面的综合服务，提高了残疾人的生活自理能力，促进其回归社会，减轻残疾人家庭的负担，做到"托养一人，幸福一家，影响一片"。

（3）开展贫困重度残疾人家庭无障碍改造，不断提高残疾人生活质量。省委、省政府高度重视贫困重度残疾人家庭无障碍改造工作，坚持把此项工作纳入脱贫攻坚、美丽乡村建设移民搬迁等民生工程大局，作为保障残疾人基本民生、实现不让贫困残疾人掉队的重要举措。"十三五"期间，通过推动落实"五个一批"的办法（即：通过纳入扶贫攻坚解决一批，纳入危房改造解决一批，纳入易地搬迁解决一批，财政补助解决一批，引导社会力量参与解决一批），创新探索实践，取得扎实成效。"十三五"期间，中央和省级投入5 759.60万元，州（市）、县级投入3 000余万元，协调东西部（滇沪、滇粤）合作资金1 000余万元，共为2万余户贫困重度残疾人家庭提供了家庭无障碍改造服务，基本实现现行标准下建档立卡重度残疾人家庭无障碍改造全覆盖。通过消除和减少建档立卡重度残疾人居家障碍，保障了基本民生，提高了生活质量，减轻了家庭照护负担，有效助力了脱贫攻坚，极大提升了他们的获得感、幸福感、安全感。

（4）积极推进东西部健康扶贫协作，助推贫困残疾人脱贫攻坚。2018年开始，广东省残联对口帮扶云南省昭通市、怒江州，采取市、县直接对接协作的模式进行帮扶。2019年开始，上海市残联对口帮扶云南省昆明市、曲靖市等13个州（市），采取省（市）级残联统筹模式进行协作。两省、市除重点扶持一批辐射带动能力强、经营管理规范、具有一定规模的残疾人扶贫示范基地、就业示范基地外，还投入资金开展易地扶贫搬迁安置小区公共设施无障碍改造和贫困重度残疾人家庭无障碍改造；采用"请进来、走出去"的方式，加大残联系统干部及康复专业人才的交流培训力度；开展残疾人辅助器具配发，切实解决一批贫困残疾人对助听器、护理床、电动轮椅、轮椅、拐杖、盲杖、坐厕器等辅助器具的刚性需求；探索建立微信远程会诊平台，诊疗建档立卡贫困残疾人患者，助力残疾人康复。

（5）持续开展残疾人体育健身活动。按照《国务院关于加快推进残疾人小康进程的意见》《"十三五"加快残疾人小康进程规划纲要》和《残疾人体育工作"十三五"实施方案》有关要求,进一步完善基层残疾人体育健身服务条件,活跃社区残疾人体育健身活动开展,深化推进居家重度残疾人康复体育服务,不断满足残疾人对康复体育的基本需求,保障重度且不易出户残疾人平等享有基本公共体育服务。"十三五"期间,全省共建设残疾人体育健身示范点 159 个(其中,国家级示范点 16 个,州、市、县级示范点 143 个),培训残疾人体育健身指导员 1 835 名,为 5 132 户重度残疾人家庭提供康复体育进家庭关爱服务。

(6)积极推进全省残疾人精准康复服务行动,稳步提升残疾人基本康复服务覆盖率。"十三五"期间,云南省残疾人康复工作紧扣全面建成小康社会目标任务,坚持稳中求进的工作总基调,以"发展残疾人事业,加强残疾康复服务"为总要求,以"保基本"为重点,坚持"以残疾人为中心"的发展理念,以全面实施残疾人精准康复服务行动为抓手,以满足广大残疾人基本康复服务需求为着力点,以残疾人"人人享有康复服务"为目标,努力实现残疾人康复事业的高质量发展。通过完善残疾人康复法规政策,实施重点康复项目,残疾人康复服务状况显著改善,康复服务体系进一步完善。

云南省以残疾人的康复服务需求为出发点,抓住"对象精准、措施精准、机构精准、资金精准、信息精准"等 5 个关键环节,根据国家残疾人基本康复服务目录,以县(市、区)为单位,在政府统一领导下,残联、卫健、扶贫等相关部门协调行动,以残疾儿童、持证残疾人为重点,持续开展精准康复服务,扩大康复服务供给,为有康复服务需求的残疾人提供个性化的康复服务,推动实现残疾人"人人享有康复服务"的目标。一是贯彻落实《云南省健康扶贫 30 条措施》和《云南省残疾人精准康复服务行动实施方案》中,优先为有康复服务需求的建档立卡贫困残疾人提供基本康复服务的要求,在实施残疾人康复重点项目时,将建档立卡贫困残疾人的基本康复服务需求,作为重点保障纳入计划,优先为其提供服务。二是积极推进家庭医生签约服务,将残疾人作为重点人群纳入家庭医生签约服务,为个人承担签约服务费有困难的残疾人支付部分或全部个人承担费用,为残疾人减轻经济负担。将推进残疾人家庭医生签约服务与实施残疾人精准康复服务行动有效衔接,把残疾人基本康复服务纳入签约服务范围,为残疾人提供个性化签约服务。三是推动基本型辅具适配补贴制度的建立。以试点先行的方式,搭建辅具供应与需求之间的平台,提升辅具服务的针对性和灵活性,满足残疾人的辅具个性化需求,积极探索为残疾人提供基本型辅具适配服务的工作方法,逐步实现由统购、统配向货币补助的服务模式转变,为制定全省残疾人基本辅具适配补贴制度摸索经验。

(7)加强康复人才培养和残疾人康复机构建设,大力提升残疾人康复服务水平。康复专业人才队伍是我们为残疾人提供康复服务的骨干力量,残疾人康复服务机构是为残疾人提供康复服务的重要场所,也是提升残疾人服务水平的有效平台。二者在残疾人康复服务体系中起着重要的主导作用。云南省高度重视康复人才的培养和康复机构的建设。一是在昆明医科大学开设康复医学相关专业,建立教学基地。二是实施云南省残联系统康复专业人才实名制培训计划,健全全省康复人才培训网络和管理制度,基本形成科学、有效的康复专业人才在岗培训工作机制。三是构建以省级康复服务机构为龙头、州(市)及县(市、区)康复服务机构为骨干、社区康复服务机构为基础,社会办康复机构为补充的康复机构服务网络。四是积极推进残疾人康复服务网络建设,进一步完善全省残疾人康复服务网络,紧紧围绕中国残联提出的残疾人康复服务"以专业康复机构为骨干、社区为基础、家庭为依托"的总体要求,积极推动各地综合服务设施建设,整体提升残疾人康复服务水平。

(8)重视残疾预防工作,有效减少、控制残疾的发生、发展。一是全面贯彻落实《云南省残疾预防行动计划(2016—2020年)》,稳步推进大理州大理市、曲靖市麒麟区、德宏州芒市开展全国残疾预防综合试验区创建试点工作。推进试点地区残疾预防工作机制,建立残疾报告制度,实施残疾预防重点干预项目,做好残疾和高危孕产妇及儿童残疾的筛查、诊断和监测,为全省各地建立残疾预防长效工作机制积累经验和探索有效模式。二是组织开展好全国残疾预防日宣传教育活动。根据每次宣传日主题,充分利用广播、电视、报纸杂志等传统媒体,并发挥微博、微信等新媒体作用,通过丰富宣传产品,在云南广播电视台开办专题直播访谈节目,创编制作生动、有趣的宣传海报、折页、展板、小视频和小游戏,组织开展广场文化活动、知识竞赛、社区义诊、"线上特奥"、科普作品展播等多渠道、多形式丰富多彩的宣传教育活动,精心打造残疾预防宣传品牌,宣传普及残疾预防知识,动员全社会更加关注和支持残疾预防工作,切实提高公众残疾预防知识普及率及知晓率,全方位扩大覆盖面和影响力。

(二)残疾人群健康扶贫的主要成效

1. 残疾人服务机构数量增加   2011～2020年,残联康复服务机构数呈逐年上升

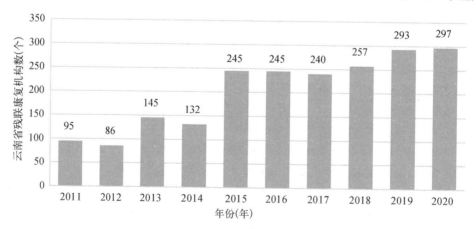

图6-5   2011～2020年云南省残联康复机构数变化情况

数据来源:2011～2020年中国残联残疾人服务平台精准康复系统(内部资料,未公开)

趋势(图 6-5)。"十三五"期间,全省 129 个县(市、区)普遍建立了残疾人辅助器具样品展示室和残疾人社区康复站,各类残联康复机构数稳步增长,各类康复机构数的变化见图 6-6。8 个抽样县调查结果显示,贫困县残联康复服务机构数也呈上升趋势(图 6-7)。

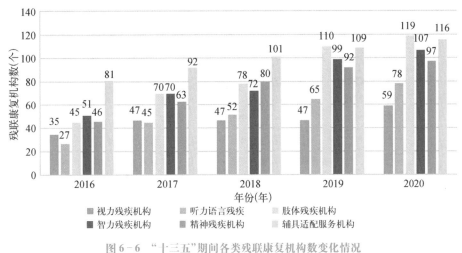

图 6-6 "十三五"期间各类残联康复机构数变化情况

数据来源:2016~2020 年中国残联残疾人服务平台精准康复系统(内部资料,未公开)

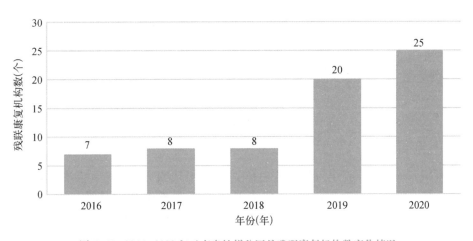

图 6-7 2016~2020 年云南省抽样贫困县残联康复机构数变化情况

数据来源:2016~2020 年云南省残联(内部资料,未公开)

2. 受益人群显著增加 "十三五"期间,共有 140.8 万人次接受基本康复服务,30.93 万人次获得辅具适配服务,较"十二五"期间分别增长了 24.70% 及 45.15%(图 6-8、图 6-9);图 6-10 显示"十三五"期间各类残疾康复服务及辅具适配服务变化情况,接受肢体残疾康复服务的人次数于 2018 年达到高峰

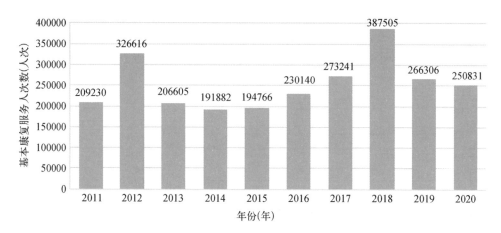

图 6-8 2011~2020 年云南省残疾人基本康复服务人次数变化情况

数据来源：中国残联残疾人服务平台精准康复系统（内部资料，未公开）

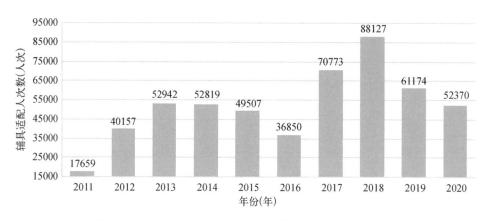

图 6-9 2011~2020 年云南省残疾人辅具适配人次数变化情况

数据来源：2011~2020 年中国残联残疾人服务平台精准康复系统（内部资料，未公开）

（图 6-10）。"十三五"期间，服务建档立卡贫困残疾人 3.66 万人次，服务因病致（返）贫残疾人 1.22 万人次，残疾人基本康复服务率和辅具适配率逐年提升（图 6-11）。残疾儿童康复救助制度体系更加健全完善，残疾儿童康复服务供给能力显著增强，服务质量和保障水平明显提高，残疾儿童普遍享有基本康复服务，健康成长、全面发展权益得到有效保障。5 年来，为残疾儿童提供康复服务 1.88 万人次。

以 2020 年为例，全国残疾人基本康复服务管理系统数据显示，全省有康复服务需求的残疾人 25.34 万人，已有 25.08 万人获得基本康复服务，基本康复服务率已达 98.97%；5.24 万人得到辅具适配服务，辅具适配服务率已达 98.87%；服务建档立卡贫困残疾人 1.13 万人，基本康复服务率为 99.60%；服务因病致（返）贫残疾人 0.34 万人，基本康复服务率为 99.08%；为 0.42 万名符合条件的残疾儿童提供了康复救助，救助率达 96.52%。

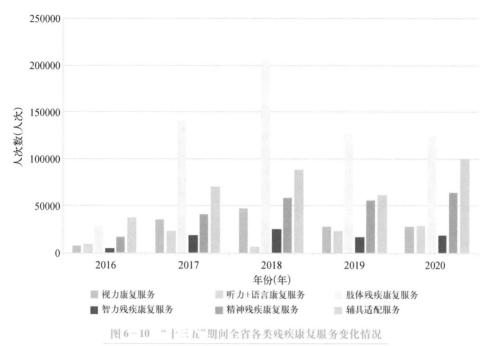

图 6 - 10　"十三五"期间全省各类残疾康复服务变化情况

数据来源：2016~2020 年中国残联残疾人服务平台精准康复系统(内部资料,未公开)

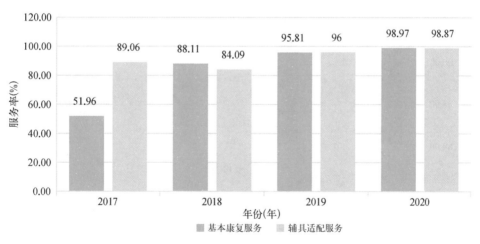

图 6 - 11　"十三五"期间残疾人基本康复服务率及辅具适配服务率变化情况

数据来源：2017~2020 年中国残联残疾人服务平台基本康复系统(内部资料,未公开)

　　3. 贫困县残疾人群健康服务利用明显改善　"十三五"期间 8 个抽样县残疾人家庭医生签约率高于常住居民家庭医生签约率(图 6 - 12)。贫困县常住居民健康档案建档率一直保持在 88% 以上,2018 年达到高峰为 95.18%(图 6 - 13)。据云南省残联报告,至 2020 年底,建档立卡贫困残疾人家庭医生签约率及健康档案建档率均已达到了 100%(图 6 - 12、图 6 - 13)。

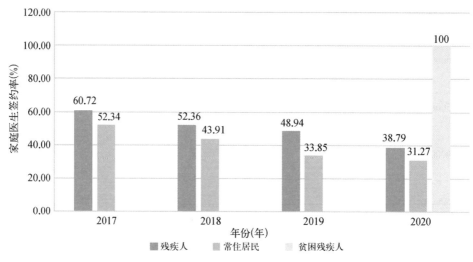

图6-12 2017~2020年云南省抽样县家庭医生签约率变化情况

2017~2019年贫困残疾人家庭医生签约率未纳入统计

数据来源：2017~2020年云南省卫生健康委及残联（内部资料，未公开）

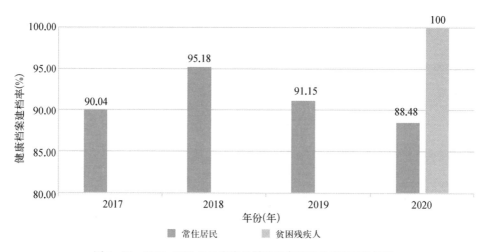

图6-13 2017~2020年云南省抽样县健康档案建档率变化情况

2017~2019年贫困残疾人健康档案建档率未纳入统计

数据来源：2017~2020年云南省卫生健康委及残联（内部资料，未公开）

  "十三五"期间，残疾人基本康复服务稳步发展、残疾儿童康复服务、辅具适配服务及医疗康复服务也呈现逐年上升趋势（图6-14~图6-17）。截至2020年，贫困县残疾人门诊自付比例为15%~40%，住院自付比例为10%~25%，而建档立卡贫困残疾人门诊自付比例仅有5%~20%，住院自付比例仅有5%~10%。总体来说，云南省贫困县残疾人健康服务利用情况在"十三五"期间有了大幅度提升。

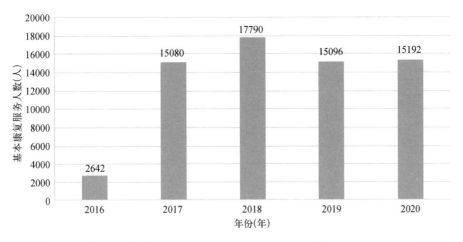

图 6－14　2016~2020 年云南省抽样贫困县残疾人基本康复服务人数变化情况

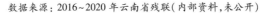

数据来源：2016~2020 年云南省残联（内部资料，未公开）

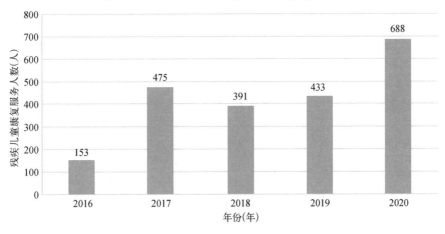

图 6－15　2016~2020 年云南省抽样贫困县残疾儿童康复服务人数变化情况

数据来源：2016~2020 年云南省残联（内部资料，未公开）

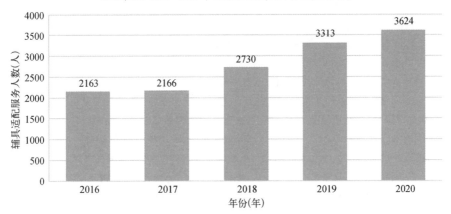

图 6－16　2016~2020 年云南省抽样贫困县残疾人辅具适配服务人数变化情况

数据来源：2016~2020 年云南省残联（内部资料，未公开）

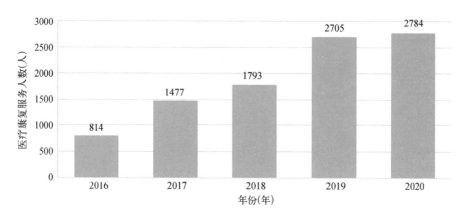

图 6-17　2016~2020 年云南省抽样贫困县残疾人医疗康复服务人数变化情况

数据来源：2016~2020 年云南省残联（内部资料，未公开）

脑瘫孩子家的脱贫故事

　　阿鹏（化名），2001 年出生于楚雄州元谋县老城乡尹地村委会马道地村一个普通家庭。2005 年因为脑瘫导致残疾，平时走路脚后跟无法落地，只能依靠两棵小木棍支撑着慢慢跳着行走，遇到爬坡上坎只能爬行，由于阿鹏是肢体二级残疾人，需要长期治疗、专人照护，导致家里劳动力缺乏，家庭十分困难，一家四口（父亲、母亲、妹妹）只能住在一间黑乎乎的土房子里，狭窄不说，光线还暗，居住环境极差。由于阿鹏身带残疾，父母为了使他能早日站起来，像其他孩子一样学习、生活，他们经常四处借钱，到处投医问药，经过几年的治疗，阿鹏不仅没有能站起来，而且家里还欠下了很多钱。

　　根据阿鹏家的实际情况，2014 年，他家被纳入建档立卡贫困户，成为典型的因残致贫家庭。为积极帮助阿鹏家早日脱贫致富，帮扶干部从以下方面进行了帮扶：一是帮助她家申请扶贫小额信贷资金 5 万元用于发展生产；二是在 2016 年帮助阿鹏申请了重度残疾人护理补贴和困难残疾人生活补贴，并将阿鹏确定为肢体矫治救助对象；三是将阿鹏家确定为重度贫困残疾人家庭无障碍改造对象；四是帮助她家申请产业扶持资金 5 000 元用于发展养殖；五是鼓励阿鹏的父亲外出务工并协助办理外出务工交通补贴等。2019 年 6 月，元谋县残联在行业扶贫中将阿鹏家确定为重度贫困残疾人家庭无障碍改造对象，为其安装了台阶、护栏、扶手等，既方便了阿鹏的生活，又提高了家庭居住环境。2020 年，元谋县残联将阿鹏确定为肢体矫治救助对象，积极协调楚雄万和医院为其进行肢体矫治手术，在矫治手术过程中，手术费用虽然花费了 20 多万元，但经过医保报销和县残联的救助以后，阿鹏的肢体矫治手术除了生活费外，几乎没有花什么钱，并且通过手术，现在阿鹏的残疾程度明显减轻，在没有父母照料的情况下，也可以自己抓着扶手上厕所，帮家里人洗衣、做饭，生存能力和生活质量明显改善。

　　如今，阿鹏的妹妹已经上小学五年级，由于不用专门照顾阿鹏，现在母亲已经外出到深圳务工，父亲就近在基地务工，家庭收入有了较大提高，人均纯收入从 2014 年的 1 856 元增加至 2020 年的 9 474 元，现已顺利脱贫。随着家庭收入的增加，阿鹏家现在建起了 120 平方米的 2 层小楼，告别了以前黑乎乎的土房，搬进了崭新明亮的砖房。阿鹏家逢人就讲：要不是国家的扶贫政策，挂包干部的帮扶，我家不会有这个好光景。

——资料来源：云南省残联（内部资料，未公开）

健康扶贫传递爱心，为残障人士带来希望之光

阿力(化名)是建档立卡贫困户。以前，一家人因为缺少劳动力、缺技术、缺资金，导致没有稳定的收入来源。近些年，在脱贫攻坚政策的帮扶下，他家摆脱了贫困。为了过上富裕的日子，他还外出打工。然而，外出打工的日子没有持续多久，他就突发脑梗住进了医院，不能说话，右边肢体瘫痪，从此生活不能自理，无法正常行走。出院后的阿力被鉴定为一级残疾。虽然在相关健康扶贫政策的帮扶下，他的医疗费用得到了部分减免，但由于他不能再外出打工，需家人到医院来照顾他，对他的家庭经济收入产生了很大的影响，成为因病返贫的贫困户。

2020年宾川县残联与县中医院合作，实施残疾人基本康复服务行动，针对肢体残障人士进行免费康复治疗。4月，阿力来到县中医院进行康复治疗。18天后他已能自己翻身坐起，在扶持下站立行走并能与家人进行简单的沟通。出院时，通过健康扶贫政策的减免，阿力自己只出了10%的医药费。现在他已能在家里自己行走，并能帮家人做一些力所能及的家务，这样家人就能放心地外出务农及打工补贴家用。

宾川县共有持证残障人士8 300人，其中肢体残障人士就有2 000多人，较其他类别的残障人士多，残疾人基本康复服务行动的开展为90名肢体残障人士进行康复治疗服务的同时也培训了县中医院的康复专业人员，提升他们的康复服务技能。这种结合卫生和残联的健康扶贫计划，有效地助力了脱贫攻坚工作。

云南省针对残疾人群出台相关政策，助力残疾人脱贫攻坚，通过开展"助盲脱贫"工作、托养服务、体育健身活动、基本康复服务、贫困重度残疾人家庭无障碍改造和康复人才培养和残疾人康复机构建设等，促进全省残疾人服务机构数量稳步增加，全省的基本康复服务率和辅具适配服务率都达到98%。进而依靠残疾人扶贫政策，建档立卡贫困残疾人家庭医生签约率及健康档案建档率，至2020年底均已达到了100%。抽样贫困县残疾人基本康复服务人数由2016年2 000多人上升至2020年的15 000余人；辅具适配服务人数由2016年的2 000人上升至2020年3 000余人；医疗康复服务人数由2016年的800余人上升至2020年的2 000余人。

——资料来源：云南省残联(内部资料，未公开)

（敖丽娟）

五、云南省特殊人群健康扶贫的经验与启示

（一）聚焦重点特殊人群，防止因病致贫返贫

保障特殊人群的健康权利，对于遏制因病致贫和因病返贫，如期打赢脱贫攻坚战至关重要。针对农村特殊贫困人口因病致贫、因病返贫问题特点，整合资源，统筹协调向深度贫困地区、老弱病残贫困人口聚焦，突出重点、强化落实，实施系列针对性措施，有效解决特殊人群健康问题，保护了劳动力，促进了生产发展。危重孕产妇、危重

儿童救治体系建设项目,显著降低孕产妇和儿童死亡率,减少了灾难性卫生支出,保护了劳动力;"光明扶贫工程"的实施,解放了劳动力;"助盲脱贫计划"着力盲人技能培训,扶持盲人按摩行业建设,规范管理,开展示范点建设等,助力盲人职业发展;残疾人托养服务,释放残疾人家庭劳动力;适龄妇女宫颈癌、乳腺癌免费检查项目在贫困地区实现了广覆盖,妇女宫颈癌早期病变早发现、早治疗,减少重症发生,降低医疗支出,对贫困患病妇女提供的救助缓解了重大疾病对家庭的冲击,最大限度抵御各类致贫因素影响,极大地促进了特殊人群实现"两不愁三保障"。

(二)聚焦重点健康问题,精准改善特殊人群健康

坚持特殊贫困人群健康服务优先,坚持问题导向原则,针对特殊人群最严重、最急迫的健康问题进行精准施策,有力改善了贫困特殊人群的健康状况,推进了健康公平。贫困地区儿童营养改善项目显著促进了儿童健康,出生缺陷干预救助项目为先天性结构畸形、部分遗传代谢性疾病和地中海贫血贫困患病儿童提供医疗费用补助,明显减少儿童出生缺陷。倾斜农村贫困老年人口医疗保障,贫困老年人基本医疗、基本公共卫生、健康管理、健康咨询和中医干预等综合服务有效改善,推动贫困老年人医疗卫生服务从救治为主向健康管理服务为主转变,贫困老年人健康状况得到改善。贫困残疾人全部纳入基本医保、大病保险并获得医疗救助;贫困重度残疾人家庭无障碍改造和兜底保障全覆盖,引导社会资源及公共卫生资源投入到残疾人基本康复及辅具适配服务;加强对残疾儿童的康复救助,实现应救尽救的目标,显著提高了残疾人群健康水平和生活质量。

(三)创新健康扶贫模式,助力特殊人群可持续发展

云南的实践形成了特殊人群精准健康扶贫新模式,即以妇女、儿童、老年人和残疾人特殊人群为中心,以健康公平为导向,坚持以政府为主导,全社会参与,以卫生体系建设为重点,以精准健康项目为依托,以项目常态化推进为路径,让贫困特殊人群看得上病、看得起病、看得好病、减少生病,进而遏止特殊人群因病致贫和因病返贫,促进可持续发展。

六、云南省特殊人群健康扶贫的挑战与展望

在后脱贫时代巩固脱贫攻坚成果,防止返贫、全面落实乡村振兴战略,推进脱贫地区的进一步发展,特殊人群健康公平性和持续改善仍然是面临的重点和难点问题,应予系统解决。

(一)脱贫地区特殊人群健康服务不足,加强服务体系建设是核心

目前,云南省妇女儿童健康服务与新时代要求仍有较大差距,多层次和多维度服

务体系亟待完善。云南省脱贫地区的孕产妇和婴儿死亡率仍高于其他地区。"三孩"政策的实施,还将增加妇幼服务需求。但由于历史、经济、自然等诸多因素导致全省妇幼健康服务资源分布不均,广大农村和偏远地区妇幼健康服务体系不健全,服务能力不强,信息化水平较低,妇幼健康服务有效供给不足。因此,为巩固健康扶贫成果,应加强顶层设计,加强人力资源建设,培养专门人才,合理配置卫生资源,继续提高妇女儿童健康服务能力。

老年人群健康与养老问题交织,亟须加强健康老龄化服务体系建设。2020年云南省65岁及以上老年人口已达到442.7万人,随着寿命延长,身体机能衰退,慢性病患病率增加,失能失智老年人养护问题严峻,因病致残问题突出。与之相较,养老服务有效供给不足,医养结合差距较大,为居家养老提供医疗保健上门服务尚在起步阶段,老年人健康养老服务可及性有待提高。统筹完善健康老龄化服务体系,医养结合、分类管理、改善环境、长期照护、社会参与是未来发展健康养老的方向。以基本养老服务为基础,整合医疗、康复和安宁疗护一体化的健康和照护服务,有利于满足老年人的整体健康养老需求。

残疾人群健康服务体系不健全,迫切需要加强残疾人群健康服务系统性建设。对残疾群体的健康照护是一个长期乃至终身的过程,但受地方经济社会发展的影响,残疾人健康照护统一规划、统筹推进不足,各个地区发展不平衡,残疾康复服务多头管理,服务质量监控缺失,亟待探索建立残疾人健康照护服务体系和长效机制。要加强对残疾人健康事业的领导,强化康复服务统筹协调,精准识别残疾人,建设基本信息库,加强信息共享,适当提高残疾人康复、医疗服务的基本医保报销比例,建立残疾人康复保障金及康复医疗保险基金以实现残疾人康复服务的可持续发展。

（二）农村妇女健康素养水平不高,强化健康促进是关键

当前,中国正在推进健康中国建设。这是以习近平同志为核心的党中央立足长远发展和时代前沿,作出的一项重要战略安排。健康中国建设是新时代国家发展的需要,也是人民健康生活的内在保障。提升全民健康素养是健康中国建设的重要组成部分,对于贯彻落实新时代卫生与健康工作方针,减少健康风险,预防控制疾病,推动全民健康进程意义重大。所谓健康素养是个人获取和理解基本健康信息和服务,并运用这些信息和服务做出正确判断,以维护和促进自身健康的能力。它是一种认知和社会技能,这些认知和技能决定了个人如何获取、理解、运用信息,从而保持和促进良好的健康。妇女作为家庭的主角,是抚育儿童和照护老人的主要承担者,她们所掌握的卫生知识与卫生行为直接影响自己和家庭成员的健康。云南省2020年居民健康素养水平不足20%,脱贫地区妇女受教育程度相对较低,健康素养水平不高,应加强宣传和健康教育工作,特别是针对农村妇女的健康教育,围绕当前主要健康问题,积极研究探索健康素养对健康相关知识、态度和生活方式的影响,增强广大妇女的自我保健意识和防病知识,努力提高她们应对健康问题的能力,促进她们对卫生保健服务的利用。

（三）农村儿童意外伤害凸显，预防伤残和死亡是重点

2015 年，意外伤害已成为云南省 5 岁以下儿童死亡的首要原因，甚至在 2020 年意外伤害致死率还有所增长，与全国和全球的报道相似。在中国，与 5 岁以下儿童意外伤害相关的死亡大多数发生在西部地区，留守儿童和流动儿童是意外伤害的高风险人群。意外伤害不仅是儿童死亡的首要原因，也是儿童致残的主要因素，可能阻碍儿童的成长发展，剥夺儿童接受教育和社会发展的机会。预防儿童意外伤害应该是促进儿童健康的主要任务之一。预防儿童的意外伤害是预防伤残、避免失能的有效措施，需要多部门协调，进行儿童预防意外伤害的安全教育，同时也应关注留守儿童、残疾儿童和艾滋孤儿等重点人群，维护健康，预防伤残和死亡。

（四）老年人慢性病疾病负担重，加强全程防治是努力方向

心脑血管病、癌症、糖尿病和慢性呼吸系统疾病等慢性病发病广、致残致死率高，严重危害健康和生命，给个人、家庭和社会带来沉重负担。随着我国经济社会发展和卫生健康服务水平的不断提高，居民人均预期寿命不断增长，随着慢性病患者生存期的延长，我国慢性病患者基数仍将不断扩大，同时慢性病的致残率和致死率也会持续增加。

根据《中国防治慢性病中长期规划》，到 2025 年高血压、糖尿病患者规范管理率应到 70%，65 岁及以上老年人中医药健康管理率到 80%。截至 2020 年底，云南省高血压、糖尿病患者规范管理率分别为 85.27% 和 83.79%，优于目标要求。但是，65 岁及以上老年人群中医药健康管理率仅有 68.66%，距目标尚有一定差距。该规划指出预防控制慢性病是全社会的共同责任，要做到政府主导，多部门合作，全社会动员、人人参与。在乡村振兴战略的推进中，强化以下几个方面措施：① 通过建立多层次医疗服务体系，为患有慢性病的特殊人群提供精准的医疗服务，及时就诊，规范治疗，合理用药，预防并发症，提高生活质量。② 促进慢性病全程防治管理服务与居家、社区、机构养老紧密结合，统筹社会资源，创新驱动健康服务业发展，增设医养结合机构与老年病床，壮大养老护理专业人员队伍，探索远程医疗、智慧医疗、上门诊视、社区康复、中医药服务等多种形式，以深入开展老年健康查体、健康管理、养生保健、慢性病防治、康复和护理，心理健康的指导与干预，维护和促进老年人功能健康。③ 积极采取有效措施，加强卫生宣教、生活方式重整和改善室内外空气污染，以降低慢性病患病风险，预防慢性疾病发生发展。

（五）残疾人是返贫高危群体，精准帮扶是根本

受身体障碍、劳动能力弱、文化程度低等因素影响，贫困残疾人一直是脱贫难度最大、返贫风险最高的特殊困难群体，对残疾群体的特殊扶持和健康照护是一个长期乃至终身的过程。受地方经济社会发展的影响，残疾人健康照护服务在各个地区间发展不平衡，部分地区存在底数不清、需求不详、帮扶空白、可持续性差的问题，亟待

探索精准识别、个性帮扶、跟踪访视、分类管理、医保支撑、信息共享、社会参与的精准帮扶模式,做到残疾人返贫致贫风险"早发现",及时落实帮扶政策以继续巩固拓展残疾人脱贫攻坚成果。

(李 燕 肖 霞 黄 源 敖丽娟 刘 垚 郭光萍 万 英 郑佳瑞)

本章参考文献

[1] 国家卫生健康委.关于实施健康扶贫工程的指导意见(国卫财务发〔2016〕26 号)[Z].[2016 - 06 - 21]

[2] 云南省人民政府办公厅.云南省人民政府办公厅关于印发云南省健康扶贫 30 条措施的通知(云政发办〔2017〕102 号)[Z].2017 - 09 - 30.

[3] 云南省卫生健康委.2016~2020 年妇幼健康服务项目资金安排使用情况报告[R].

[4] 云南省卫生健康委.2011~2020 年云南省妇女儿童发展规划妇幼健康项目实施终期预评估报告[R].2020:6.

[5] 云南省卫生健康委员会.云南省妇幼健康事业发展报告(2019 年)[R].2019:7.

[6] Fang Y, Wagner AK, Yang SM, et al. Access to affordable medicines after health reform: evidence from two cross-sectional surveys in Shaanxi Province, western China[J]. Lancet Global Health, 2013, 1: e227 - 237.

[7] 中共云南省委,云南省人民政府.中共云南省委,云南省人民政府关于印发《"健康云南 2030"规划纲要》的通知(云发〔2017〕17 号)[Z].2017 - 08 - 15.

[8] 王春梅,尚康俊.老年贫困及其破解[J].合作经济与科技,2021,8:161 - 163.

[9] 云南省统计局,国家统计局云南调查总队.云南省国民经济和社会发展统计公报(2015~2020)[EB/OL]. http://stats. yn. gov. cn/tjsj/tjgb/[2021 - 03 - 25].

[10] 云南省卫生健康委员会.2020 年云南省卫生健康事业发展统计数据分析手册[Z].2021 - 12 - 10.

[11] 张雪艳,严军,王素珍.中医药健康养老现状的系统评价[J].江西中医药大学学报,2020,32(04):95 - 98.

[12] 耿慧,傅映平,谢晓如,等.中医药健康服务在养老服务体系建设中的供给研究——以云南为例[J].中医药导报,2019,25(12):5 - 8.

[13] 云南省卫生健康委员会.云南省 2020 年上半年健康扶贫工作总结[Z].2020 - 07 - 03.

附：2015~2020 年云南省政府相关部门颁发的关于特殊人健康扶贫的政策和项目文件

类　别	文　件　名　称	发　文　字　号
妇女和儿童健康项目	2016 年关爱妇女儿童健康行动工作方案	云卫妇幼发〔2016〕8 号
	关于加强"2016 年关爱妇女儿童健康行动"对口帮扶工作的通知	省卫生计生委办公室 2016 年 8 月 10 日发文
	2017 年实施"关爱妇女儿童健康行动"计划方案	云卫妇幼发〔2017〕10 号
	关于做好 2017 年妇幼健康服务对口帮扶工作的通知	省卫生计生委办公室 2017 年 4 月 17 日发文
	关于做好 2017 年妇幼健康服务相关保障项目的通知	省卫生计生委办公室 2017 年 4 月 21 日发文
	关于做好 2018 年妇幼健康服务对口帮扶工作的通知	云南省卫生健康委办公室 2018 年 5 月 30 日发文
	关于做好 2019 年妇幼健康服务对口帮扶工作的通知	云卫办妇幼发〔2019〕9 号
	关于做实做好 2020 年妇幼健康对口帮扶工作全面助力脱贫攻坚的通知	云卫办妇幼发〔2020〕9 号
妇女/孕妇健康扶贫项目	云南省 2016 年妇女常见病筛查试点工作方案	云卫办妇幼发〔2016〕1 号
	关于进一步规范农村孕产妇住院分娩补助项目的通知	云卫妇社发〔2015〕1 号和云人社发〔2016〕310 号
	关于印发云南省 2017 年妇女常见病筛查项目实施方案的通知	省卫生计生委办公室 2017 年 5 月 9 日发
	云南省 2018 年妇女常见病筛查项目实施方案	云卫办妇幼发〔2018〕3 号
	云南省贫困地区农村妇女"两癌"检查项目实施方案（2018 年版）	云卫妇幼发〔2018〕3 号
	关于强化各级危重孕产妇抢救中心和危重新生儿抢救中心职能作用的通知	云卫妇幼发〔2018〕9 号
	云南省 2020 年各级危重孕产妇和危重新生儿救治中心建设实施方案	云卫妇幼发〔2020〕13 号
	2020 年云南省基层产科医师培训项目实施方案	云卫办妇幼发〔2020〕17 号
	关于开展儿科医师陪产服务和边远地区高危孕妇待产服务的通知	省卫生健康委办公室 2020 年 10 月 21 日发文
儿童健康扶贫项目	云南省贫困地区儿童发展规划实施方案（2015—2020 年）	云政办发〔2015〕94 号
	第三周期新生儿复苏项目实施方案	省卫生计生委办公室 2017 年 6 月 7 日

续　表

类　别	文　件　名　称	发　文　字　号
儿童健康扶贫项目	云南省贫困地区儿童营养改善项目管理方案(2018 版)	云卫办妇幼发〔2018〕4 号
	关于扩大我省贫困地区儿童营养改善项目覆盖面的通知	省卫生健康委办公室 2018 年 8 月 9 日发文
	云南省先天性结构畸形救助项目实施方案	省卫生健康委办公室 2018 年 4 月 16 日
	云南省新生儿先天性心脏病筛查项目实施方案	云卫办妇幼发〔2018〕10 号
	云南省出生缺陷(遗传代谢病)救助项目实施方案	云卫办妇幼发〔2018〕11 号
	云南省贫困地区儿童营养改善项目管理方案(2019 年版)	云卫办妇幼发〔2019〕13 号
	关于进一步做好 2019 年贫困地区儿童营养改善项目有关工作的通知	省卫生健康委办公室 2019 年 11 月 7 日
	云南省贫困地区儿童营养改善项目婴幼儿辅食营养包专项风险监测实施方案	云卫办妇幼发〔2020〕14 号
	《云南省贫困地区儿童营养改善项目管理要求 20 条》和《贫困地区儿童营养改善项目营养包安全应急处理预案》	云卫办妇幼发〔2020〕15 号
老年人群健康扶贫项目	关于切实做好社会保险扶贫工作的意见(2017—至今)	人社部发(〔2017〕59 号)
	关于进一步做好贫困地区农村留守老年人关爱服务工作的通知	人社部(民办发〔2019〕31 号)
	关于深入推进医养结合发展的若干意见	国卫老龄发〔2019〕60 号
	关于印发医养结合机构服务指南(试行)的通知	国卫办老龄发〔2019〕24 号
	关于印发医养结合机构管理指南(试行)的通知	国卫办老龄发〔2020〕15 号
	云南省脱贫攻坚规划(2016—2020 年)	云政发〔2017〕44 号
	云南省人力资源和社会保障厅 云南省财政厅 云南省人民政府扶贫开发办公室关于切实做好社会保险扶贫工作的实施意见	云人社发〔2017〕133 号
	关于深入推进医养结合发展的实施意见	云卫老龄发〔2020〕2 号
残疾人群健康扶贫项目	云南省农村残疾人扶贫开发规划(2011—2020 年)	云政办发〔2012〕115 号
	云南省人民政府关于加快推进残疾人小康进程的实施意见	云发〔2015〕91 号
	云南省"十三五"加快残疾人小康进程规划纲要	云政发〔2016〕106 号

类 别	文 件 名 称	发 文 字 号
残疾人群健康扶贫项目	云南省人民政府关于印发云南省困难残疾人生活补贴和重度残疾人护理补贴制度实施办法的通知	云政发〔2016〕5 号
	关于加强全省脱贫攻坚 4 类重点对象农村危房改造工作的意见	云厅字〔2017〕18 号
	云南省人民政府关于建立残疾儿童康复救助制度的实施意见	云政发〔2018〕52 号
	云南省贫困残疾人脱贫攻坚行动计划（2016—2020 年）	云残发〔2017〕183 号
	着力解决因残致贫家庭突出困难实施方案	残联发〔2018〕3 号（云残发〔2018〕112 号）
	云南省残疾预防行动计划（2016—2020 年）	云政办发〔2016〕147 号
	残疾预防和残疾人康复条例	国务院令第 675 号
	加快残疾人小康进程规划纲要（2016—2020 年）	国发〔2016〕47 号
	云南省残疾人康复服务"十三五"实施方案	云残发〔2017〕18 号
	云南省辅助器具推广和服务"十三五"实施方案	云残发〔2017〕19 号
	云南省残疾人精准康复服务行动实施方案	云残发〔2016〕129 号
	云南省残疾预防综合试验区创建试点工作实施方案	云残发〔2017〕17 号
	云南省残联系统康复人才实名制培训实施方案	云残发〔2016〕110 号
	关于加快发展康复辅助器具产业的若干意见	国发〔2016〕60 号
	关于做好残疾人家庭医生签约服务工作的通知	云政发〔2017〕15 号

致　谢

● 提供资料和参与审稿人员（按姓氏笔画排序）

丁　建　马　望　王　玫　王继林　王梅仙　韦耀东　车　刚　尹橙彤

邓绍锋　邓艳红　白庆武　冯卫庆　冯江红　冯海春　权勇德　刘亚超

刘晓凤　汤吉辉　杜传海　李中国　李　坷　李　雯　李　楠　杨自清

杨　镜　杨　霞　吴　平　吴维荣　张玉芸　张晓龙　张　蓉　陈湘宏

罗　一　罗　渊　周工皓　赵智娴　胡洪英　胡　静　施海祥　姜　明

袁　园　夏润斌　柴本福　钱怡婷　徐忠祥　徐梅玲　唐　波　梁文文

蒋爱华　傅中见　普　勇　靳元武　翟晨光　樊　刚　潘旭阳

● 参加现场调查、数据资料整理与分析的研究生（按姓氏笔画排序）

王芳芳　邓淦元　左春梅　叶卿云　申静蓉　刘颖楠　李本燕　李卓阳

李柯蓉　李思雨　李俊瑞　李健隆　杨中婷　吴玉高　吴楷雯　何连菊

陈玉蓉　陈舒旗　林白雪　罗　艺　罗凯旋　郑智源　赵丹丹　俞瑾淳

栗慧芳　铁金衫　徐灵灵　徐　骁　黄　蓉　梁承跃

本书编写组真诚感谢以上人员给予的指导、支持和帮助！